难病奇治

主编　刘三洪　姜菊花

副主编　左的于　李逊佳　何海军

中国科学技术出版社

·北 京·

图书在版编目（CIP）数据

难病奇治 / 刘三洪，姜菊花主编 . -- 北京 : 中国
科学技术出版社 , 2025. 4. -- ISBN 978-7-5236-0903-3

Ⅰ . R289.5

中国国家版本馆 CIP 数据核字第 20256V6T64 号

策划编辑	卢紫晔　崔小荣
责任编辑	孙海婷
装帧设计	北京文峰天下图书有限公司
责任校对	吕传新
责任印制	李晓霖

出　　版	中国科学技术出版社
发　　行	中国科学技术出版社有限公司
地　　址	北京市海淀区中关村南大街 16 号
邮　　编	100081
发行电话	010-62173865
传　　真	010-62173081
网　　址	http://www.cspbooks.com.cn

开　　本	710mm×1000mm　1/16
字　　数	308 千字
印　　张	23
版　　次	2025 年 4 月第 1 版
印　　次	2025 年 4 月第 1 次印刷
印　　刷	北京兰星球彩色印刷有限公司
书　　号	ISBN 978-7-5236-0903-3 / R·3420
定　　价	98.00 元

内容提要

本书总结众多的中医药名家临床经验，辑录其临床效方，荟萃百家经验于一炉。书中所收录"效验方"有的来源于诸位名老中医的临床发明，系独家临床体会，自成一格；有的源自家传，世代相传；有的取自民间，已经过实践检验。书中所录方剂涵盖外科、皮肤科、伤科、儿科、妇科、五官科诸多疾病，分门别类，便于读者检索使用。每一方均列明组成、用法、主治、文献来源。全书内容丰富，实用性强，适合各级中医师、中医院校师生阅读参考。

前　言

中医药学是中华传统文化的瑰宝，历史悠久，源远流长，千百年来，逐渐形成了其完整的理论体系和独特的治疗方法，为中华民族的繁衍昌盛做出了伟大贡献。继承、发扬和振兴中医药事业，不可忽视的重要方面就是对老中医专家学者的学术专长和独特经验进行整理发掘。

《难病奇治》从已出版的众多名老中医经验集中辑录出诸位老中医的临床经验用方、用药经验、临床治验等，荟萃百家经验于一炉，反映了近年来中医药学临床应用的面貌，编排有序，分门别类，便于读者检索应用。

本书所收录"效验方"有的来源于诸位名老中医的临床发明，系独家临床体会，自成一格；有的源自家传，世代相传；有的取自民间，已经过实践检验，每一方、每一法都经千锤百炼，有实际效果佐证。

其中所收录"用药经验"多系临床实际体会，发前人所未发，足资借鉴。

由于历史原因，书中有的方、药涉及某些中药，如犀角、虎骨、穿山甲等，现已被禁止用于临床。如果需要用到这些中药时，可选择其替代品，如犀角可用水牛角代替。书中为了文献的完整性，故保持其原貌，请读者理解。

书中部分方剂、药物的用量原为"两""钱""分"等，在编辑时已替换为国际标准单位"g"；原书部分方剂未标明用量，在参考原文献时请予以注意。

另外，书中所录方、药，请务必在专业人员的指导下进行应用。

本书内容系辑录于已出版的名老中医临床经验、验方集、医论，在此，谨对文献资料的原著作者及名老中医致以衷心感谢！正是有了他们的整理、挖掘，才使得中医得以薪火传承！

编者

目　录

ﻬ 第五章 儿科效方 ﻬ

第一章　外科效方

阑尾炎

本病是指阑尾的炎症性疾病。急性阑尾炎一般分为单纯性、化脓性和坏疽性三种。转移性右下腹疼痛是本病的典型临床症状，70%～80%的患者有此表现。此外，还可见到明显的胃肠道症状和程度不等的全身反应。本病转归一般良好，但若失治误治导致阑尾穿孔则可形成阑尾周围脓肿或局限性腹膜炎，如果炎症进一步发展，突破一个腹部象限则为弥漫性腹膜炎，此为严重的腹部急性化脓性炎症，若不及时正确地予以治疗可危及生命。

本病属中医学"肠痈"范畴，总由糟粕、湿热壅阻肠腑导致气滞血瘀，腑失通降而化热，热胜肉腐则为脓，脓与热相合则为毒；热毒炽盛，腐溃蔓延，扩入营血，内攻脏腑而为本病重笃之阶段。活血化瘀，清热解毒化湿，以达泻下通腑之目的为治疗总则。单纯性阑尾炎、部分轻型化脓性阑尾炎可首选保守疗法；严重化脓性和坏疽性阑尾炎一经确诊即应手术治疗。

红藤煎

组成：红藤6g，地丁草30g，乳香9g，没药9g，连翘12g，大黄4.5g，延胡索6g，牡丹皮6g，甘草3g，金银花12g。

用法：水煎服。

主治：通腑清热，行瘀止痛。用于肠痈初起未化脓者。

引自：《中医外科学讲义》（1960年）。

清热消炎汤

组成：生石膏30g，金银花30g，连翘20g，冬瓜仁30g，知母10g，栀子10g，乌药10g，生地榆12g，滑石12g，牡丹皮10g，桃仁10g，败酱草30g。

加减：大便燥结，加酒大黄 9g、瓜蒌 30g，甚者加玄明粉；呕吐，加竹茹 20g；如痛已缓解，阑尾部有包块，加茜草 12g、山慈菇 10g、乳香 6g、没药 6g。

用法：每日 1 剂，水煎，分 2 次服。

主治：用于肠痈。用于急性阑尾炎。症见初起疼痛多在胃脘，恶心呕吐，继则局限于右下腹，伴发热，疼痛剧烈，阑尾点压痛明显，或有反跳痛，体温多在 38℃ 以上，脉象滑数。方中石膏、知母清阳明之热，内可以消炎，外可以退热；金银花、连翘清热解毒而消肿痛；生地榆、败酱草凉血消肿而治恶疮；冬瓜仁为肠痈要药；栀子、滑石祛湿热而疗疮疡；牡丹皮、桃仁活血凉血而消肿毒；乌药理气散郁以止痛；酒大黄、瓜蒌清理肠胃，肠胃秽污清除，无蒸发生热之机，是肿易消而痛自止。竹茹清胃止吐。一般服药后 1～2 小时即能止痛。

引自：《肘后积余集》。

化瘀消炎汤

组成：五灵脂 9g，蒲黄 9g，乳香 6g，没药 6g，赤小豆 30g，延胡索 10g，川楝子 10g，乌药 10g，桃仁 10g，赤芍 12g，败酱草 30g，冬瓜仁 15g。

加减：如有肿块，加山慈菇 10g、三棱 6g、莪术 6g。

用法：每日 1 剂，水煎，分 2 次服。

主治：活血化瘀，消肿止痛。用于慢性阑尾炎。慢性者无发热，右下腹隐隐作痛，不似急性之剧烈；阑尾点处压痛，偶或触及索状物，脉多缓和。方中五灵脂、蒲黄、乳香、没药、桃仁、赤芍活血化瘀以止痛；赤小豆清热消肿而排脓毒；川楝子、延胡索、乌药理气散瘀；山慈菇、冬瓜仁消痈肿；败酱草破瘀散结；三棱、莪术化瘀软坚，合之共奏活血化瘀、消肿止痛之效。

引自：《肘后积余集》。

自拟验方 1

组成：生大黄（后下）15g，蒲公英 15g，冬瓜仁 30g，桃仁 12g，牡丹皮 9g，皂角刺 12g，芒硝（冲服）6g。

用法：每日 1 剂，水煎，分 2 次服。同时针刺阑尾穴（双侧），用泻法深针之，运针 10～20 分钟，接电针机 30 分钟，再留针 1 小时。每日 1 次，连刺 3 天。

主治：清热泻下，用于急性阑尾炎；阑尾脓肿（药物组成中去芒硝）。

引自：《邓铁涛医学文集》。

自拟验方 2

组成：生大黄 9g，牡丹皮 9g，冬瓜仁 30g，桃仁 9g，芒硝 6g。

加减：痛甚加蒲公英或三七末；热甚加地丁、金银花、连翘；出现包块（阑尾脓肿）加皂角刺；虚人于后期酌加党参或花旗参以扶正。

用法：每日 1 剂，水煎，分 2 次服。

主治：清热泻下。用于慢性阑尾炎，可每月服 3～4 剂，持续用 3 个月。

引自：《邓铁涛医学文集》。

验方

组成：冬瓜仁 15g，红小豆 15g，金银花 12g，白芍 15g，蒲公英 9g，川木通 4.5g，滑石粉 9g，甘草 4.5g，连翘 9g，龙胆 6g，薏苡仁 12g，黄芩 6g，败酱草 9g。

用法：每日 1 剂，水煎，分 3 次饭前服。服 1～2 剂，疼痛即可止；连服 4 剂，可恢复正常。

主治：用于慢性阑尾炎。

引自：《中医交流验方汇编》——赵甲科。

胆石症

胆石症是指胆道系统（胆囊与胆管）发生结石的疾病。本病属中医学"黄疸""癖黄""胁痛""脾心痛"等范围，随其症状而定。胆石症的临床表现取决于结石是否引起胆道感染、胆道梗阻以及梗阻的部位与程度。因此，胆石症与胆道感染，往往两者同时存在。

消积二金散

组成：郁金12～30g，鸡内金3～5g（治胆石症用等分量）。

加减：耳目发黄、尿黄、苔黄者，加茵陈、半边莲；泌尿系结石者，加石韦、海金沙、金钱草。

用法：研为极细粉末（过细目筛，去粗渣不用），每日2～3次，每次用白开水送服1～3g。

主治：利胆排石。用于慢性胆囊炎和胆石症反复发作者。因湿热瘀石，结聚胆腑，胆失疏泄所致，证属胆汁失疏。有右胁下胀满作痛，痛连右背，右上腹胀痛，纳差，厌油，口苦等症。

引自：《中国百年百名中医临床家丛书——欧阳锜》。

清胆排石汤

组成：软柴胡10g，广郁金15g，枳壳10g，广木香（后下）10g，红藤30g，蒲公英30g，延胡索10g，金钱草30g，海金沙（包煎）10g，鸡内金（炙研末，分2次吞服）10g，生大黄（后下）5g，玄明粉（分2次冲服）10g。

加减：若热象明显者，可加龙胆10g、金银花10g、黄芩10g，以清热解毒，加强消炎作用；若胆石坚结，可加硝石矾石散（等分配伍），每日2次，每次1～2g（对胃有刺激作用，须掌握其量），以软坚化石；若疼痛明显，可加炒白芍15g、生甘草10g，增强解痉止痛之效；黄疸重加茵陈30g利之。

用法：水煎服。

主治：疏肝利胆、排石止痛。胆道感染、胆石症。症见右胁下疼痛、胆囊处压痛，疼痛向右背肝俞、胆俞区放射，亦可达右肩；肝俞、胆俞（右侧第 9、10 脊椎旁开 2 寸）有明显压痛，或压之酸胀痛，纳食欠佳，或有发热，巩膜黄超染，大便干结，小溲黄热，脉弦，苔黄腻。或经或胆囊造影等检查有结石或泥沙样结石。本方对泥沙样结石有良效。本方用于胆道感染、胆石症，辨证要点为胁痛、恶心呕吐、黄疸，B 超有胆石可见。肝胆湿热内蕴，熬炼成石，结于胆道，其治以红藤、蒲公英、生大黄清泄肝胆湿热，以祛炼石之邪；柴胡、枳壳、延胡索、广木香疏肝利胆止痛，使胆道平滑肌、奥狄括约肌放松，利于胆石的排出；金钱草、海金沙、鸡内金消石排石，以消溶为主；广木香解痉理气，有利胆道宣泄；玄明粉利胆通腑，并于胆囊中造成高渗环境，吸引细胞组织水分入胆，稀释胆汁，利于溶石排石之力。若系单纯性胆道感染，无胆道结石，可减去海金沙、鸡内金。

引自：《臧堃堂治则精华》。

软坚汤

组成：瓦楞子 30g，浮海石 12g，杭白芍 30g，柴胡 9g，广陈皮 9g，枳壳 9g，桔梗 6g，香附 9g。

用法：水煎服。

主治：软坚排石。近代名医施今墨先生早在 20 世纪 20 年代就常用软坚法治疗疾病，每每取得良好效果。行医 40 余年，我在施老用药的基础上筛选了 8 味药组成软坚汤。方中瓦楞子与浮海石同用能软坚磨积散结，同为消顽痰软坚之要药。应用时须用醋同煅。另外我还用软坚汤治愈过胃柿石、闸尾炎包块、睾丸结核、乳腺增生、子宫肌瘤等病。此法疗效好，痛苦小，无不良反应。但应用时也应辨证施治，如治疗胃柿石时加和胃之品，治阑尾包块加入清热解毒之药，治疗睾丸结核加专治睾丸疾病的盐橘棱、盐荔枝核、川楝子，治疗乳腺增生则加入大量疏肝理气之品，方奏宏效。

引自:《黄河医话》。

化石汤

组成:威灵仙 30g,虎杖 30g,芦根 30g,郁金 20g,陈皮 15g。

用法:水煎服。

主治:用于胆石症。

引自:《豫章医萃——名老中医临床经验精选》——陈茂梧。

化石散

组成:煅枯矾、芒硝、血余炭、虎杖、郁金、琥珀各 120g。

用法:共研细末,每服 6g,每日 3 次。

主治:用于慢性胆石症。

引自:《豫章医萃——名老中医临床经验精选》——陈茂梧。

四金汤

组成:金钱草 60g,海金沙、郁金各 30g,鸡内金 10g,虎杖 30g,王不留行 15g。

用法:水煎服。

主治:用于胆道内残余结石。

引自:《豫章医萃——名老中医临床经验精选》——陈茂梧。

胆道排石汤

组成:金钱草 20g,茵陈 15g,郁金 10g,枳壳 10g,鸡内金 10g,黄芩 10g,赤芍 10g,大黄 10g,淡竹茹 10g,萹蓄 12g。

用法:每日 1 剂,水煎,分 2 次服。

主治:疏肝利胆,化瘀泄热。用于肝胆淤滞,蕴结砂石。症见右上腹及胁肋胀痛,痛如针刺,剧痛难忍,呕吐苦水,不思饮食,大便秘结,小便黄浊,舌质红,苔黄腻,脉弦而滑。方中金钱草清热利尿,配伍鸡内金化石,茵陈利胆泻热,枳壳、郁金理气疏肝,黄芩、大黄泻热通便,赤芍活血化瘀,萹蓄渗湿利尿,竹茹降逆止呕。

引自:《三湘医粹——医论》——吴昌续。

胆道蛔虫病

蛔虫钻入胆道引起的疾病。蛔虫进入胆总管、肝内胆管和胆囊引起急腹症统称为胆道蛔虫病，中医学称为"厥"或"蛔厥"。

自拟验方

组成：炒榧子肉 15g，使君子（打碎）12g，槟榔 12g，乌梅 10g，苦楝根白皮 15g。

加减：腹痛甚者加木香、枳壳、砂仁；热象明显者加黄连、黄柏；大便秘结者加枳实、玄明粉、大黄；脾虚者加四君子汤或参苓白术散；蛔虫性肠梗阻亦可配合针刺四缝穴，或加服生油 50mL，口服或胃管给药。

用法：每日 1 剂，水煎，分 2 次服。

主治：驱虫，安蛔，止痛。用于胆道蛔虫病、脉道蛔虫病，亦可治蛔虫性肠梗阻。

引自：《邓铁涛医学文集》。

茵陈利胆汤

组成：茵陈 20g，郁金 10g，金银花 12g，使君子 12g，川楝子 10g，槟榔 10g，大黄 10g，龙胆 10g，茯苓 10g。

加减：若黄疸明显者，加金钱草 30g、栀子 10g，清热去黄。

用法：每日 1 剂，水煎，分 2 次服。

主治：清热利湿，驱蛔止痛。用于肝胆湿热，蛔虫上扰。症见发热畏寒，胁肋绞痛，不喜按，恶心，吐蛔，饮食欠佳，口干口苦，皮肤黄，大便不畅，小便短赤。舌红、苔黄腻，脉滑数。

引自：《三湘医粹——医论》——吴昌续。

乌梅丸加减

组成：乌梅 30g，郁金 20g，花椒 10g，白芍 15g，柴胡 10g，桂枝 10g，川楝子 10g，大黄 10g，半夏 10g。

用法：每日1剂，水煎，分2次服。

主治：理气止痛，安蛔驱虫。用于蛔虫上扰，中焦气结。症见突发胃脘绞痛，反射肩背疼痛，时作时止，痛时辗转不安，汗出肢厥，恶心，呕吐蛔虫，舌苔薄白，脉弦紧。此方为安蛔与驱蛔并用，并能理气缓急而止痛。

引自：《三湘医粹——医论》——吴昌续。

尿石症

尿石症又称尿路结石症、泌尿系结石，是一些晶体物质和有机基质在肾、输尿管、膀胱、尿道的异常聚积。以腰腹部绞痛和血尿、尿痛、尿中夹有砂石排出为其主要临床表现，甚者可伴有发热恶寒、周身不适等全身症状。尿路结石大小不一，数量不等，常发生于一侧，也有两侧并存者；其发病率及结石的成分、部位、年龄分布、地区、时代等有显著的差异。本病及时处理一般预后良好，但有反复发生结石的可能；只有嵌顿的尿路结石未及时取出，及暂时性尿路改流而形成尿瘘者预后不良。

本病属于中医学"石淋""砂淋""血淋"的范畴。急性发作期多属热证、实证，以湿热蕴积膀胱为主，治以清热通淋立法；慢性期多为虚中夹实，除上述证候外，并伴有脾虚、肾虚证象，治疗应佐以健脾补肾。

益肾排石汤

组成：金钱草60g，车前子12g，瞿麦9g，杜仲9g，海金沙9g，川牛膝9g，王不留行9g，泽泻9g，当归尾9g，肉苁蓉9g，冬葵子9g，滑石9g，石韦9g，甘草梢6g。

用法：每日1剂，水煎，分2次服。

主治：清热益肾，利湿排石。主治湿热蕴蓄下焦，兼有肾虚。

引自：《岳美中老中医治疗老年病的经验》。

消坚排石汤

组成：金钱草 50～75g，三棱 15g，莪术 15g，鸡内金 15g，丹参 20g，赤芍 15g，红花 15g，牡丹皮 15g，瞿麦 20g，萹蓄 20g，滑石 20g，车前子 15g，桃仁 15g。

加减：若结石体积大难以排出，可加入穿山甲、皂角刺以助其散结消坚之作用；若病程久，应扶正与祛邪兼顾，根据辨证加以扶正之药，有利于结石的排出。如肾气虚者可辅以熟地黄、枸杞子、山茱萸、菟丝子等，肾阳不足者可加肉桂、附子、小茴香，兼气虚者可配以黄芪、党参。

用法：水煎服。

主治：清热利湿，行气活血，涤石通淋。用于尿路结石。方用金钱草 50～75g 为主药，近代始发现其有清热解毒利尿排石、活血散瘀之作用，故金钱草为治疗尿路结石之首选药。三棱、莪术、鸡内金破积软坚行气；赤芍、牡丹皮、丹参、桃仁、红花活血化瘀散痛消肿，再配以萹蓄、瞿麦、滑石、车前子清热利湿。上药相互协同，故能奏溶石排石之效。

引自：《中国百年百名中医临床家丛书——张琪》。

化石散

组成：芒硝 30g，鸡内金 20g，滑石 25g，生甘草 5g。

加减：结石滞痼难化，可加鱼脑石、琥珀；血淋涩痛，可加郁金、三七粉；湿热壅盛，可加盐黄柏、瞿麦、地肤子；砂石量多，排出不利，可加石韦、冬葵子、金钱草、海金沙；久病正伤，下元虚惫，可加熟地黄、杜仲、川续断、牛膝、生黄芪等。

用法：上药共研细末，每服 3～5g，分 3 次服，空腹服。

主治：磨坚削积，消溶化石，清热渗湿。用于泌尿系结石。方中主药芒硝，又称消石、火硝，系矿物硝石经过加工炼制而成的结晶，性温散宣行，升水中之火，最善驱逐阴浊结滞、推陈致新而无微不至，可治阴水五淋，而尤以治石淋为其长，为柔和化石、软坚散积之神品。鸡内金甘平微寒，功能消积滞，健脾胃，为消化瘀积之要药，极具磨坚结、消积滞之能，用以攻散消融结石实为妙药。滑石甘淡寒，可治前阴窍涩不利，祛除下焦湿热蕴积。生甘草甘平微凉，可清热和中调和诸药。石淋每由湿热蕴结而生，临床症状每兼膀胱湿热之象，滑石、甘草为六一散，为畅利三焦，利湿清热之妙剂。

引自：《当代名医周鸣岐疑难病临证精华》。

清淋化石汤

组成：生地黄15g，全当归10g，女贞子10g，墨旱莲10g，鱼脑石30g，鸡内金15g，海金沙10g，石韦10g，冬葵子10g，川牛膝15g，延胡索10g，炒枳壳10g，广陈皮10g，三七粉（冲服）5g，琥珀粉（冲服）5g。

加减：若急性发作期加木通、泽泻；少腹坠痛加木香、乌药；食欲不振加神曲；腰酸加续断。

用法：每日1剂，水煎，分2次服。

主治：益肾强腰，利浊化石。用于肾虚膀胱气化失司，湿热蕴蒸下焦，烁炼津液，浊质沉积凝结而致的泌尿系结石症。

引自：《陈伯咸临床经验荟萃》。

肾石汤

组成：金钱草30g，生鸡内金15g，萹蓄10g，瞿麦10g，石韦10g，滑石15g，薤白15g，怀牛膝15g，独活15g，乌药10g，木香10g，甘草3g。

用法：水煎服。

主治：清利湿热，行气通淋。用于热结下焦，煎熬津液而发为肾或输尿管、膀胱等部位结石。

引自：《李幼昌临床经验选集》。

血栓闭塞性脉管炎

血栓闭塞性脉管炎是一种累及血管的炎症和慢性闭塞性疾病，主要侵袭四肢，尤其是下肢的中小动脉，极少数可发于心、脑、消化道等处的血管。本病属中医学"脱疽""脉痹"范畴。

活血散瘀汤

组成：苏木9～15g，赤、白芍9～15g，草红花9～15g，桃仁9～15g，鬼箭羽15～30g，三棱9～15g，莪术9～15g，木香3～9g，陈皮9～15g。

主治：活血散瘀定痛。用于浅层静脉炎，皮下瘀血（隔血症），及跌仆损伤，瘀血胀痛。

引自：《赵炳南临床经验集》。

温经通络汤

组成：鸡血藤15～30g，海风藤9～15g，全丝瓜15～30g，鬼见愁6～12g，鬼箭羽15～30g，路路通9～15g，桂枝9～15g，蕲艾叶9～15g，全当归9～15g，赤芍15～30g。

主治：温经通络，活血止痛。用于血栓闭塞性脉管炎初期，雷诺氏病初期，静脉曲张，象皮腿，关节痛。

引自：《赵炳南临床经验集》。

补气通脉汤

组成：黄芪60g，当归30g，穿山甲9g，䗪虫6g，水蛭9g，红藤30g，金银花60g，玄参30g，皂角刺15g，乳香9g，没药9g，党参15g，虻虫6g。

加减：如患肢凉，加麻黄5g、桂枝15g、鹿角胶10g以宣通阳气；如虑其发散太过，加熟地黄30g以监制之。

用法：每日1剂，水煎，分2次服。

主治：补气养血，流通血脉。用于血栓闭塞性脉管炎。方中穿山甲、䗪虫、水蛭、虻虫、红藤、乳香、没药破血逐瘀以通脉；助以参、芪、当归大补气血，增加其破瘀之力；皂角刺、牛膝引诸药直达病所；金银花、玄参清热解毒。

引自:《肘后积余集》。

外洗浴足方

组成:黄芪（或五爪龙）60g，桃仁12g，红花、升麻、川芎、枳壳、柴胡各10g，川牛膝、赤芍各15g，桑寄生30g。

加减:郁久化热、热毒下注，加皂角刺、青天葵、蒲公英、丹参；湿热流注，加汉防己、萆薢、海桐皮；寒湿内停，加艾叶、吴茱萸。

用法:加生葱5根、生姜12g，同煎后加米酒、米醋各50mL热洗患处，每日2～3次，每次20～30分钟。

主治:益气化瘀。用于下肢静脉曲张。

引自:《邓铁涛医学文集》。

老烂脚外治方

组成:煅石膏20g，块滑石20g，制炉甘石20g，冰片10g。

用法:用上药研成极细末，用生猪油（去衣膜）捣烂和如泥，敷贴患处。

主治:"老烂脚"多因静脉曲张溃破后久不收口所致。此症农村颇多，缠绵难愈。吾用此方治之，每次获佳效。

引自:《宝山县老中医经验选编》——张炳辰。

回阳救逆汤

组成:黄芪30g，赤芍12g，附子片9g，生姜3g，制川乌9g，桃仁9g，红花9g，牛膝9g，大枣10枚，乌梢蛇9g，桂枝9g，麻黄3g，甘草6g，乳香6g，没药6g。

用法:水煎2次，每次取汁100mL，二煎混匀，分2次服，红糖为引。

主治:用于脉管炎（脱疽）、风湿性关节炎。

引自:《临证实践》。

股动脉硬化症

股动脉硬化症一般发于 50 岁以上的人（糖尿病患者发病可较早），主要是由于股动脉粥样硬化引起下肢血液供应不足，产生肌肉和神经营养障碍，表现为下肢疼痛，不能久站，间歇性跛行，休息时痛，股动脉搏动减弱，腘支脉和足背动脉搏动减弱甚至消失，严重时可引起足趾溃疡与坏疽。

消炎通脉合剂

组成:金银花藤 45～60g，玄参 20～25g，当归 20～30g，丹参 30g，川芎 10～15g，赤芍 15g，桃仁 12g，红花 9g，桂枝 9～12g，海风藤（或络石藤）15g，薏苡仁 20～30g。

加减:下肢无脉者，加川牛膝 30g（或再加土鳖虫 9g）；胸憋闷短气、舌苔较厚腻者，加川厚朴、土茯苓；肾脾两虚者，加淫羊藿、黄芪、桑寄生；偏阳虚者加附子 6～9g；偏阴虚者，加生熟地黄、何首乌；心虚寐差者，加柏子仁、酸枣仁；肾虚肝旺血压偏高者，加桑寄生、淫羊藿、天麻、石决明等。

用法:水煎服。

主治:用于大动脉炎所致的闭塞。

引自:《诊余随笔》。

内服方

组成:黄芪 30g，太子参 30g，丹参 15g，赤芍 12g，当归尾 6g，牛膝 15g，威灵仙 10g，桃仁 9g，红花 6g，土鳖虫 6g。

加减:如脾肾两虚，加怀山药、茯苓、杜仲、川续断等温补脾肾；如郁久化热，则加牡丹皮、忍冬藤以清络热；脉络郁结，可用豨莶草、宽筋藤以舒筋通络。

用法：每日1剂，水煎，分2次服。

主治：益气活血，祛瘀通脉。症见患者常下肢疼痛，不耐站立行走，足跗阳脉微弱甚至无脉。本方重用人参、黄芪益气补气，立统血行血之帅权；赤芍、当归尾、桃仁、红花活血祛瘀，通络止痛，配合丹参通利血脉，共奏祛瘀通脉之功。加入牛膝一味，引药下行，直达病所。此外，还选用土鳖虫，取其善走窜窜经脉以更好地发挥活血通脉的作用，并有威灵仙以佐之，增强其效力。

引自：《邓铁涛医学文集》。

外洗方

组成：海桐皮12g，细辛3g，蕲艾12g，荆芥9g，吴茱萸15g，红花9g，桂枝9g，川续断9g，当归尾6g，羌活9g，防风9g，生川乌12g。

用法：加生葱5根、生姜12g，同煎后加米酒、米醋各50mL热洗患处，每日2次。

主治：用于股动脉硬化症。本病运用外洗药熏洗很重要，药能直接作用于病所，而且脉中之血得温熏热洗必加强其运行，有利于瘀阻的化解。外洗药中加入生姜、生葱、酒、醋，辛散酸收，走窜渗透，能加中药力的发挥，有助于肌体组织对药物的吸收。用大队温经散寒、解凝止痛、祛风行血、活血通经的药物，外熏热洗以速其效。临床表明，外洗法对于血瘀经络之痛证的治疗，有不可忽视的作用。

引自：《邓铁涛医学文集》。

单纯性甲状腺肿

单纯性甲状腺肿，是指由于机体相对或绝对缺碘等因素引起的甲状腺代偿性肿大。本病分为地方性和散发性两种，地方性甲状腺肿是一种临床常见的地方病，多发于远离海洋的山区，并以青壮年女性发病较多，发病年龄从 10—30 岁为最高，40 岁以后发病率逐渐下降；散发性甲状腺肿可发生于任何地区，多发于青春期、妊娠期、哺乳期和绝经期的女性。一般不伴有甲状腺功能紊乱，轻者症状不明显，重者颈部增粗，或出现喉头紧缩感，咳嗽，活动后气急等压迫症状。

本病属中医学"瘿病""气瘿"的范畴。《诸病源候论》曰："瘿者，由忧恚气郁所生。"说明本病与情志刺激有关。中医认为本病多由于正气不足，外邪入侵，结聚于经络、脏腑，导致气滞、血瘀、痰凝等病理变化，形成瘿瘤。其本在心、肝、脾等脏，其标因气、血、痰、瘀等。

瘿瘤验方

组成：夏枯草、昆布、海藻、天葵子、茯苓、浮海石各 15g，生牡蛎 20g，王不留行、黄药子、橘核、穿山甲、桔梗、土贝母各 10g，玄参 12g，薏苡仁 30g。

用法：每日 1 剂，水煎，分 2 次温服。

主治：甲状腺瘤、甲状腺囊肿、单纯性甲状腺肿。

引自：《湖北名老中医经验选》——陈延昌。

自拟消瘿丸

组成：海带 1 000g，海藻 120g，昆布 120g，浮海石 120g，醋三棱 60g，醋炙苍术 60g，陈皮 30g，木香 30g，酒大黄 15g，夏枯草 60g，槟榔片 30g，猪牙皂 30g，清半夏 30g，天南星 30g，煅牡蛎 60g。

用法：上药研极细末，用枣肉为丸，每丸重 4.5g，瓷坛密贮，勿令受潮。每服 1 丸，30 丸为 1 个疗程。于每日晚服 1 丸，含化咽下。

主治：用于地方性甲状腺肿大。凡患心脏病、肺结核、肾脏病以及营养不良与孕妇和哺乳期女性均禁服。

引自：《柯与参医疗经验荟萃》。

加减海藻玉壶汤

组成：海藻 18g，昆布 12g，生牡蛎 30g，青皮、陈皮各 10g，半夏 10g，玄参 30g，川贝母 10g，连翘 12g，知母 10g，桔梗 10g，柴胡 10g，黄芩 10g。

用法：水煎服。

加减：如湿痰较重者，加茯苓、白芥子以祛痰湿；气郁重者，加香附、郁金、青木香理气破瘀；肿块坚硬、日久不消者，加黄药子、穿山甲或少量的山慈菇 1.5 ~ 3g，软坚破瘀；如弥漫性肿胀者，加夏枯草；两手震颤者，加钩藤、天麻；善饥者，加生石膏、知母以清肺胃之热。

主治：良性甲状腺瘤。此病多由性情急躁，忧思愤怒，肝气郁结，脾失健运，致使湿痰凝结而成。其治疗方法，多为化痰软坚，开郁行滞，散结消肿，使其消散于无形。几十年来余用加减海藻玉壶汤治疗良性甲状腺瘤，取得了比较满意的效果。本方不但能治甲状腺肿瘤，对其他甲状腺疾病如颈淋巴结核、腋淋巴结节肿大等都有一定的疗效。

引自：《黄河医话》——李廷来。

验方 1

组成：海蛤壳 60g，煅牡蛎 60g，海藻 60g，昆布 60g，海螵蛸 60g，象贝母 15g，陈皮 15g。

用法：上药共研细末和匀，每服 9g，每日 2 ~ 3 次。

主治：甲状腺肿大（瘿）。本方系《疡医大全》所载"四海舒郁丸"加减制成，一般服 2 ~ 3 个月见效。

引自：《宝山县老中医经验选编》——李咫威。

验方 2

组成：海带 60g，海藻 60g，昆布 60g，桔梗 15g，川芎 15g，鸡内金 15g，广木香 6g。

用法：共研成细末，饭后服，每服 9g，每日 3 次，醋引。

主治：甲状腺肿大。

引自：《中医交流验方汇编》——刘选清。

烧 伤

烧伤是因热力（火焰、灼热的气体、液体或固体）作用于人体而引起的损伤，由于近代科学技术的发展，出现了化学烧伤、电击伤，在平时和战时仍以火焰烧伤和烫伤为多见。以局部及全身体液渗出为病理基础，局部出现灼痛、红斑、水疱、焦痂创面继发感染和全身内环境失稳、感染等症状为其主要临床表现。疾病的预后与烧伤的深度及面积有关。本病属于中医学"水火烫伤"范畴，有火热伤阴、阴阳离决，正亏邪干、火毒炽盛等，治宗清热解毒养阴之法。

生津解毒汤

组成：金银花、连翘、生地黄、牡丹皮、赤芍、知母、水牛角、玄参、石斛、郁金、夏枯草、黄芩、黄连、黄柏、怀山药、鸡内金（原书无用量）。

用法：轻者每日1剂，重者每日2剂。水煎，分3次服。

主治：清热解毒，养阴生津，调和营卫。用于烧伤初期。此方适用于烧伤初期，因为初期烧伤后失去大量水分、伤阴耗气、热毒传心，故易出现休克，所以治疗及时可以减少患者的痛苦。

引自：《文琢之中医外科经验论集》。

烧伤膏

组成：生地黄12g，红花12g，甘草12g，麦冬12g，陈皮12g，当归尾12g，梅片6g，朱砂10g，茶油500g，白蜡60g。

用法：将梅片、朱砂研末，将生地黄、麦冬、红花、甘草、陈皮、当归尾、茶油一起放在锅内慢火煮，至麦冬成褐色，再放白蜡待溶后，纱布过滤，与梅片、朱砂调和成膏备用。先将烧伤面清洗干净，再将烧伤膏徐徐敷在烧伤面上即可。

主治：烧伤。1978年下乡巡回医疗期间，接诊一位面部烧伤的患者，大部分是Ⅱ度，小部分为Ⅲ度烧伤。听群众讲，当地有位治疗烧伤的人，他的验方很灵。为了抢救患者，于是便找到了这位秘藏这个验方的老乡，请他给患者治疗，治愈后，面部和正常人一样。后来将这张验方制成膏剂进行临床观察，对各种烧伤疗效非常满意。其最大特点就是不留瘢痕。烧伤膏的制法关键是火候。一定要注意麦冬的颜色变化，成褐色即可，过之成黑色就不能用了。若无茶油用香油或猪油也可以。

引自：《黄河医话》——王炳礼。

清凉膏

组成：当归30g，紫草6g，大黄面4.5g，香油500g，黄蜡120g（或180g）。

用法：以香油浸泡当归、紫草3天后，用微火熬至焦黄，离火，将油滤净去滓，再入黄蜡，加火熔匀，待冷后加大黄面（每500g油膏加大黄4.5g），搅匀成膏。外敷患处。

主治：清热解毒，凉血止痛。用于汤烧伤，冻伤，多型红斑（血风疮）、牛皮癣（白疕）等炎症性干燥脱屑皮损。阴疮、阴疽慎用。

引自：《赵炳南临床经验集》。

烧伤药膏

组成：生地榆30g，炒地榆30g，生大黄30g，寒水石30g，冰片15g。

用法：上药研细末，用香油或凡士林适量调成膏状，外涂患处，每日2次。

主治：清热，消炎，止痛。用于小面积烧伤、烫伤。方中地榆、大黄清热凉血，行瘀止轷。寒水石、冰片清热止痛。本药用后可止痛并可促进表皮新生。

引自：《何世英儿科医案》。

验方1

组成：陈石灰（越陈越好）、麝香、冰片。

用法：将陈石灰研极细末，外加麝香、冰片少许。如无此二物，可用香油调贴,不必包裹。如创面大,可在油内加些黄蜡与药调成软膏状,涂于纱布上(不宜太厚)裹伤处。

主治:火烧、烫伤。

引自:《中医交流验方汇编》——刘仁哉。

验方 2

组成:生地黄 120g,罂粟壳 120g,香油 1 500g。

用法:将药入香油内炸枯去渣,用绸滤过再用黄蜡150g溶化成膏。遇伤时涂之即愈。

主治:火烫伤。

引自:《中医交流验方汇编》——王子麟。

验方 3

组成:炮姜灰、麻油。

用法:将2味调匀涂之,屡试屡效。

主治:火烫伤。

引自:《名老中医经验汇编》——吴效贤。

验方 4

组成:寒水石、石膏、黄柏各等分。

用法:诸药共研细末,用香油调之(薄荷油更好)。用时以药搽患处。

主治:火烫伤。

引自:《名老中医经验汇编》——张天荣。

烫 伤

由高温液体、高温固体(烧热的金属等)或高温蒸汽等所致损伤称为烫伤。

经验烫伤药

组成：炙龟甲 90g，蝉蜕 90g，生大黄 90g，荞麦 90g。

用法：上为末。用菜油调敷。

主治：止痛。主水火烫伤，皮脱肉烂，疼痛不堪。

引自:《丁甘仁家传珍方选》。

普榆膏

组成：生地榆面 30g，普连软膏 270g。

用法：混匀。涂敷患处。

主治：解毒止痒，除湿消炎。用于Ⅰ度烧、烫伤、亚急性湿疹、皮炎、带状疱疹、神经性皮炎、阴囊湿疹等。

引自:《赵炳南临床经验集》。

烫伤膏

组成：生地榆面 18g，乳香粉 12g，凡士林 120g。

用法：上调匀成膏，涂纱布上外贴，或制成油纱条外用。

主治：解毒止痛，润肤收敛。用于Ⅰ、Ⅱ度烫伤。

引自:《赵炳南临床经验集》。

玉壶浆

组成：风化石灰或水泼石灰末儿。

用法：加水 4 碗，搅浑，澄清。吹去水面浮衣，取中间清水，以等量香油，合之，用筷顺搅数百转，使其稠黏如糊，用毛笔蘸扫伤处。

主治：治汤火烫伤，有解毒、止痛、生肌之功。

引自:《外科名家顾筱岩学术经验集》。

白胡椒

组成：白胡椒不拘多少。

用法：上药碾成细末，麻油调匀，用鹅毛搽烫处，拔毒止痛效甚。

主治：烫（火）伤。此方相传为一江湖走医传授，然多不敢轻用。抗战期间，吾乡有一唐姓少女，因不慎将炉上开水打翻，从右侧腰臂以下全部烫伤，大小水疱遍布，焮痛异常，彻夜号叫。乡僻之地无他法，余先用白胡椒一撮碾成细末，用麻油调搽。先试足上一小块，问其反应，答云不痛。继之逐渐扩大治疗，疼痛大减，熟睡半日，一周后蜕皮而愈。此主亦以镇痛为特点，宜于早期烫伤之未溃者。若已破溃，则不相宜。

引自:《竹棠医镜》。

蛋黄油

组成：鲜鸡蛋10枚。

用法：将鸡蛋放入水中煮熟，去壳去白，只取蛋黄放入铁锅中不断翻炒，炒至焦黑即可自生出油。每个蛋黄可取油2mL，用鹅毛蘸油搽患处，或用纱布浸润粘贴患处。

主治：有清除疮毒生肌长皮之效。用于烫火伤之已溃者，取其拔毒生肌之效。

引自:《竹棠医镜》。

验方

组成：生地榆30g。

用法：研细过筛，香油调敷，每日2次。

主治：开水烫伤。

引自:《中医交流验方汇编》——姚德仁。

冻 伤

冻伤是人体遭受低温侵袭所引起的全身性或局部性的损伤。全身损伤可见代谢紊乱，内脏损伤和精神改变。局部损伤以肿痛、水疱或破溃、坏死等为其主要临床表现。严冬多见。疾病的预后与外界温度及受冻时间长短有关。

冻疮膏

组成：麻油90g，松香3g，黄丹45g。

用法：烊化搅匀。摊贴。

主治：治冬令严寒，及皮肤燥裂，死血冻疮。

引自：《丁甘仁临证医集》。

冻疮方

组成：海螵蛸、黄丹、煅石膏各等分。

用法：共研细末，用香油调匀擦患处，每日2次。

主治：用于手足冻疮溃烂。活血散瘀，消肿止痛，收敛生肌。

引自：《湖北名老中医经验选》——石发玉

辣子油

组成：辣子（辣椒）3～5个。

用法：将辣子放在麻油中用文火煎炼去渣，待冷后取油擦患处。

主治：用于冻伤。本方取辣子辛热散寒之力。冻疮初起，寒凝血脉，故用之能温通血脉，消肿散瘀。

引自：《赵敬华临床医案及学术研究》。

沃雪膏

组成：麻油250g，黄蜡12g，松香9g。

用法：先将麻油（或清油亦可）熬开去油沫，待油炼老后入松香化开离火加黄蜡搅匀，冷后装盒备用。

主治：手足冻疮、皮肤皲裂及静脉管炎患者之肢趾冷者。引膏冬季搽皮可防冰冻、保护皮温度，冻疮、皲裂效佳。

引自：《文琢之中医外科经验论集》。

冻疮酒

组成：当归60g，红花、海椒各30g，细辛、樟脑、肉桂各15g。

用法：共扦绒，入白酒1 500mL内浸泡1周备用。冬季用此酒每日涂搽易生冻疮处，每日3次，亦可预防冻疮。

主治：温经通络。用于冻疮初起未破皮，红肿疼痛。

引自：《文琢之中医外科经验论集》。

验方 1

组成：当归 30g，桂枝 15g，白芍 15g，生姜 15g，炙甘草 6g，木通 6g，细辛 9g，吴茱萸 9g，大枣 7 枚。

用法：1 次煎成，分 2 次服，小儿酌减。

主治：冻疮。

引自：《中医交流验方汇编》——吴禹鼎。

验方 2

组成：猪油 100g，黄蜡 3g。

用法：先将猪油用火融化，再入黄蜡融化，搅匀，贮盒内，或软袋内。临睡时搽之。手足上有泥土者，用热水洗净，候干再搽药。

主治：手足冻裂。

引自：《中医交流验方汇编》——郝心田。

手足皲裂

中医将手足皲裂称为"皲裂疮""裂口疮""干裂疮"，是一种物理因素使手足皮肤的弹性消失，或减弱而导致皲裂的常见的多发的物理性皮肤病。《诸病源候论·手足皲裂候》中说："皲裂者，肌肉破也，严冬时触冒风寒，手足破，故谓之皲裂。"《普济方·皲裂附论》指出："夫皲裂者，由肌肉虚，冬时触冒风霜，为风寒所折，手足破，故谓之皲裂也。"《外科正宗·手足破裂》认为："手足破裂，破裂者干枯之象，气血不能荣养故也。因热肌腠被风寒所逼，凝滞血脉，以致皮肤渐枯渐槁，乃生破裂；日袭于风，风热相乘，故多作痛。"主要表现为手掌、足趾部皮肤增厚，干燥粗糙，龟裂，甚至出现皲裂，出血，疼痛为其特征。

自拟验方

组成：猪肤（鲜）60g，百合30g，黄芪15g，怀山药15g。

用法：每日1剂，水煎，分2次服。

主治：益气润肺，生肌养皮。用于手足皲裂。

引自：《邓铁涛医学文集》。

验方1

组成：甘草50g，75%乙醇200mL，甘油200mL。

用法：将甘草浸泡于乙醇内2小时后，取浸液去甘草加甘油即成。用时，将患处洗净后用本药涂抹。

主治：手足皲裂。

引自：《薛氏祖传秘方》。

验方2

组成：蜂蜡15g，香油15g。

用法：将上2味入铁勺炼成膏。以膏抹患处，用火烤5分钟，每日晚1次。

主治：手足皲裂。

引自：《薛氏祖传秘方》。

蛇虫咬伤

毒蛇咬伤是指毒蛇伤人后由其毒液引起患者全身和局部中毒反应的疾病。根据蛇毒种类的不同本病一般分为三类：神经毒蛇伤、血循毒蛇伤和混合毒蛇伤。本病多见于夏秋农忙季节。毒蛇咬伤后须争分夺秒，重视局部和全身的处理，并采用中西医结合的治疗方法。如能及时治疗，则预后尚好；如失治或误治则可危及生命。

毒虫咬螫是毒虫通过它们的毒刺及毒毛刺螫或口器刺吮人体皮肤所引起的疾病，以局部红肿疼痛为其主要临床表现。疾病的预后与毒虫的种类和数量有关,轻者仅有局部皮肤症状,严重者亦可引起寒战、高热等全身中毒症状,少数可危及生命。能够螫伤人体的虫类颇多,常见的有蜈蚣咬伤、蝎螫伤、蜂咬伤等。

解蜂毒方

组成:苎麻叶鲜品适量。

用法:捣烂外敷伤口。

主治:用于蜂螫伤。

引自:《云南省老中医学术经验交流会资料选编》——袁怀珍。

毒蛇败毒汤

组成:一枝蒿30g(或60g),土茯苓30g,荆芥10g,防风10g,桔梗6g,川芎6g,柴胡6g,前胡6g,羌活6g,独活6g,枳壳6g,甘草6g。

用法:每日1剂,水煎,分2次服。

主治:毒蛇咬伤。服药期间口嚼黄豆3～5粒,直至口内有黄豆味时已知无毒蛇之毒;服药期间嚼烟屎2～3次,直至口有烟屎味即证明无毒也。

引自:《赵怀德中医世家经验辑要》。

验方1

组成:五灵脂30g,雄黄15g。

用法:共为细末,每服6g,烧酒送下,并外敷此药末。

主治:蛇咬伤。

引自:《中医交流验方汇编》——王自启。

验方2

组成:白芷15g,荆芥10g,防风10g,雄黄1.5g,竹叶6g。

用法:水煎服,同时用药液洗患处。

主治:用于毒蛇咬伤。

引自:《陇东中医医论案验方荟萃》——方鸿宾。

验方 3

组成：猪肉、雄黄。

用法：上药共拌匀，用灯火烧出油，将油涂在伤处。

主治：蛇伤后引起局部皮肤溃烂疼痛。用于缠蛇咬伤。

引自：《名老中医经验汇编》——黄顺初。

肛 裂

肛裂是指肛管皮肤全层裂开形成溃疡者。以排便时肛门疼痛、便血常伴有便秘为特征。可发生于任何年龄的少儿，四季均可发病，秋季略多。裂口好发于肛门前后方，两侧极为少见。肛裂只要保持大便柔软通畅，常可自愈。

肛裂灼痛方

组成：当归尾 10g，延胡索 10g，炙乳香、炙没药各 10g，金银花30g，连翘 10g，地榆炭 15g，瓜蒌 30g，童参 30g，侧柏炭 15g。

用法：每日 1 剂，水煎，分 2 次服。上方服 7 剂痛消。可配合 2% 生芒硝液外洗，黄连膏外敷。

主治：养阴凉血，化瘀止痛。用于燥热下注，热伤血络型肛裂。方中金银花、连翘、童参、瓜蒌清热养阴润肠；地榆炭、侧柏炭凉血止血；当归尾、乳香、没药、延胡索化瘀止痛。

引自：《王嘉麟医案医话》。

验方

组成：煅炉甘石（研末）3g，珍珠层粉 1g。

用法：上药研细，和匀，凡士林适量调和。用时搽患处。

主治：收敛生肌。用于肛裂。

引自：《邓铁涛医学文集》。

痔 疮

痔包括内痔、外痔和混合痔。内痔是指发生在肛管齿线以上部分的突起，表面覆盖以黏膜，这个突起称为痔核或痔块。外痔是指发生在齿线以下部分及肛门缘处的突起，表面为皮肤。外痔又分为静脉曲张性外痔、结缔组织性外痔、血栓性外痔和炎性外痔。静脉曲张外痔是指由于外痔静脉丛迂曲扩张引起的肛管皮肤隆起；结缔组织外痔是指由于结缔组织增生引起的肛管或肛门缘皮肤隆起；血栓性外痔是指肛门处皮下血栓形成而引起的皮肤隆起；炎性外痔是指肛门皱襞或其他型外痔感染发炎。混合痔是指在同一方位齿线上下均有突起，且上下相连。痔在临床上是以便血、疼痛、肿物、脱出及瘙痒、流黏液为主要症状的一组疾病。

痔疮内服方

组成：当归、生地黄、赤芍、炒槐角、地榆炭、黑荆芥穗、黄芩、黄连、炒枳壳、生甘草（原书无用量）。

用法：每日1剂，水煎，分2次服。

主治：用于痔疮。清热解毒，凉血。

引自：《吴少怀医案》。

银翘汤

组成：金银花15g，连翘10g，槐花炭10g，蒲公英20g，黄芩10g，地榆炭10g，当归10g，瓜蒌30g，椿根皮10g，仙鹤草30g。

用法：每日1剂，水煎，分2次服。

主治：润燥消肿，凉血止血。用于痔疮红肿疼痛，滴血射血，大便秘结。适于年迈体弱、重病在身或惧怕手术治疗的痔疮便血患者。方中椿根皮清热固涩止血，是清大肠血分湿热之良药；地榆清热凉血，炒炭加强收敛止血之功，止血热妄行治疗痔疮便血是要药。槐花凉血止血，炒用以加强止血功效，亦是治疗血分实热、痔疮便血之要药；仙鹤草凉血补虚、收敛止血之功，对痔出血不止，失血之神疲乏力有效。本组药物配伍可迅速达到止血目的。

引自:《王嘉麟医案医话》。

无砒枯痔钉

组成:黄柏 10g,枯矾 5g,白及 5g,五倍子 10g,糯米粉 70g。

用法:共研细粉,用温水调匀,制成药钉,阴干灭菌备用。用时插入痔核。

主治:枯痔。用于各期内痔、混合痔的内痔部分。凡肛门直肠急性炎症、腹泻、恶性肿瘤禁用。

引自:《王嘉麟医案医话》。

二黄枯痔钉

组成:大黄 30g,黄柏 30g,白及 10g。

用法:共研细粉,用温水调匀,制成药钉,阴干灭菌备用。用时插入痔核。

主治:枯痔。用于各期内痔。凡肛门直肠急性炎症,腹泻,恶性肿瘤禁用。

引自:《王嘉麟医案医话》。

自拟验方

组成:榕树须 60～100g,苏木 20～30g。

用法:煎水熏洗患处。

主治:活血,软坚,消肿。用于外痔。

引自:《邓铁涛医学文集》。

验方 1

组成:柴胡 9g,当归 15g,升麻 6g,黄芩 6g,大黄 4.5g,地榆 6g,甘草 6g。

用法:水煎服。

主治:用于混合痔。

引自:《陇东中医医论案验方荟萃》——张钧。

验方2

组成：五倍子15g。

用法：煎汤去渣，置钵内，坐上熏，待温坐浴。

主治：外痔及血肿熏洗3～4次，即能收入，如遇产妇用力过甚，翻突如红柿子样，不能起坐，且有碎腐模样，可用凡士林调涂，多至3～4天，便能完全收复。

引自：《宝山县老中医经验选编》——陆砚生。

验方3

组成：胡黄连30g，穿山甲15g，石决明15g，槐米15g。

用法：共为细末，米汤水为丸，如绿豆大。每服30丸，用米汤送下。

主治：痔核。

引自：《中医交流验方汇编》——李吉甫。

痔　瘘

肛管直肠与肛管皮肤相通的异常瘘道称为肛管直肠瘘，简称肛瘘。多为肛管直肠周围脓肿破溃或切开后的后遗症。其临床特征是肛门局部流脓或滋水，胀痛，瘙痒，时作时止，任何年龄均可发病，发病者主要见于男性，女性较少见，男女比例为5：1，有自愈倾向。

追管丸

组成：胡黄连（姜汁炒）30g，刺猬皮（瓦上炙）30g，当门子0.6g。

用法：上药共依法制末和匀，以软饭捣为丸，如麻子大。每服3g，食前酒下。服药后如脓水反多，乃药力到处，不必惧也。

主治：专治痔漏，不拘远年近日，有漏通肠，污从孔出者，先用此方，追尽脓毒。后服消管丸，自然见效。

引自:《丁甘仁临证医集》。

消管丸

组成:炒胡黄连60g,穿山甲30g,煅石决明30g,槐米(炒)30g。

用法:上药将各净末和匀,炼蜜捣为丸,如麻子大。早晚2次,每服3g,清米汤送下。于重者40余天痊愈,再服闭管丸。如四围疮口有硬肉突出者,可加蚕茧20枚炒研,和入药内。

主治:治一切肠脏痔毒,成管成漏。服前追管丸后,再服此丸,自然消管,不用刀针挂线,不受苦处,诚起痼疾之良方也。

引自:《丁甘仁临证医集》。

闭管丸

组成:夏枯草花300g,连翘150g,甘草节150g,金银花120g。

用法:上药共炒研为细末,以金银花30g熬浓汁,泛丸如绿豆大。每早空心淡盐汤送下9g。若起漏三五年者,服两料。

主治:凡患痔漏,瘟服前退、追、消管丸,其病已愈,或恐久后不守禁忌,或食狸肝、番茄及嗜烧酒等物,每致疮疤复溃,预服此丸,自可断根。

引自:《丁甘仁临证医集》。

回阳熏药

组成:肉桂10g,炮姜10g,人参10g,川芎10g,当归10g,白芥子30g,艾叶30g,白蔹15g,黄芪15g。

用法:上药碾粗末,用较厚的草纸卷成粗卷,或碾成细面做成药香。用时将药卷固定于坐浴架下,患者从于架上,调适好患处与药卷距离,温度以可耐受为宜。每日1~2次,每次15~30分钟。

主治:回阳生肌,助气养血。用于慢性溃疡,窦道、瘘管久不收口、脱肛,属阴寒证者。实热证禁用。

引自:《王嘉麟医案医话》。

芫花钱

组成：芫花 30g，雷丸 3g，蟾酥 30g，草乌 90g，10 号丝线 30g，水 2 000mL。

用法：先将前 4 味药装入布袋内扎口，再用砂锅盛药袋放水，药袋上放丝线，慢火煎，勿使药袋和丝线着锅底，待水煎至 500mL，去药袋，以汤继续煮丝线，直于水将尽，取出丝线阴干备用。用时将药线绕在皮筋上可行肛瘘挂线术，痔核可用药线直接结扎。

主治：解毒，杀虫，止痛。用于肛瘘挂线或痔核结扎。用前只可用高压或紫外线消毒，不可用水煮或乙醇浸泡。

引自：《王嘉麟医案医话》。

验方 1

组成：五倍子。

用法：炒黄研细末。先用硬纸一块，纸上涂一层猪油，或凡士林也可。涂的范围视疮的大小来定。然后将药末撒于油上，每次用 1.5～2g。再将布鞋底于火上烤极热，放在药纸上，如觉得很热，可在鞋底上衬纸或布。然后以肛门及患部坐于药纸上蒸之。冷了再烤鞋底，每次换烤鞋底 5～6 次。隔一晚再蒸 1 次，蒸法同上。轻者蒸 5～6 次，重者蒸 10 多次即愈。

主治：痔瘘。

引自：《中医交流验方汇编》——常励生。

验方 2

组成：乳香 6g，血竭 3g，龙骨 30g，男人指甲（滑石粉炒）少许，血余炭少许，海蚌 1 个，三七 3g，象皮（滑石粉炒）1.5g，没药 6g，儿茶 3g。

用法：共为细末，放脱脂棉上，贴疮。

主治：痔瘘。忌牛、羊肉、烧酒、落花生。

引自：《中医交流验方汇编》——孙辛酉。

睾丸炎

睾丸炎一般指急性细菌性睾丸炎症，临床上以睾丸迅速肿大。红肿热痛，阴囊皮温增高，并伴有发热恶寒，头昏乏力，关节酸痛等全身症状为主要特征。常继发于腮腺炎、败血症或脓毒血症，也可通过附睾炎直接蔓延至睾丸所致，亦有因睾丸外伤血肿继发感染而引起。

自拟验方

组成：生大黄10g，熟附子10g，黄皮核10g，荔枝核10g，柑核10g，杧果核10g，橘核10g，王不留行15g。

加减：腰膝酸痛者，加狗脊30g；气虚者，加五爪龙30g、黄芪30g；血瘀者，加炒穿山甲15g、牡丹皮15g；热象明显者，加生地黄24g、玄参15g、龙胆10g、车前子20g。

用法：每日1剂，水煎，分2次服。

主治：寒温并用，行气止痛。用于慢性睾丸炎，附睾炎，睾丸痛。

引自：《邓铁涛医学文集》。

验方1

组成：橘核15g，荔枝核12g，川楝子12g，山楂12g，吴茱萸10g，木香6g，炒小茴香10g，牛膝12g，香附12g，乌药10g。

用法：水煎服。

主治：用于急、慢性睾丸炎。

引自：《陇东中医医论案验方荟萃》——方鸿宾。

验方2

组成：广木香4.5g，附子6g，延胡索6g，全蝎9g，小茴香9g，当归6g，川楝子9g，乳香9g，没药9g。

用法：上药共研细末，黄酒为丸，如豌豆大，空腹服，每服20丸。

主治：用于睾丸炎。

引自：《中医交流验方汇编》——萧善初。

前列腺炎

　　前列腺炎是青壮年男性的常见疾病，约占泌尿外科门诊及男科门诊患者的1/4。有研究认为，前列腺炎是因感染、充血以及不明原因引起的包括局部症状、全身症状、精神－神经症状的一种综合征。临床以非细菌性前列腺炎最为多见。

急性前列腺炎方

　　组成：生大黄10g，芒硝10g，桃仁10g，败酱草15g，车前草20g，琥珀粉（冲服）2g，三七粉（冲服）3g，甘草梢10g，炒王不留行20g。

　　用法：水煎服。

　　主治：清热解毒，消瘀散结。用于急性前列腺炎毒热下注型重症。症见排尿前后茎中涩痛，有时尿后浊液排出，肛周及会阴区压迫垂胀难忍，苦痛明显，睾丸痛，腹股沟胀滞不舒，口苦咽干，烦躁不宁，剧则彻夜不寐，大便燥结，苔黄尖质绛等状，是瘀热郁结已深，此时必脉洪数滑大有力。方中桃仁、琥珀、王不留行、三七破瘀散结；败酱草、车前草荡涤下焦积热，大黄为将军之剂，芒硝咸寒软畅通无阻，二者配合直捣黄龙，使热邪由大小便排出；甘草梢和诸药而解茎中涩痛。

　　引自：《史道生医集》。

虎乌通淋汤

　　组成：虎杖12g，白茅根30g，苦参10g，生地黄12g，乌梢蛇6g，丹参15g，柴胡10g，黄芪12g，甘草6g。

　　加减：肝火挟湿，小便急迫频数，甚或尿痛，口苦咽干者，加龙胆6g、木通10g；血尿者，加小蓟12g、蒲黄6g；大便闭结者，加生大黄6g泡汤兑入煎剂同服；下焦湿热、少腹拘急、苔黄腻、脉数者，加石韦12g、冬葵子12g、滑石12g；发热者，加竹叶10g、板蓝根12g；尿赤者，加车前草10g、益母草12g；慢性湿热淋症，小便频急，涩痛，属湿热蕴结者，加黄柏10g、防己10g；属阴虚内热者，去黄芪、柴胡，加知母10g、黄柏6g；低热者加白薇6g、地骨皮10g。

用法：每日1剂，水煎，分2次服。

主治：益阴清热化湿，搜风通络散瘀。用于前列腺炎。湿热内蕴，膀胱气化不利，用虎杖、白茅根、苦参以清热利湿；湿热之滋生与脾运不健，气虚不化密切相关，故投黄芪培补中气，以畅水道；湿热下注，多因脾湿肝郁所致，用柴胡疏利气机、宣展三焦，则湿热易清利。湿滞血瘀，化热生风，用乌梢蛇、丹参、虎杖以清化湿热，活瘀搜风解毒。热灼阴液，故又用生地黄以滋阴增液，益肾"填骨髓"。已故著名中医洪子云先生在治疗热淋时，用清利湿热法，常不忘固肾滋阴，每获卓效。

引自：《李竣川临证经验举隅——祛风药治顽症》。

亚急性前列腺炎方

组成：萹蓄30g，瞿麦12g，滑石粉12g，竹叶12g，酒大黄10g，琥珀粉（冲服）2g，灯芯草1.5g，三七粉（冲服）3g，甘草梢10g，牛膝15g。

用法：水煎服。

主治：清热导滞，行瘀散结。用于亚急性前列腺炎。症见头目晕眩，烦躁易怒，夜寐欠安，尿频涩痛不舒，尿后有白液沥出，会阴及睾丸垂胀隐痛，腰髂骶区楚痛难述，剧时步履困难，大便偏燥，小便短赤，少数患者伴有低热，苔黄舌缘瘀绛，脉滑偏数。多因败精宿腐，凝阻溺窍，熏蒸日久，终致前列腺发生炎性病变。故治疗时以萹蓄、瞿麦、酒大黄清涤下焦湿热；琥珀、三七、牛膝消瘀散前列腺肿结；滑石、竹叶、灯芯草清心利小肠，引热由小便排出；甘草梢达茎中，则肿消而痛缓。

引自：《史道生医集》。

将军散

组成：酒炒大黄300g，牡丹皮100g，苦参150g，金钱重楼

100g，萆薢150g，酒炒黄柏150g，薏苡仁200g，甘草50g，盐炒知母70g，肉桂20g。

用法：各药均研成细面，每次用淡盐水冲服15g，每日3次。忌食辛辣。

主治：清热化瘀，解毒利湿。用于慢性前列腺炎。属于体质较壮实，湿热瘀浊交阻型。

引自:《黄德临证秘验良方选》收录李树忠方。

慢性前列腺炎方

组成：赤芍12g，败酱草20g，炒王不留行15g，木通5g，炒五灵脂10g，炮甲珠10g，桃仁10g，红花5g，全瓜蒌20g，牡丹皮10g，生地黄12g，丝瓜络5g，甘草梢10g。

用法：水煎服。

主治：清热利湿，祛瘀散结。用于湿遏血瘀型慢性前列腺炎。症见排尿余沥不尽，时伴涩痛，偶有丝状物排出，晨起尿道口有黏性分泌物，时有腰、髂、骶或腹股沟通及睾丸、会阴处不同程度的似痛非痛之感，神疲乏力，烦躁，夜难入睡，如长时不解，每多出现性功能障碍而阳痿，苔薄白或微黄根腻，脉滑尺沉，左关偏弦，抑或滑而偏数。方中以赤芍、牡丹皮、桃仁、红花、五灵脂、炮甲珠、全瓜蒌、王不留行祛瘀散结消炎之剂，则肿消而痛缓；败酱草、木通散瘀消凝，引湿热由小便排出；生地黄滋阴清小肠之热；丝瓜络、甘草梢达茎中涩痛即解，清溺窍则湿热立除。

引自:《史道生医集》。

前列腺增生症

前列腺增生症是老年男性的疾病。在病理上，30岁以上的男性，其前列腺就可发生增生性改变，以后随年龄增长，发病率也随之增加。我国的发病率大大低于国外，但近年来，由于生活水平逐步提高，平均寿命有所延长，其发病率也有逐渐上升的趋势。

前列腺增生症临床主要表现为排尿困难，但在病变过程中并可出现尿潴留、充盈性尿失禁、血尿等病理变化。因此，中医虽无前列腺增生的病名，但当属"癃""闭""尿血""淋证""失禁""小便闭结"等范畴。

补肾温通饮

组成：熟地黄 20g，山茱萸 15g，茯苓 15g，泽泻 15g，附子 10g，肉桂 10g，知母 10g，黄柏 10g，川花椒 10g，小茴香 15g，橘核 15g，大黄 7g，桃仁 15g，瞿麦 15g，萹蓄 15g。

用法：水煎服。

主治：温补肾阳，活血化痰。用于前列腺增生症。本病多因肾阳式微，肾气虚衰，湿浊痰瘀滞结不化，阻塞水道，小便不利，同时由于肾阳不足，气化功能失调，不能下达州都，而致小便不利，轻则涓滴不利为癃，重则点滴全无为闭，可知肾阳及肾元虚为致病之本，痰浊血瘀为致病之标，属本虚标实证。本病以肾阳虚衰为多见，由于肾阳虚衰，下焦虚寒，致气凝血瘀，痰湿互结不化，久而成积，阻塞水道，酿而为癃闭。本方用八味肾气汤原方补肾温阳助气化；小茴香、川花椒、橘核温通阳气，辛开行气开窍；知母、黄柏滋肾阴，合肉桂为通关丸，以防无阴则阳无以化，有通关利水之效；萹蓄、瞿麦清热利水通淋，因癃闭，膀胱尿潴留，尿液兼夹湿热，故须以清热利水；辅佐桃仁、大黄化瘀血痰浊，消坚化积。全方消补寒温并用，扶正祛邪，标本兼顾，用于此病多效。方中大黄应用颇为重要，临床观察，患小便频、遗尿之病，大便多秘结，为湿热蕴结，痰瘀阻滞。大黄性味苦寒，涤瘀结通脐泻浊，大便得通畅则小便频随之减少，小便不畅亦伴随而爽，盖因通后窍以利前阴之故，但大黄用量亦必须注意患者之体质禀赋，量小则难达到药效，量大又恐泻下过度，药过病所，张老常用量为 7～15g。

引自:《中国百年百名中医临床家丛书——张琪》。

自拟通关软坚饮加减

组成:滋肾通关丸(包煎)20g,瞿麦15g,萹蓄15g,木通6g,车前子15g,桔梗6g,大贝母12g,三棱、莪术各10g,海藻20g,炒赤芍15g,半边莲30g,甘草梢6g。

加减:年迈肾虚,加人参、熟地黄,一补无形之气,二补有形之精,为景岳扶阳滋阴之两仪膏方;大便秘者,加大黄、桃仁,以下瘀结;小便不通,小腹膨急,加蝼蛄、蟋蟀干,虫蚁搜剔,可泌浊于俄顷。

用法:每日1剂,水煎,分2次服。

主治:用于前列腺增生急性发作癃闭者。症见小便不通,小腹胀急,痛苦难堪,是由湿热瘀阻膀胱,胶凝成积,"州都"气化不利,导致癃闭重证,治当启上通关治其证,软坚散瘀治其病。

引自:《疑难病诊治探幽》。

补肾散结汤加减

组成:太子参12g,熟地黄20g,山药15g,山茱萸10g,茯苓15g,鹿角片15g,牡蛎30g,海藻20g,王不留行12g,滋肾通关丸(包煎)15g。

加减:尿浊加萆薢、石韦叶;尿痛加琥珀、甘草梢;阳痿加韭菜子、淫羊藿;阴部胀痛加川楝子、两头尖。

用法:每日1剂,水煎,分2次服。

主治:补养下元,通关消肿,寓攻于补。用于前列腺增生症。症见尿频量少,淋漓难净,此因年迈下元早衰,虚而留邪,痰瘀凝滞州都之隘,以致气化不利。

引自:《疑难病诊治探幽》。

外敷方

组成:独头蒜1头,栀子3枚,盐少许。

用法:上药捣烂摊纸上,贴脐部。或用食盐250g,炒热布包熨脐腹，为防其凉，可在盐包上放一热水袋。

主治：前列腺增生所致的排尿不畅。

引自：《傅魁选临证秘要》。

疝 气

本病分先天性和后天性两种，前者见于婴幼儿和少儿，主要责之于腹膜鞘状突未闭仍与腹腔相通而成为一个先天的疝囊。后者可见于少儿，主要原因为腹股沟管的解剖结构缺陷和生理保护机制失效所致，这是在腹膜鞘状突已经闭锁的情况下所形成的腹股沟斜疝。

本病属中医学"气疝""狐疝"之范畴，盖因先天中气不足，后天失于调摄所致，病位在肝脾二脏，以腹股沟区肿块突出，于站立、咳嗽、哭闹、用力时出现，平卧或手法回纳后消失为其临床特点，治宜疏泄厥阴而升提中气，结合外治，随形气之渐充或可痊愈。若如不然，尚应借助于手术修补，方可奏效。

橘核丸

组成：橘核、柚核、荔枝核、昆布、海藻、川楝子、枳实、延胡索、厚朴各 30g，桃仁、木通、木香各 15g。

用法：共为末，炼蜜为丸，如梧桐子大备用。每服 9g，每日 3 次，白开水送下，儿童酌减。此方可作煎剂服，如睾丸炎、睾丸鞘膜积液或输精管鞘膜积液可用此方合五苓散加白芥子煎水服更效。本方对瘿瘤（如单纯甲状腺肿大、甲状腺囊肿）亦效佳，但服用时间较长，需坚持服用。

主治：行气活血，软坚散结。一切疝气均效。

引自：《文琢之中医外科经验论集》。

验方 1

组成：乌药 15g，木香 15g，小茴香 15g，高良姜 15g，盐橘核

15g，荔枝核 15g，山楂核 15g，川楝子（打碎，用巴豆 10 粒同炒焦，去净巴豆不用）15g。

用法：共研细，每服 3g，装胶囊，白开水或黄酒送下。

主治：用于小肠疝气痛，甚则牵引腰肋疼痛。

引自:《肘后积余集》。

验方 2

组成：乌药 15g，炒槐花 15g，炒小茴香 9g，川楝子 12g。

用法：每日 1 剂，水煎，分 2 次服。

主治：疝气偏坠。

引自:《中医交流验方汇编》——朱林山。

验方 3

组成：补骨脂 30g，黑芝麻（炒）15g。

用法：先将补骨脂盐炒，共研为粉，研细，炼蜜为丸，如梧子大，早晚各服 9g，白开水送下。每服 9g，酒引。

主治：疝气。

引自:《中医交流验方汇编》——范超群。

验方 4

组成：草果 12g，威灵仙 12g。

用法：米醋煎，顿服。

主治：骨梗。

引自:《名老中医经验汇编》——张天荣。

误食异物

肠内异物所致泄泻方

组成：黄连、茯苓、法半夏、枳实、山楂、竹茹、鸡内金各适量。

用法：水煎服。

主治：通因通用。用于肠内有异物，导致泄泻。

予治过3例，这种腹泻很伤脑筋，服止泻药不效，温补药亦不效。症状是天天泄泻，泻点清水，发热，汗出热暂退，舌一般有津，苔腻如豆腐，脉一般有力，四肢冷而手心热。此种情况大多肠中有异物。

引自：《云南省老中医学术经验交流会资料选编》——陆巨卿。

误食铁针

组成：朴硝4.5g，磁石3g，猪油60g，蜂蜜30g。

用法：前2味研细，将猪油化开，再将前2味药合蜜同放一处即成。须一顿吃完，针即随泻而出。

主治：吞针。

引自：《中医交流验方汇编》——郭时瑞。

第二章　皮肤疾病

痈、疖

痈是金黄色葡萄球菌所引起的多个相邻毛囊及其皮脂腺或汗腺的急性化脓性炎症。炎症一般始于某一毛囊的底部,沿深部阻力较小的脂肪组织柱蔓延至皮下深筋膜并向四周扩散,然后再向上穿入毛囊群形成多个脓头并溃烂。因此本病的临床特点是:初起皮肤上即有粟粒样脓头,焮热红肿易向深部和四周扩散;随后脓头相继增多,溃烂之后状如莲蓬、蜂窝;全身症状较重。本病多见于体虚尤其糖尿病患者,好发于皮肤韧厚,皮脂腺丰富的颈、背部,也可见于颜面部。

本病属中医学"头疽"之范畴,根据患病部位的不同而有多种病名。本病实证治应清热利湿、和营透毒,虚证则当扶正托毒为宜。若遇变证,可在此基础之上随证加减,并应及时给予西药协同治疗。当脓成时应适时切开引流,彻底清除腐败组织,内外并治,预后良好。

疖多为金黄色葡萄球菌自毛囊或汗腺侵入所致的单个毛囊及其所属皮脂腺或汗腺的急性化脓性炎症,常可波及皮下组织。具有色红、灼热、疼痛、突起根浅、肿势局限,出脓即愈的临床特点。疖可发生在任何有毛囊或汗腺的皮肤区,以头、面、颈、腋下、臀部等常受到摩擦的部位为多见。

(一)内服方

解毒清热汤

组成:蒲公英30g,野菊花30g,大青叶30g,紫花地丁15g,重楼15g,天花粉15g,赤芍9g。

用法:水煎服。

主治:清热解毒。用于疔、疖、痈、急性丹毒初期及一切体表感染初起。本方力专解毒清热。方中蒲公英解毒，长于消痈；紫花地丁解毒，长于治疔毒；大青叶解毒，清热凉血，常用于治疗瘟疫斑疹、丹毒等症；重楼能解肝胆之郁热，息上扰之火毒，善治上焦痈肿疮毒；佐以赤芍凉血活血散瘀；天花粉清热生津护阴。药少力专，各尽其用。

引自:《赵炳南临床经验集》。

乳香黄芪汤

组成：炙乳香 10g，炙没药 5g，生黄芪 30g，山甲珠 15g，白芷 10g，当归尾 15g，川芎 10g，桃仁 10g，甘草 3g。

用法：水煎服。

主治：益气活血，托毒溃脓。用于痈疡民成脓，不易外溃，或局部感染脓已成，或腹部感染性包块疼痛等症，脉弦，舌淡红或有瘀斑，苔淡黄腻。

引自:《李幼昌临床经验选集》。

和营消肿汤

组成：当归尾 9g，赤芍 9g，桃仁 9g，红花 9g，黑栀子 9g，大贝母 9g，天花粉 9g，丝瓜络 9g，木通 6g，炙甲片 9g，炙乳香 9g，炙没药 9g。

用法：水煎服。

主治：活血和营，消肿解毒。用于一切痈肿（脓疡），见舌质紫暗，或有瘀斑，脉细涩。方中当归尾、赤芍、桃仁、红花活血化瘀，栀子清热，贝母、天花粉、炙甲片、木通通络消肿，乳香、没药活血止痛。

处方来源:《朱仁康临床经验集》引《章氏经验方》。

败毒汤

组成：金银花 30g，连翘 30g，蒲公英 30g，板蓝根 30g，犀牛角 6～9g，牡丹皮 9g，生地黄 15g，赤芍 9g，川黄连 9g，菊花 9g，甘草 6g。

用法：每日 1 剂，水煎，日服 2 次。若热毒入脑，加服安宫牛黄丸或紫雪丹,以清热解毒,醒脑开窍。

主治:清热,解毒,凉血。主局部化脓性感染有全身反应者。寒战,高热,汗出,头痛,舌质红,苔黄,脉洪数。方中以金银花、连翘、蒲公英、板蓝根、川黄连、菊花、甘草解毒清热;犀牛角、牡丹皮、生地黄、赤芍解毒凉血。

引自:《临证医案医方》。

(二)外用方

咬头膏

组成:铜绿、松香、乳香、没药、生木鳖、蓖麻子(去尖)、杏仁各 3g,巴豆 6g,白砒 0.3g。

用法:捣成膏,为丸如绿豆大,临用取 1 粒,按膏上,对准疮头皮薄处贴之。

主治:有代刀破疮之功。治疮疡内脓已成,不能自破,又畏惧刀针者。

引自:《外科名家顾筱岩学术经验集》。

咬头提毒膏

组成:蓖麻子肉 9g,巴豆肉(去油)5 粒。

用法:先将蓖麻子肉打烂如鱼冻水,后入诸药打膏,瓷罐收贮,勿令泄气。

主治:咬头提毒。

引自:《丁甘仁家传珍方选》。

验方 1

组成:巴豆、姜黄、僵蚕、郁金、牙皂、雄黄、苍术各等分。

用法:巴豆不去油,同上药共研细过筛,装瓶备用。用时先备冷米汤 2 大碗,或冷开水亦可。根据患者体质强弱,用量 1~1.5g,温开水送下。待腹泻 2 次后,即服冷米汤,只服药 1 次。用本方必须依上述服法，临床未见不良后果。

主治：解毒通络，祛痰除湿。用于多发性脓肿、毛囊炎。对青霉素、链霉素过敏；长期使用抗生素无效者也可用。此方出自串雅医的截法，经荆门曾集区卫生院白栋卧所传，多年来，我常使用，确实有效。

引自：《湖北名老中医经验选》——郑振鸿。

验方 2

组成：猪胆汁、枯矾、烧酒。

用法：3 味和一处，用慢火熬，再用脱脂棉调药汁敷患处。候干后不要动。每日配好的药汁润湿 2～3 次。

主治：蜂窝织炎。

引自：《中医交流验方汇编》——崔柏峰。

（三）褥疮

中医称褥疮为席疮，是一种压迫性溃疡，乃缺少活动的老年人的一种常见并发症。以受压部初起红斑，继而溃烂，难以愈合为特征。好发于易受压迫和摩擦的部位，如背脊、尾骶、足跟等处，多见于昏迷、半身不遂、下肢瘫痪或卧床不起的患者。

金黄愈平散

组成：生大黄 10g，生黄柏 10g，生地榆 10g，刘寄奴 10g，血竭 10g，冰片 3g。

用法：将诸药研为极细末，用香油调匀以备用。用时将药外敷于疮面即可，每日 1 次。

主治：解毒消肿，活血生肌。主治久卧不起，局部血运失畅，磨擦破溃不愈，屡治不效之褥疮。褥疮因患者久卧，局部瘀血磨擦破溃脓水淋漓。方取大黄、黄柏清热燥湿，解毒活血消肿；刘寄奴、血竭行瘀生肌；地榆凉血敛疮；冰片防腐止痛；香油以润养疮面。本方简便实用，经陈师 50 余年临床应用，效果颇佳。

引自:《陈伯咸临床经验荟萃》。

黑色疽疮膏

群药组成:白芷 9g,当归 15g,玄参 15g,黄芪 15g,防风 15g,甘草 9g,生地黄 15g,蛇蜕 6g,血余 9g,蜂房 15g,穿山甲 9g,杏仁 15g;面药组成:黄丹 9g,乳香 15g,轻粉 9g,红粉 6g,冰片 6g,珍珠 3g,麝香 3g,没药 15g,血竭 6g,儿茶 15g,龙骨 9g;其他组成:松香 105g,黄蜡 60g,香油 500g。

用法:将群药放在香油内浸泡约 1 周后,置文火煎熬滚开,至群药炸成焦黄色,过滤去滓,加入松香、黄蜡,待溶匀后离火稍冷却后入药面,搅拌均匀,冷凝即成。用时贴敷患处。

主治:回阳生肌,化腐提毒。用于慢性溃疡,结核性溃疡。阳证疮面慎用;对汞过敏者禁用。

引自:《赵炳南临床经验集》。

紫色疽疮膏

组成:轻粉 9g,红粉 9g,琥珀粉 9g,乳香粉 9g,血竭 9g,冰片 0.9g,蜂蜡 30g,香油 120g,煅珍珠粉 9g。

用法:锅内盛油,在火上数开后离火,将前 5 种粉入油内溶匀,再入蜂蜡,使其完全溶化,将冷却时兑入冰片、珍珠粉,搅匀成膏。贴敷患处。

主治:化腐生肌,煨脓长肉。用于淋巴结核,下肢溃疡,慢性溃疡,扁平疣,手足皲皲等。急性炎症性皮损,新鲜肉芽勿用;此药膏具有一定毒性,若大面积皮损使用时,应注意汞剂吸收中毒;对汞过敏者禁用。

引自:《赵炳南临床经验集》。

紫色消肿膏

组成:紫草 15g,升麻 30g,贯众 6g,赤芍 30g,紫荆皮 15g,当归 60g,防风 15g,白芷 60g,草红花 15g,羌活 15g,荆芥穗 15g,荆芥 15g，儿茶 15g，神曲 15g。

用法：共研细面，过重罗，每 120g 药面，加血竭面 3g，山奈面 6g，乳香没药各 6g，凡士林 120g，调匀。外敷患处。

主治：活血化瘀，软坚消肿，止痛。用于慢性丹毒，流注，结节性红斑（瓜藤缠），新生儿头皮血肿（头宣）。毒热性肿胀勿用。

引自：《赵炳南临床经验集》。

疔

痈疽等化脓性感染之局部肿胀形似疔盖状者。疔疮是常见的外科急症，好发于面部和指端。因其初起形小根深，底脚坚硬如钉，故名疔疮。

地丁饮

组成：地丁 9g，野菊花 9g，金银花 9g，连翘 9g，黑栀子 9g，半枝莲 9g，蒲公英 15g，草河车 9g，生甘草 6g。

用法：水煎服。

主治：清热解毒，消肿止痛。用于疔疮。

引自：《朱仁康临床经验集》。

甘菊汤

组成：白菊花 30g，金银花 4.5g，生甘草 9g。

用法：水煎，连服 3～4 次。

主治：一切疔毒，不论生于何处。

引自：《揣摩有得集》。

菊花解毒汤

组成：野菊花、金银花、连翘、竹叶心、土茯苓、荸荠、夏枯草、紫花地丁、黄花地丁、牡丹皮、地芍、生地黄、黄连、甘草。

用法：轻证每日 1 剂，重证每日 2 剂，水煎，分 3 次服。高热者加服紫雪丹，外搽紫金锭、万应锭或蟾酥锭。如发生疔疮走黄应加服蜡矾护心丸更效。

主治：清热解毒，凉血活血。用于疔疮。

引自:《文琢之中医外科经验论集》。

头面诸疗方

组成：紫花地丁 30g，白果 15g，金银花 30g，生甘草 10g，桔梗 10g，知母 10g。

用法：水煎服。

主治：面部疖肿或唇疔。

引自:《东阳名老中医经验录》——马起沛。

疔疖膏

组成：银朱 15g，黄丹 15g，轻粉 4.5g，嫩松香 125g，蓖麻油 30mL，凡士林 18g。

用法：先将轻粉研细，然后与银朱、黄丹和在一起；另将蓖麻油入铜锅内加温，加入松香熔化，再加凡士林调和，最后加入前药末调和成膏。挑少许药膏涂疮头上，外用纱布胶布固定；或用拔毒膏 1 张挑膏药少许，对准疮头贴上。

主治：拔毒溃破。用于疔疮，疖肿。

引自:《朱仁康临床经验集》。

制苍耳子虫

组成：苍耳子虫适量。

用法：将活虫浸入生油中，摇晃，使沉入油中，7 天后取出，再浸入蓖麻油内，加朱砂至油色变红为度，入冰片少许。临用时取虫 1 条，放患处疮顶上，盖以膏。

主治：有提疔拔脓之功，治一切疔疮。

引自:《外科名家顾筱岩学术经验集》。

酥料

组成：蟾酥 12g，雄黄 12g，乳香、没药、枯矾、铜绿、寒水石、胆矾、朱砂、麝香各 9g，轻粉 1.5g，蜗牛（捣烂）30 个。

用法：上各为细末，入蜗牛候干，研细备用。内服或外敷。

主治：疮疡疔毒，顶不高凸，根脚不收，疔肿走黄，精神不爽，时或昏闷；及痈疽火毒，麻木疼痛。

引自：《丁甘仁家传珍方选》。

验方

组成：牛蒡子、牡蛎、栀子、木通、乳香、没药、皂角刺、僵蚕、大黄、金银花、天花粉、地骨皮各等分。

用法：便秘者加朴硝；用磨刀水一盅冲入同煎，服一两次即醒，出汗即生、无汗难治。

主治：用于疔毒走黄。症见头面发肿，毒气内攻，烦闷欲绝。

引自：《薛氏祖传秘方》。

疽

疽指局部皮肤肿胀坚硬而皮色不变的毒疮，为气血被毒邪所阻滞，而发于肌肉筋骨间的疮肿。《灵枢·痈疽》称："热气淳盛，下陷肌肤，筋髓枯，内连五脏，血气竭，当其痈下，筋骨良肉皆无余，故命曰疽。"

五倍子膏

组成：五倍子（炒微黄）250g，蜈蚣（焙）3 条，冰片 9g，蜂蜜185g，陈醋 250g。

用法：将五倍子、蜈蚣、冰片各研细末，先将蜂蜜炼至滴水成珠，入五倍子末搅成硬膏，候凉后再入蜈蚣末、冰片搅匀即成。用时先将患处用生理盐水或花椒水洗净，再将本药膏摊在消毒敷料上贴于患处，初起每日换药 1 次，腐肉脱落后可隔 2～3 日换药 1 次，直至痊愈。

主治：疽痈。本方以五倍子为君，其气寒，能散热毒疮肿，佐以消痈肿之陈醋，专长祛风之蜈蚣，能解秽消毒之冰片，甘缓滋润之蜂蜜，外敷疮疽可聚敛疮毒，使红肿渐收聚于一处，并可使已腐之肉速脱，免受刀割之苦。本方不但长于化腐，更善于生肌。用后可使新肉速生，愈合后瘢痕极小。凡对症之病，贴后药膏必然干燥；如贴后药膏仍稀软如新调制样，是不对症，用之无效，不必再贴。多年来余用此方不但治疽有验，试治褥疮、皮肤结核亦有一定疗效。后来为备不时之需，配制此方时暂不加醋，制成锭剂，临用时再用烧热之醋化成软膏，其效不减于前。

引自：《黄河医话》——李遇春。

补天丹

组成：麦饭石（醋煅7次）120g，煅鹿角（存性）120g，白蔹60g。

用法：上为细末。每取少许，小膏药贴之。

主治：提毒长肉。用于溃疡久不生肉，不能收口者。

引自：《丁甘仁家传珍方选》。

五虎散

组成：草乌、狼毒、半夏、天南星、白及各等分。

用法：共为粗末，大油调敷患处。

主治：用于阴疽初起未成脓，或已成脓者。

引自：《赵怀德中医世家经验辑要》。

屎干散

组成：屎爬牛（堆粪虫带角者佳，焙干）1个，干姜15g。

用法：共为细末，腊油调敷患处。

主治：阴疽，多骨疽，溃破久不收口者。

引自：《赵怀德中医世家经验辑要》。

雷火神针

组成：千年健、甘草、肉桂、钻地风、小茴香、乳香、川花椒、没药、苍术、独活各6g，防风12g，炮甲珠3g，麝香1.2g，艾绒45g。

用法：上药研末，用粗皮纸2张，卷药成艾条状，鸡蛋清封口。每日灸熏局部2～3次，每次10～15分钟。

主治：阴疽、阴寒及大腿顽麻等症。

引自：《单苍桂外科经验集》。

疮疡不愈

创伤出现感染以后，就形成了疮疡。一般"伤"在皮肤，出现感染后，伤口比较浅，感染也就比较薄，故称为"疡"。"创"在肌肉深处，感染以后脓血郁积较深，同时伴有红肿热痛，故称为"疮"。疮疡长于体质差、气血不足的人身上，往往缠绵不愈。出现低热不退、四肢厥逆、疮疡塌陷晦暗、脓汁清淡稀冷、神识萎靡、昏昏欲睡的症状，这种情况，需要鼓舞阳气，补益气血。

玉红膏

组成：当归60g，紫草6g，白芷15g，甘草36g。

用法：用麻油500g入药浸3天，熬枯，沥净渣。将油再熬至滴水成珠。下血竭细末12g，搅匀，再下白蜡60g，烊化，微冷，再下轻粉12g，搅透，入瓷钵，放水中3天，拔去火气，愈陈愈佳。

主治：治一切痈疽溃烂腐不去、新不生者，此药搽之，新肉即知，疮口自敛，此外症药中之神方。

引自：《外科名家顾筱岩学术经验集》。

生肌散

组成：轻粉30g，血竭末9g，龙骨末9g，炙乳香3g，煅石膏末30g，赤石脂末30g。

用法：以上各药依次加入，研成细末，装瓶备用。用少许直接撒在疮面，外盖玉红膏纱条，再盖敷料。

主治：生肌长肉。用于溃疡疮面，腐肉已清，新肌已露。

引自:《朱仁康临床经验集》。

八宝生肌散

组成：熟石膏（打碎）30g，轻粉30g，黄丹9g，龙骨9g，血竭9g，赤石脂30g，乳香、没药各9g。

用法：研极细末。掺患处，上盖敷贴。

主治：治腐脱肌生，不收敛者。

引自:《丁甘仁临证医集》。

腿部溃疡秘方

组成：生牡蛎（研末）50g，冰片少许。

用法：共研极细粉末，敷患处，一日数次即愈。

主治：腿部溃疡。

引自:《正一家传伤科秘方》。

青八宝

组成：飞炉甘石30g，煅石膏30g，轻粉4.5g，青黛4.5g。

用法：共研细末，收贮瓷瓶。临用时将药粉掺患处。

主治：有提脓祛腐之功，作用较缓和。用于慢性溃疡。

引自:《外科名家顾筱岩学术经验集》。

验方

组成：活蛤蟆2只，麻油500mL，铅粉60g，嫩槐树皮250g。

用法：用麻油将蛤蟆、槐树皮炸开，去渣再入铅粉，熬成膏，外敷患处。

主治：用于痈肿溃烂不愈。

引自:《陇东中医医论案验方荟萃》——方鸿宾。

胬　肉

胬肉指创伤处增生而突起的肉状物。

平肉散

组成：铜绿（研细末）30g。

用法：直接撒在疮面。

主治：平蚀胬肉。用于疮口肉芽过高。

引自：《朱仁康临床经验集》。

平胬散

组成：乌梅肉4.5g，硼砂4.5g，轻粉1.5g，冰片0.6g。

用法：研末。撒患处。

主治：用于痈有胬肉突出者。

引自：《外科名家顾筱岩学术经验集》。

千金散

组成：制乳香、制没药、轻粉、飞朱砂、赤石脂、炒五倍子、煅雄黄、醋制蛇含石各15g，煅白砒6g。

用法：将各药研细和匀。临用时将药粉掺入患处，或黏附药线上，插入疮口。

主治：蚀恶肉，化疮腐。治一切恶疮均顽肉死腐不脱者，并能去刺疣、拔瘘管。

引自：《外科名家顾筱岩学术经验集》。

不二散

组成：蜈蚣7份，飞雄黄3份。

用法：将蜈蚣烘脆，或烈日下晒脆，研细2药和匀，大部分地区瓷瓶贮藏。用时掺膏药上盖贴。

主治：指（趾）甲边沟通胬肉翻突，此病在农村俗称"虾眼"，多则局部肿痛化脓，溃后处理不当，往往胬肉翻突，如黍粟状一粒，触之疼痛。一般治疗把它剪去，岂知今日剪除明日又出，竟无休止，可将此散掺之以膏盖贴，每日换药1次，逐渐化脂去腐，不致自生。

引自：《宝山县老中医经验选编》——陆砚生。

痤 疮

痤疮是指毛囊及皮脂腺的慢性炎症性疾病，为青春期男女的常见病，尤以男性为多见。多在 13—16 岁开始发病，发于 10 岁以下者较少见。本病在青春期过后大都可自然痊愈，也有少数持续至成年以后。本病好发于颜面、胸背上部等皮脂腺丰富部位，皮损以毛囊性丘疹、黑头粉刺及脓疱为主。

消痤汤 1 号

组成：桑白皮 20g，枇杷叶 15g，白花蛇舌草 30g，白鲜皮 15g，土茯苓 15g，苦参 15g，黄芩 10g，川白芷 10g，牛蒡子 10g，生地黄 30g，甘草 10g。

加减：皮损出现红肿者，加连翘 15g、金银花 30g；疼痛者，加乳香 10g、没药 10g；大便秘结者，加大黄（后下）15g。

用法：每日 1 剂，水煎，分 2 次服。

主治：疏风清热，解毒化湿。用于肺胃湿热，外感热毒型痤疮。症见颜面有油脂溢出，丘疹色赤，脓疱或囊肿散在，瘙痒为特点；多伴有食多，口鼻干燥，喜冷饮，口臭，便秘，舌质红，苔白腻或黄腻，脉弦滑等。方中桑白皮、枇杷叶、白花蛇舌草、白鲜皮、土茯苓、苦参、黄芩既可以清肺胃二经之火，又可解毒燥湿；川白芷、牛蒡子直达肺胃二经，能疏风解毒，排脓透疹，上行通窍；生地黄养阴凉血，防其伤正；甘草调和诸药。

引自：《当代名医周鸣岐疑难病临证精华》。

消痤汤 2 号

组成：生牡蛎（先煎）30g，夏枯草 25g，浙贝母 15g，半夏 10g，皂角刺 10g，制穿山甲 7g，莪术 10g，丹参 20g，蜈蚣 2 条，桃仁 10g，玄参 15g，漏芦 10g。

加减：湿热盛者，加滑石 20g、薏苡仁 30g、苦参 20g；热毒盛者，加生石膏 30g、朱砂 5g；瘙痒剧烈者，加白蒺藜 30g、僵蚕 10g、蝉蜕 7g；油脂多者，加白术 20g、山楂 15g；发于面部者，加蔓荆子 10g、桔梗 10g、羌活 10g；月经失调者，加益母草 20g、白芍 15g。

用法：每日 1 剂，水煎，分 2 次服。

主治：活血化瘀，软坚散结。用于痰火郁结，湿毒内蕴型痤疮。症见颜面及胸背部囊肿、结节或有瘢痕，丘疹及油脂较少，色淡红或暗红为特点，多伴有患处胀痛或肿硬，舌质暗红或有瘀点，脉多滑数。方中生牡蛎、夏枯草、浙贝母、半夏、蜈蚣长于化痰散结，痤疮日久，痰火郁强气血凝滞，久服皆能开之；皂角刺、制山甲、莪术、丹参、桃仁活血化瘀，贯通经络，透达关窍；玄参滋阴降火，解毒散结；漏芦祛恶疮毒。

引自：《当代名医周鸣岐疑难病临证精华》。

消痤汤

组成：枇杷叶 15g，白芷 15g，菊花 15g，茵陈 15g，牛蒡子 15g，赤芍 15g，黄柏 15g，黄连 10g，桑白皮 25g，连翘 25g，白花蛇舌草 25g，丹参 30g。

加减：血瘀痰凝，皮损以囊肿结节为主，加大贝母、牡蛎、夏枯草；热毒炽盛，皮损以脓疱为主，加蒲公英、紫花地丁、白茅根；皮脂溢出多，加薏苡仁、生山楂片；月经失调，加益母草、柴胡；大便秘结，加大黄。

配合外用祛痤面膜粉：白芷、黄芩、黄连、大黄、白及、皂角刺、浙贝母、桔梗、丹参各等分，烘干粉碎成细末备用。

用法：消痤汤每日 1 剂，水煎，早晚分 2 次服。配合外用痤疮粉面膜：每日晚上用蜂蜜适量将痤疮粉调成糊状涂在面部，2～3 小时后洗去即可。14 天为 1 个疗程。患者应少食辛辣、肥甘之类，多吃蔬菜水果；勿滥用化妆品。

主治：解毒消痤。用于痤疮。

引自:《傅魁选临证秘要》。

痤疮倒模粉

组成:玄明粉 10g,白丁香 10g,白芷 10g,白附子 10g,冬瓜仁 10g,皂角刺 5g,乌梅肉 10g,僵蚕 10g,轻粉 2g,生硫黄 2g,大黄 10g,石膏粉 100g。

用法:除石膏另碾成细粉外,余药混合一处,碾成细粉,先用清水洗面,然后用手指蘸药粉以按摩形式将药粉薄薄涂于面部患处;水调石膏粉(加温水在 45℃ 左右)成糊状,涂于面部,待石膏自然发热、凉却、收敛后除去即可。

主治:痤疮。

引自:《中医临证薪传录》。

酒渣鼻

酒渣鼻中医称"酒皶鼻""赤鼻",是一种鼻色紫红如酒渣的皮肤病。以弥漫性潮红丘疹,脓疱以及毛细血管扩张或鼻尖部皮脂腺结缔组织增生为特征。

凉血清肺饮

组成:生地黄 30g,牡丹皮 9g,赤芍 9g,黄芩 9g,知母 9g,生石膏 30g,桑白皮 9g,枇杷叶 9g,生甘草 6g。

用法:水煎服。

主治:清肺胃经热。用于痤疮、酒渣鼻。方中生地黄、牡丹皮、赤芍凉血清热,黄芩、枇杷叶、桑白皮清肺热;知母、生石膏清胃热;生甘草清热解毒。用于脾胃积热,上蒸于肺,而成肺风粉刺、酒渣鼻诸症。如大便秘结,可加大黄、大青叶。

引自:《朱仁康临床经验集》。

颠倒散洗剂

组成：大黄（腐制）、硫黄各等分。

用法：上药研细末，以散15g，加入石灰澄清液100mL，混合。用时摇匀，笔蘸搽患处，每日3～4次不拘。

主治：酒渣鼻，肺风粉刺。

引自：《外科名家顾筱岩学术经验集》。

加味颠倒散

组成：大黄9g，雄黄、硫黄各1.5g，紫雪丹0.3g。

用法：共为细末，备用。凉水调药搽患处。

主治：清理湿热，活血解毒。外搽用于酒渣鼻。

引自：《文琢之中医外科经验论集》。

验方

组成：大风子仁、核桃仁、蓖麻子、杏仁各15g，水银6g。

用法：先将前4味药研细末。水银用唾沫研开与药末调匀共捣，研成泥状，用2层纱布包好备用。每日用药擦患处4～5次。

主治：用于酒渣鼻。

引自：《薛氏祖传秘方》。

腋　臭

本病是由于腋窝在出汗后所产生的一种异常的臭味所致的临床症状，尤其是在炎热的夏季有一种特殊的刺鼻臭味。俗称"狐臭"。中医称本病为"体气""狐气""狐臭""体臭"。

情绪激动和食刺激性食物，使汗液分泌增多，汗液不易蒸发和未能及时清洗，皮肤表面的角蛋白和脂质因被浸渍易被皮肤寄生菌分解并产生异臭味。在食用大蒜、大葱及饮酒等都可促使异味加重。

复方陀僧散

组成：密陀僧 30g，冰片 6g，枯矾 30g。

加减：汗出过多者加五倍子 20g 同研。

用法：研极细末，用有色玻璃瓶收贮。每日 2～3 次，先用水洗净腋窝，拭干，将药粉涂于局部揉擦片刻，秋冬不出汗时，每日涂 2 次。20 天为 1 个疗程，间隔 5～6 日后再用。

主治：用于腋下多汗而臊臭，夏天尤甚者，多为遗传所致。方中密陀僧燥湿敛汗，除狐臭；枯矾收敛止痒；冰片抑菌防腐、消毒除臭。3 药合用能抑制局部腺体之分泌、敛汗、消毒除臭，故为治疗腋臭对症之良方。

引自：《陈树森医疗经验集粹》。

腋臭散

组成：密陀僧 240g，枯矾 60g。

用法：用药粉干扑两腋下，每日 1 次。或用热马铃薯块、甘薯块去皮后蘸药挟于腋下，变凉为度。此法每周 2 次。手足多汗，以药粉搓搽。

主治：用于腋臭，手足多汗。此药切勿入口，对汞过敏者禁用。

引自：《赵炳南临床经验集》。

狐臭粉

组成：密陀僧、轻粉各 15g，滑石 9g，公丁香 15g，冰片 9g。

用法：研极细末，密封贮藏。用时洗净患部，搽药，每日 2～3 次，于半个月后停药。

主治：治臭汗、改变分泌。用于腋下狐臭。本病有复发之忧，本方有效，止狐臭之力强，但不能根治，复发时又可用药物控制，久用则复发的时间相距也越长。

引自：《文琢之中医外科经验论集》。

黄褐斑

黄褐斑在中医称为"黧黑斑""蝴蝶斑""妊娠斑""肝斑"，是一种面部皮肤出现局限性淡褐色或褐色的色素沉着皮肤病。《外科正宗·黧黑斑》曰："黧黑斑者，水亏不能制火，血弱不能华肉，以致火燥结成斑黑，色枯不泽。"《外科证治全书·面部证治》有黧黑斑之称："面尘（又名黧黑斑），面色如尘垢，日久煤黑，形枯不泽，或起大小黑斑与面肤相平。"皮肤损伤以对称分布于面部的黄褐色斑片，常在颧部呈蝴蝶形为特点。

化斑汤

组成：醋柴胡 10g，川芎 10g，全当归 10g，桃仁泥 10g，红花 10g，赤芍 10g，泽兰叶 10g，醋香附 10g，丹参 15g，生姜 3 片，葱白 10cm，大枣 3 枚。

加减：肾虚腰酸加菟丝子、女贞子；不寐者加炒酸枣仁。

用法：每日 1 剂，水煎，分 2 次服。

主治：养血疏肝，化瘀祛斑。用于心肝血虚，气郁血瘀孙络而致的色素沉着于颧颊鼻梁形成的黄褐斑。本病属心肝二经，多发于肝郁气滞、月经延后之体。产后瘀血亦是其成因。方中桃红四物养血祛瘀；柴胡调达肝郁；丹参、泽兰调经活血；香附行血中之气；配以生姜、大枣调和营卫，大枣入脾悦颜色；加葱白以通阳气。全方具有通阳活血、养血祛瘀、调和营卫之作用。气血协调，营卫得和，则瘀祛斑消。故本方可适用于非妊娠期及产后颜面出现黄褐斑的女性。

引自：《陈伯咸临床经验荟萃》。

珍珠五白膏

组成：珍珠 10g，白附子 10g，白及 10g，白芷 10g，白茯苓 10g，僵蚕 10g。

用法：共为细末，用蜂蜜或人乳调和，外擦面部。

主治：美容消斑。用于黄褐斑、雀斑、面部色素沉着。

引自：《赵怀德中医世家经验辑要》。

验方

组成：菟丝子15g，女贞子、何首乌各12g，当归、墨旱莲、白芍各10g，生地黄、熟地黄各15g，阿胶、枸杞子各9g。

用法：每日1剂，水煎，分2次服。

主治：黄褐斑。

引自：《薛氏祖传秘方》。

雀　斑

雀斑，中医称之"面雀子""雀斑"，是一种遗传性皮肤病。以面部皮肤出现浅褐色或暗褐色斑点为特征。

时珍玉容散

组成：猪牙皂、紫背浮萍、青梅、樱桃各120g，鹰屎白（或鸽屎白）9g。

用法：上药研为末。早晚手心注水调搽。

主治：面上雀斑，其色或黄或黑，碎点无数。

引自：《丁甘仁家传珍方选》。

验方

组成：白牵牛子、僵蚕各等分。

用法：共研细末，香脂调涂。

主治：用于面部雀斑。

引自：《陇东中医医论案验方荟萃》——方鸿宾。

验方

组成：附子、蛤粉、茯苓、白芷、密陀僧、山柰各6g。

用法：上药共研极细因，蜜调糊状，临睡时擦面上，次日早晨洗去，每晚 1 次。

主治：雀斑。

引自:《薛氏祖传秘方》。

荨麻疹

荨麻疹是一种以风团瘙痒为特征的血管反应性皮肤病。本病特点是皮肤起风团，呈鲜红或苍白色，突然发作，时隐时现，伴剧烈瘙痒，消退后不留任何痕迹。本病可发生于任何年龄、任何季节和全身皮肤任何部位，分急性、慢性两类。急性荨麻疹以儿童、青年多见，骤发速愈，病因较易发现；慢性者以成人为多，可反复发作达数月以上，大多数人找不到病因。发生在眼睑、口唇等组织疏松部位者，则肿胀更为明显，称为血管性水肿。本病属于中医学"瘾疹"范畴，又称为"风团""风疹块"，病属禀性不耐，复感风邪，搏于肌肤，治宗祛风、止痒、调和营卫等法。

（一）急性荨麻疹

风团色红，扪之热感，遇热增剧，得冷则缓，瘙痒难忍，恶风微热，口渴心烦，舌红，苔薄黄，脉浮数。或疹块色淡或白，伴有瘙痒，风吹、着凉或浸涉冷水后加重，得热则减，自觉畏寒恶风，口不渴，苔薄白，脉浮紧。

荆防方

组成：荆芥穗 6g，防风 6g，僵蚕 6g，金银花 12g，牛蒡子 9g，牡丹皮 9g，紫背浮萍 6g，干地黄 9g，薄荷 4.5g，黄芩 9g，蝉蜕 4.5g，生甘草 6g。

加减：恶寒重，发热轻，风团皮损偏白者，去薄荷，重用荆芥，加干姜皮；兼吐泻、腹痛者，加周氏回生丹，每服 7～10 粒。

主治：疏风解表，清热止痒。用于急性荨麻疹，血管神经性水肿。方中以荆芥、防风、薄荷、蝉蜕为主药。荆芥驱散气分风邪；防风散骨肉之风；薄荷清轻凉散，解风热之邪，又可疏表透疹解毒；蝉蜕凉散风热，开宣肺窍；牛蒡子疏散风热，解毒透疹；浮萍升散开窍；僵蚕祛风散结；金银花、黄芩解毒清肺热；牡丹皮、干生地黄理血和血；生甘草解毒，调和诸药。

引自：《赵炳南临床经验集》。

治荨麻疹方

组成：炒枳壳、生黄芪各 15g，当归、生地黄、白鲜皮、地肤子、防风、连翘、桑叶、炒白芍、牛蒡子、玉竹各 10g，荆芥 3g。

用法：水煎，分 3 次温服。

主治：荨麻疹。方中重用枳壳，乃广取历代本草之精论，集前人用之治痒疹之经验，结合个人临床体会而得。谓其辛能发散，苦能燥湿，凉能清血热。取其理气、除湿、止痒之功，故用之屡效。

引自：《著名中医学家的学术经验》——张梦侬。

蝉蜕防风汤加味

组成：防风 10g，荆芥 10g，蝉蜕 6g，生地黄 15g，牡丹皮 10g，赤芍 10g，五味子 10g，乌梅 15g，白蒺藜 10g，地肤子 10g，紫草 15g，茯苓 10g，甘草 3g。

用法：水煎服。

主治：用于荨麻疹。

引自：《蔡友敬临床经验集》。

疏风清热饮

组成：荆芥 9g，防风 9g，牛蒡子 9g，白蒺藜 9g，蝉蜕 4.5g，生地黄 15g，丹参 9g，赤芍（炒）9g，栀子 9g，黄芩 9g，金银花 9g，连翘 9g，生甘草 6g。

用法：水煎服。

主治：疏风清热。用于风热型荨麻疹。

引自：《朱仁康临床经验集》。

疏风渗湿汤

组成：薄荷 3～6g，金银花 10～12g，连翘 10～12g，苦参 6～10g，黄芩 6～20g，茵陈 10～12g，萆薢 10～12g，蒺藜 10～12g，地榆 10～12g，甘草 1.5～3g。

加减：风疹色白者又称白瘄，加荆芥、防风、紫苏叶；若白而干枯则为气液枯泄之象，可加知母、芦根、石斛、梨皮等甘濡之品以补之。风疹色赤者又名风丹，加葛根、牛蒡子、栀子；若反复发作不已，可加当归尾、红花、牡丹皮、钩藤等活血通络之品，亦可用赭石煮水去渣，每次煮服 2 枚鸭蛋，连服几次，即可控制。湿疹流水者，加苍耳子、防己、僵蚕；有脓汁者加皂角刺、凌霄花。

用法：每日 1 剂，水煎，分 2 次服。

主治：疏风渗湿、清热解毒。用于风疹和湿疹。因热郁肌肤，外为风湿之邪所阻而发，证属风湿外壅。有遍身生疹，顽痒异常，或起疙瘩，形如砂粒，或搔破流水，或化脓结痂，口苦，咽干等症。

引自：《中国百年百名中医临床家丛书——欧阳锜》

固卫御风汤

组成：炙黄芪 9g，防风 9g，炒白术 9g，桂枝 9g，赤芍 9g，白芍 9g，生姜 3 片，大枣 7 枚。

加减：日久发作不休者，加乌梅、五味子。

用法：水煎服。

主治：调营固卫，以御风寒。用于冷激性荨麻疹。本方为玉屏风散合桂枝汤组成。黄芪、白术、防风固表御风，桂枝、白芍、生姜、大枣调和营卫，发散风寒，佐赤芍活血祛风。

引自：《朱仁康临床经验集》。

止痒永安汤

组成：荆芥 9g，防风 9g，麻黄 6g，桂枝 9g，白芷 6g，羌活 9g，蝉蜕 6g，当归 9g，赤芍 9g，桃仁 9g，红花 9g。

用法：水煎服。

主治：祛风散寒，活血和营。用于冷激性荨麻疹。前 6 味药，辛温祛风散寒；蝉蜕散风；归、芍、桃、红活血祛风，调和营卫。用于遇风着冷即起之证。

引自：《朱仁康临床经验集》。

（二）慢性荨麻疹

疹块色淡或与肤色相同，风团反复发作，瘙痒不止，可迁延数月甚至更长，劳累后加重，伴有头昏眩晕、面色㿠白、体倦乏力、食欲减退等，舌淡，苔薄，脉细而缓。

麻黄方

组成：麻黄 3g，杏仁 4.5g，干姜皮 3g，僵蚕 3g，浮萍 3g，陈皮 10g，白鲜皮 5g，丹皮 9g，丹参 15g。

用法：水煎服。

主治：开腠理，和血止痒。慢性荨麻疹。本方是赵老医生对慢性荨麻疹的常用经验方之一。从其治疗特点来看，为血虚又外受寒湿之邪传经入里而致。方中以麻黄、杏仁、干姜皮为主要药，取其辛温宣肺似开腠理，推邪外出。佐以浮萍、白鲜皮走表扬散寒湿。丹参、牡丹皮、僵蚕（或用僵蛹代替）养血润肤和血止痒。陈皮、干姜皮同伍，能理气开胃，醒脾化湿，以期内外合治。干姜皮与麻黄相配，又能缓和麻黄辛温逸发之性，以免大汗伤正。所以本方对于年老因寒湿而引起的急性荨麻疹也可以应用。

引自：《赵炳南临床经验集》。

活血祛风汤

组成：当归尾 9g，赤芍 9g，桃仁 9g，红花 9g，荆芥 9g，蝉蜕 6g，白蒺藜 9g，甘草 6g。

用法：水煎服。

主治：活血祛瘀，和营消风。用于慢性荨麻疹，皮肤瘙痒症等。本方是根据"治风先治血，血行风自灭"之旨，重用活血药当归尾、赤芍、桃仁、红花等，佐以荆芥、蝉蜕、白蒺藜消风；甘草调和诸药。用于荨麻疹日久发作，以及皮肤瘙痒不止、舌质紫、脉细涩等症。

引自：《朱仁康临床经验集》。

乌蛇搜风汤

组成：乌梢蛇 6g，羌活、独活各 9g，防风 6g，炙僵蚕 6g，生地黄 15g，牡丹皮 9g，丹参 9g，赤芍 9g，黄芩 9g，金银花 15g。

用法：水煎服。

主治：搜风祛邪，凉血清热。用于慢性荨麻疹。

引自：《朱仁康临床经验集》。

积年荨麻疹方

组成：天麻 6g，钩藤 12g，桑叶 12g，白蒺藜 12g，当归 12g，生地黄 15g，炒白芍 10g，制何首乌 12g，胡麻仁 15g，煅龙骨、煅牡蛎各（先煎）12g，绿豆衣 12g。

用法：每日 1 剂，水煎，分 2 次服。

主治：息风养血，久病宜育，毋图速效。用于瘾疹缠绵年余，失燥目眩，头晕头痛，性情焦躁，迭进祛风化湿和营活血之剂，未能获效，此缘风气内通于肝，外来之风羁久不解，必内耗阴血，而祛风之剂久服不辄，外风虽解，而营阴耗损，虚风内生，所以舌红苔少，脉来虚弦，邪少虚多之候，若再辛散，非但耗营，且疹发更甚。

引自：《疑难病诊治探幽》。

顽固性荨麻疹验方

组成：甘草 30g，生地黄 15g，荆芥 10g，白蒺藜 10g，豨莶草 12g，苍耳子 10g，茯苓 12g，栀子 8g，牡丹皮 10g，赤芍 10g，白鲜皮 10g，猪瘦肉 100g。

用法：用猪瘦肉煮汤煎药，每日 1 剂，分 3 次服。

主治：祛风除湿，凉血和中。用于顽固性荨麻疹。

孙某，女，34 岁。患荨麻疹反复发作 6 年。一日数次发作，瘙痒不止，坐卧不安。曾用抗过敏药无效，用过许多搜风解毒之中药也未根治。经用本方 6 剂获效，现已 4 年未发。

引自：《湖北名老中医经验选》——唐希五。

痒症丸

组成：生地黄、赤芍、制何首乌、金银花、连翘、地肤子、白鲜皮、地龙各 12g，当归、白芷、刺猬皮、僵蚕、蝉蜕、苍耳子、天麻、防风各 9g，蜈蚣 2 条，川芎、红花、全蝎、乌梢蛇各 9g。

用法：上药共研为细末，炼蜜为丸，每丸重 3g，备用。每服 2～3 丸，每日 3 次，白开水送下。

主治：养血息风，风疹、斑疹均可使用。顽固者可在止痒药中加红浮萍 9g 煎汤吞服；热邪重可配合紫雪丹服用。外用苦参汤煎水洗浴患处效果更佳。

引自：《文琢之中医外科经验论集》。

皮肤瘙痒

皮肤瘙痒是指无原发皮疹，但有瘙痒的一种皮肤病。皮肤瘙痒症属于神经精神性皮肤病，是一种皮肤神经症疾病。临床上将只有皮肤瘙痒而无原发性皮肤损伤者称之为瘙痒症。属中医学"痒风"的范畴。

止痒熄风方

组成：生地黄 30g，玄参 9g，当归 9g，丹参 9g，白蒺藜 9g，煅龙骨、煅牡蛎各 15g，炙甘草 6g。

用法：水煎服。

主治：养血润燥，息风止痒。用于皮肤瘙痒症，阴囊瘙痒症，女阴瘙痒症等。方中生地黄、玄参滋阴润燥；当归、丹参养血润肤；煅龙骨、煅牡蛎、白蒺藜息风止痒；甘草润燥。用于血虚阴伤，皮肤干燥发痒，舌淡苔净，脉细弦诸症。

引自：《朱仁康临床经验集》。

百部洗方

组成：百部 120g，苦参 120g，蛇床子 60g，雄黄 15g，狼毒 75g。

用法：上为粗末。装纱布袋内，同水 2 500～3 000g 煮沸 30 分钟。用软毛巾溻洗，或溻洗后再加热水浸浴。

主治：疏风止痒，祛湿杀虫。用于皮肤瘙痒症（瘾疹）、神经性皮炎、阴囊湿疹（绣球风）、荨麻疹。有抓破疮面慎用。

引自：《赵炳南临床经验集》。

猪胰大枣汤

组成：猪胰子油（带联贴）1 具，大枣 120g。

用法：先将胰子油切块，入锅炒半熟，加盐少许和大枣，再隔水蒸熟，分次服用。

主治：久患风疹，肌肤干燥，瘙痒不止。

引自：《豫章医萃——名老中医临床经验精选》——杨志一。

牛角四妙汤

组成：水牛角（先煎）30g，赤芍 10g，粉牡丹皮 10g，大生地黄 20g，苍术 10g，川牛膝 10g，紫草 10g，黄柏 10g，生薏苡仁 30g，青黛（包煎）10g，生甘草 10g。每日 1 剂，水煎 3 次，第一、二煎浓汁内服，第三煎加水稍多，煎汤外洗。

加减：若接触异物过敏所致者，加黄芪 15g、防风 10g、乌梅 10g、银柴胡 20g 以抗敏退疹；湿毒甚抓痒难忍，加苦参 10g、蛇蜕 10g、白藓皮 10g、蝉蜕 10g、以祛风化湿解毒。

用法：水煎服。

主治：清热凉血，燥湿解毒。血热湿毒所致之皮肤病，无论头面四肢皮疹、斑片、抓痒脱屑、湿疹或松皮癣疹。用于血热毒邪，挟湿，溢发肌肤出现斑丘疹，抓痒脱屑，甚则病灶渗液出血，下肢湿疹抓痒，小溲黄热，大便秽臭，脉濡或濡数，苔黄腻。血热湿毒，蕴伏皮肤，致发痒疹斑毒，治当清热凉血，燥湿解毒，方选牛角地黄汤，清热解毒、凉血散瘀，清热之中兼以养阴，使热清血宁而无耗血之虑，凉血之中兼以散瘀，使血宁而无留瘀之弊，并辅清热凉血，解毒消斑之紫草、青黛，凉血解毒之力更强；以四妙丸清热利湿，使湿热毒邪，从小便渗解，生甘草能清热解毒，调和诸药，合之共奏清热凉血、燥湿解毒之功。此方非湿热毒甚者不宜。

引自：《臧堃堂治则精华》。

脂溢性皮炎

本病是发生于皮脂溢出活跃的部位一种慢性炎症皮肤病。本病又称脂溢性湿疹。

中医根据本病的发病部位不同而有不同的名称，如发于面部者称"面游风"，发生于眉间者称"眉风癣"，发于胸腋部者称"纽扣风"等。

本病是在皮脂溢出的基础上所致的皮肤继发性炎症。大量增多的皮脂通过原来存在于皮肤上的非致病微生物如痤疮棒状杆菌等作用，而分解出游离脂肪酸，刺激皮肤引起炎症。

本病好发于多皮脂、多汗及多毛的部位，往往局限或开始于头皮，皮损呈暗红色或黄红色斑状，表面油腻性鳞屑或痂皮。皮损首发于头皮，随着病情加重，皮损可扩展至面部、耳后、腋窝、上胸部、肩胛部、脐窝、耻骨部、腹股沟，甚至皮损可扩展到全身。在多皮脂、多毛、多汗部位容易发病。以成人与婴幼儿多见。近年来亦多见于获得免疫性综合征患者。在成人易反复发作。

本病病程缓慢，伴有不同程度的瘙痒，在头皮部位的皮脂溢出可引起不同程度的脱发，而称脂溢性脱发，面部皮损常与酒渣鼻、痤疮并发。

黄紫艾皂洗剂

组成：土大黄 15g，紫草 15g，艾叶 10g，皂荚 10g。

加减：痒甚者加硫黄粉（另包）10g，每用少许搽痒处，过 10 分钟后用清水洗净。

用法：水煎 30～40 分钟去渣，待药水温凉后洗头部，每周 1～2 次。

主治：用于脂溢性皮炎。症见头部或面部油脂分泌过多，皮损处略黄色轻度红斑，有油腻性鳞屑和结痂，常伴痒感，由湿热生风，肌肤失养所致者。方中土大黄凉血清湿热；紫草凉血收敛；艾叶外用祛风止痒；皂荚去油脂祛风止痒。全方可以清湿热祛风止痒，去油脂并减少油脂分泌。

引自：《陈树森医疗经验集粹》。

九华粉洗剂

组成：朱砂 18g，川贝母 18g，龙骨 120g，硼砂 90g，滑石 620g，冰片 18g。

用法：上药各为细末，研和，每用 30g，加甘油 30g，蒸馏水 1L，配成洗剂。用毛笔刷涂布。

主治：收湿止痒。用于脂溢性皮炎，丘疹性湿疹。

引自：《朱仁康临床经验集》。

脂溢性脱发

脂溢性脱发是一种在皮脂溢出的基础上引起的脱发。好发于青年人，以男性为主，分干性和油性两种。以头部皮脂溢出、头屑多、瘙痒、脱发为临床特点。也有的患者没有任何症状，只是头发逐渐脱落。脱发常从前额两边开始，向头顶发展，头发逐渐变稀变细，失去光泽，脱发区光滑无毛或有毳毛，前发际后退。也有脱发从头顶开始的。整个病程呈慢性，经过数年或十数年，时轻时重。本病病因不明，一般认为与遗传及雄性激素的作用有关。

脂溢性脱发属中医学"蛀发癣""发蛀脱发"范畴。初期以血热风燥为主，病久不愈可出现血虚风燥的证候。此外，脾胃湿热循经上壅者也较常见。其病变外在毛发，病位内在脏腑，尤其与肝、脾、肾三脏密切相关。

生发煎

组成：桃仁 10g，红花 8g，赤芍 9g，川芎 9g，当归须 10g，生姜 2 片，大枣 7 枚，老葱 5 根。

加减：如兼阴虚血少者，可加生地黄、熟地黄各 15g；如体质属肝肾阴虚者，可加枸杞子 10g，沙苑子、白蒺藜各 15g，黑芝麻 20g。

用法：每日 1 剂，水煎，分 2 次服。

主治：活血化瘀，促进头发生长。用于络窍瘀阻、营养失供的脂溢性皮炎脱发、斑秃等。脱发在临床上较为常见，其发生原因甚多，证候表现有虚有实，也有虚实并见者。一般医生拘于"发为血之余"之说，认为脱发是阴血不足所致，所以治疗每用滋补阴血之法，其中获效者固然有，但多数疗效并不满意。殊不知临床上因阴血亏乏而致本病者较少，多数是因为皮肤血络瘀阻不通，致使发根失却血液的滋养。对于这类脱发病证，徒用滋养阴血法，不能望其生效。所以用赤芍、川芎、桃仁、红花、当归须等活血除瘀之品，再配合姜、枣调和营卫，老葱通阳入络，全方配合，络通瘀祛，头发自能生长，这是祛瘀生新之意。如方中能加入麝香以开通诸窍，则活血通络之力更强，收效更著。本方源自王清任通窍活血方，在临床上用来治疗脱发，每获良效。

引自：《孟澍江中医学术集萃》。

祛湿健发汤

组成：炒白术、猪苓、萆薢、首乌藤、白鲜皮各15g，车前子（包煎）、川芎、泽泻、桑葚各9g，赤石脂、生地黄、熟地黄各12g。

用法：水煎服。

主治：健脾祛湿，滋阴固肾，乌须健发。用于脂溢性脱发。避免用肥皂洗头。方中炒白术、泽泻、猪苓、茯苓块、萆薢、车前子健脾祛湿，利水而不伤其阴；生熟二地、桑葚、首乌藤补肾养血，以助生发；川芎活血，且能引药上行；白鲜皮除湿散风止痒，以治其标；赤石脂能收敛，旨在减少油脂的分泌。

引自：《赵炳南临床经验集》。

生发一号丸

组成：生地黄、熟地黄各90g，当归90g，白芍60g，女贞子30g，菟丝子30g，羌活30g，木瓜30g。

用法：上为细末，炼蜜为丸，每丸重9g。

主治：养血消风。用于脂溢性脱发。

引自：《朱仁康临床经验集》。

生发药酒

组成：芝麻花60g，鸡冠花60g。

用法：上药撕碎，加白酒500mL，密封浸泡15天，过滤，药酒加樟脑1.5g，溶化，备用。用时，以药棉蘸酒涂搽脱发处，每日数次。

主治：活血生发，止痒。用于神经性脱发，脂溢性皮炎，斑秃等。

引自：《刘惠民医案》。

发际散

组成：五倍子末 30g，雄黄末 30g，枯矾末 30g。

用法：先将雄黄及枯矾研细，后加五倍子末研和。毛囊炎用香油或醋调敷疮上，脓疱疮或湿疹感染时与湿疹粉用香油调搽。

主治：灭菌止痒，收湿化毒。用于毛囊炎，脓疱疮或湿疹感染者。

引自:《朱仁康临床经验集》。

斑　秃

斑秃为一种骤然发生的斑状脱发。本病可发生于任何年龄，儿童及青年患病较常见。其表现为毛发可仅一块脱落，或多块脱落，大小不等，部分患者头发全部脱落，为全秃；甚至极少数全身毳毛及毛发、眉毛等均脱落，为普秃。一般脱发可长出新发。本病中医学称油风，俗称鬼剃头。病属血虚风盛，气滞血瘀，肝肾不足，发失所养，治宗养血、祛风、活血、补益肝肾之法。

侧柏叶浸剂

组成：鲜侧柏叶 30g，75% 乙醇 100mL。

用法：将鲜侧柏叶用乙醇浸泡 7 天后即成。用时，用棉球蘸药液少许，在脱发处反复擦拭。每日 3 次，坚持使用。

主治：清热泻肺，凉血解毒。用于斑秃（圆形脱发）。

引自:《湖北名老中医经验选》——丰明德。

脱发症方 1

组成：熟地黄 15g，何首乌 12g，补骨脂 9g，益智仁 12g，五味子 6g，桑螵蛸 9g，韭菜子 9g，怀山药 12g，当归 12g。

用法：每日 1 剂，水煎，分 2 次服。

主治：用于阳虚脱发、阳痿、遗精。

引自:《云南省老中医学术经验交流会资料选编》——张永坤。

脱发症方 2

组成：何首乌（鲜）红、白各 500g，黑豆 250g，茯苓 250g，当归 250g，枸杞子 250g，菟丝子 250g，怀牛膝（酒浸）250g。

用法：上药做成重 10g 的丸剂。每服 1 丸，每日 3 次。

主治：用于脱发。

引自：《云南省老中医学术经验交流会资料选编》——张永坤。

养阴生发汤

组成：西洋参 3g，银条沙参 9g，大生地黄 12g，熟地黄 12g，制何首乌 12g，核桃泥 15g，黑豆皮 6g，天花粉 9g。

用法：2 日 1 剂，水煎，每剂煎 3 次，忌辛辣或刺激性食物。

主治：脱发。十数年来余用此方治疗脱发掉眉、圆形斑秃、脂溢性脱发 20 余例，效果均好。对气虚脾弱者宜加补气健脾药效佳。一般患者服 4～5 剂即可获愈，发脱久而重者，连服 10 余剂，可收效。

引自：《黄河医话》——王鼎三。

生发饮

组成：生地黄 15g，熟地黄 15g，当归 20g，侧柏叶 15g，黑芝麻 20g，何首乌 25g，鸡内金 20g。

加减：肝肾亏虚严重者，加枸杞子 20g、菟丝子 20g；气滞血瘀者，加红花 10g、桃仁 10g、川芎 10g、鸡血藤 20g；风盛血燥者，倍生地黄，加朱砂 10g、蝉蜕 10g、苦参 15g、白鲜皮 20g。

用法：每日 1 剂，水煎，分 2 次服。

主治：补益肝肾，养血祛风，佐化瘀生新。斑秃脱发多虚，其病机关键在于肝肾不足，血虚风燥。若伴发于情绪郁怒，焦虑惊恐等精神因素损伤者，其病机每次兼气血不和。

引自：《当代名医周鸣岐疑难病临证精华》。

毛发早白

由于多种原因引起毛发变白的一种慢性毛发疾病。

青少年白发病以青少年人常见，多因营养不良，如维生素 H 及营养状况差有关。最初头发有散在性稀疏少数头发变白，逐渐或突然增多。由于近年来营养过剩，导致动脉硬化的青壮年患者，可表现有头发过早变白。亦称少白头。

老年人白发病，此种白发是生理现象，多数是在 40 岁以后头发开始变白，此病过早白发可能与遗传因素有关。另外亦与工作压力增大、用脑过度、精神创伤、抑郁等因素可导致头发变白，就像人们常说的"愁一愁，白了头"，因此可见精神作用起到了关键性作用。

头发早白方

组成：女贞子、墨旱莲、桑葚、何首乌（常用量）。

用法：每日 1 剂，水煎，10 天为 1 个疗程。

主治：养肾阴，乌须发。主治头发早白。先服 5 ～ 10 剂后，再服何首乌粉 1 ～ 2 个月，效果显著。

引自：《湖北名老中医经验选》——董玉珩。

乌发丸

组成：当归 90g，黑芝麻 90g，女贞子 60g，墨旱莲 60g，桑葚 60g，侧柏叶 60g。

用法：上为细末，炼蜜为丸，每丸重 9g。每日早晚各服 1 丸，开水送下。

主治：凉血清热，滋肝益肾。用于青少年白发、斑秃。当归养血；黑芝麻滋肝肾、乌须发；女贞子、墨旱莲、桑葚、侧柏叶滋肾阴，清血热。用于青少年由于血热所致的白发、斑秃，舌质红绛之证。

引自：《朱仁康临床经验集》。

乌须生发饮

组成：鹿角胶 20g，枸杞子 20g，熟地黄 20g，制何首乌 30g，当归 6g，黄芪 30g，麻黄 6g，白芥子 10g，肉桂 3g，干姜 6g，三七粉 3g。

加减：精亏较甚者，鹿角胶增至 40g，另加紫河车粉 15g、黄狗肾 20g；血虚甚者，制何首乌增至 50g，另加桑葚 30g、阿胶 25g；气虚甚者，黄芪增至 50g，另加红参、升麻各 15g；痰滞甚者，去熟地黄、增麻黄至 10g、白芥子至 20g，另加桔梗 10g；血瘀甚者，三七粉增至 6g，另加桃仁 15g、红花 10g；肝郁气滞者，加柴胡 10g、川芎 10g、刺蒺藜 20g。

用法：每日 1 剂，水煎，分 2 次服。

主治：用于白发、脱发。主中鹿角胶、枸杞子、熟地黄、何首乌、当归填精养血为本，黄芪大补肺气而助精血营运敷布；麻黄宣通肺卫，开启毛窍，而为精血营运敷布之先导；白芥子逐经隧痰浊，三七粉活血通络，共畅精血营运之道路；肉桂温下元，通经脉，既促精血生化之机，又只占精血布散流行；干姜暖中土，助诸药及水谷运化吸收而壮精血生化之源。全方从骨髓到经脉，到胁膜，到肌表，到毛窍，层层开通；从精血之滋，到精血之化，到精血之运行，到精血之敷布吸收，环环紧扣，用思精深、组方严谨。

引自：《临证解惑——陈朝祖教授学术经验研究》。

湿 疹

湿疹是由多种因素引起的一种具有明显渗出倾向的皮肤炎症反应。其特点是皮疹多样，形态各异，易反复发作，伴有剧烈瘙痒。本病可发于任何年龄，以过敏体质者为多，婴儿湿疹及儿童期湿疹（即异位性湿疹）在其中占有较大的比例，本病发病无明显季节性，但冬季常易复发，可泛发或局限。本病属中医学"湿疮"范畴，古籍中又称之"浸淫疮""粟疮""血风疮"等，同时根据其发病部位的不同又有不同的病名，如发于面部称面游风，发于耳部称旋耳疮，发于乳房称乳头风，发于脐部称脐疮，发于阴囊称肾囊风或绣球风，发于手部称㾴疮，发于小腿慢性者称臁疮或湿毒疮，婴儿湿疹称胎瘷疮或奶癣，儿童期湿疹以肘窝、腘窝为主者称四弯风。湿疹病属湿热内蕴，泛于肌肤，治宗清热、利湿、祛风、健脾之法，湿疹的表现多样，但其病因离不开"湿"，故治疗不外化湿或利湿，同时根据夹邪或兼邪的不同予以辨证论治。

（一）急性湿疹

皮损见红斑、丘疹、水疱，滋水淋漓，味腥而黏，或有糜烂、结痂，瘙痒难忍，皮疹泛发四肢及躯干，以屈侧为主，伴口苦而腻、小便短赤、大便干结，舌红，苔黄腻，脉濡滑或滑数。

四物清疹汤

组成：当归9g，生地黄15g，赤芍9g，川芎6g，苦参9g，白鲜皮12g，蛇床子9g，地肤子9g。

用法：水煎服。

加减：上肢有痒疹者，加荆芥、防风；下肢痒疹者，加苍术、牛膝；有热象者，加石膏、知母；瘙痒难忍者，加蝉蜕、白蒺藜；伴有风刺、肿痛灼红者，加金银花、连翘；搔破滋水淋漓者，加生薏苡仁、木通等；服药过敏者，亦可加金银花、连翘；汗多者，加黄芪。

主治：血润肤，清热燥湿，杀虫止痒。对皮肤瘙痒症、湿疹、荨麻疹等，只要属于湿热为患的瘙痒性皮肤病均可加减使用。"四物清疹汤"，即四物汤中以赤芍易白芍，以生地黄易熟地黄，加苦参、白鲜皮、蛇床子、地肤子。方中四物汤养血和血，既有润燥止痒之效，又有行血灭风之功。苦参能泄血中之热，善除湿热生虫之病，故善治癣、疥、疮、疡等瘙痒性疾病。白鲜皮味苦性寒，苦以燥湿、寒以清热，善除湿热疮毒，风疹疥癣。地肤子甘苦而寒，清热利水，善治皮肤湿疹、疥癣、疮毒。蛇床子辛苦性温，《神农本草经》谓其善治"妇人阴中肿痛，男子阴囊湿痒"。实以其辛可散寒祛风，苦可燥湿杀虫之性也。其性温，又可制苦参、地肤子、白鲜皮等大苦大寒之弊。诸药合用，确有养血润燥、清热燥湿、杀虫止痒之功。故一切湿热为患的皮肤瘙痒性疾病皆可加减使用。诸如皮肤瘙痒症、湿疹、荨麻疹等，张老治验颇多。

引自：《张子琳医疗经验选辑》。

芳香化湿汤

组成：藿香9g，佩兰9g，苍术9g，陈皮9g，茯苓9g，泽泻9g，白鲜皮9g，地肤子9g。

用法：水煎服。

主治：芳香化浊，健脾理湿。用于亚急性湿疹，钱币形湿疹，慢性湿疹之胃纳不馨、消化不良、大便溏薄者。方中藿香、佩兰芳香化浊，理气和中；苍术、陈皮健脾燥湿；茯苓、泽泻利水渗湿；白鲜皮、地肤子除湿止痒。

引自：《朱仁康临床经验集》。

湿疹外洗方

组成：硫黄3 000g，块石灰2 000g。

用法：先将石灰加水溶解，加入硫黄粉，搅拌成糨糊头，加水20kg放入锅内煮沸1小时，待药气味变浓，颜色变深，浓度达到波美氏比重1.06～1.08为佳。装瓶备用。用时，每次取药液500mL加热水500mL，冲洗患处。

主治：解毒祛湿，凉血止痒。用于皮肤湿疹，疥疮瘙痒等症。

引自：《湖北名老中医经验选》——吴云廷。

马齿苋洗方

组成：马齿苋60g（鲜马齿苋250g）。

用法：净水洗净后，用水2000g煎煮20分钟，过滤去滓。（鲜药煮 10 分钟）用净纱布六七层蘸药水湿敷患处，每日 2～3 次，每次 20～40 分钟。

功效：清热解毒，除湿止痒。

主治：急性湿疹，过敏性皮炎，接触性皮炎（湿毒疡），丹毒，脓疱病（黄水疮）。

引自：《赵炳南临床经验集》。

（二）慢性湿疹

皮损反复发作，皮肤浸润肥厚，干燥脱屑，色素沉着或苔藓样变，分布局限或以四肢弯曲部位为主，瘙痒剧烈，抓破少量渗水，伴口渴咽干、夜寐不安、大便干结或有哮喘、鼻炎等病史，舌淡，苔薄或少苔，脉细数。

全虫方

组成：全（打碎）蝎 6g，皂角刺 12g，猪牙皂 6g，刺蒺藜 15～30g，炒槐花 15～30g，威灵仙 12g～30g，苦参 6g，白鲜皮 15g，黄柏 15g。

加减：如局限性或泛发的慢性湿疹、阴囊湿疹、神经性皮炎、结节性痒疹等，如用之不应，可加乌梢蛇；如瘙痒甚烈，皮损增厚，明显色素沉着或伴有大便干燥者，可加川大黄 9～15g。

用法：水煎服。

主治：祛风止痒，除湿解毒。用于慢性湿疹，慢性阴囊湿疹，神经性皮炎，结节性痒疹等慢性顽固瘙痒性皮肤病。本方对于慢性顽固的瘙痒性皮肤病偏于实证者最为相宜，而对于血虚受风而引起的瘾疹（如皮肤瘙痒症）不宜用。服此方时，禁食荤腥海味、辛辣动风的食物。孕妇慎用。本方是以大败毒汤（五虎下西川）为借鉴而化裁的经验方。是以全蝎、皂角刺、猪牙皂为主要药，其中全蝎性辛平入肝经，走而不守，能息内外表里之风；皂角刺辛散温通，功能消肿托毒，治风杀虫；猪牙皂能通肺及大肠气，涤清胃肠湿滞，消风止痒散毒。盖热性散，毒性聚，若欲祛其湿毒，非攻发内托辛扬不得消散，而全蝎、皂角刺、猪牙皂三者同伍，既能息风止痒，又能托毒攻伐，对于顽固蕴久深在之湿毒作痒，用之最为相宜。白鲜皮气寒善行，味苦性燥，清热散风，燥湿止痒，协同苦参以助全蝎祛除表浅外风蕴湿而止痒；刺蒺藜辛苦温，祛风"治诸风病疡""身体风痒"，有较好的止痒作用；刺蒺藜协同祛风除湿通络的威灵仙，能够辅助全蝎祛除深在之风毒蕴湿而治顽固性的瘙痒。另外，脾胃气滞则蕴湿，湿蕴日久则生毒，顽湿聚毒客于皮肤则瘙痒无度，故方中佐以炒枳壳、黄柏、炒槐花，旨在行气，清胃肠之结热，以期调理胃肠，清除湿热蕴积之根源。川大黄一般都惧其通下太过，岂不知川大黄能活血破瘀，少用则泻下，多用反而厚肠胃，与诸药相配合，不但止痒功效增强，而且可以促进肥厚皮损的消退。

引自：《赵炳南临床经验集》。

湿疡雄甘膏

组成：雄黄解毒散 30g，炉甘石粉 60g，清凉膏 210g。

用法：上药调匀成膏，外敷患处。

主治：除湿收敛，润肤止痒。用于慢性湿疹，下肢溃疡。急性湿疹慎用。

引自：《赵炳南临床经验集》。

皮脂膏

组成：青黛 6g，黄柏末 6g，煅石膏 60g，烟胶 60g。

用法：上为细末，加凡士林 500g 调成油膏。

主治：收湿止痒。用于慢性湿疹。

引自：《朱仁康临床经验集》。

（三）其他湿疹

杏椒散

组成：川花椒、苦杏仁各等分。

用法：先将花椒用文火烤焦、研细，再入杏仁同研极细末备用。用时，将药粉揉擦患处或用纱布包敷患处。

主治：燥湿，杀虫，止痒。用于阴囊湿疹。

引自：《湖北名老中医经验选》——张效丞。

苦参汤

组成：苦参6g，蛇床子3g，大黄6g，威灵仙15g，砂壳12g，葱1根，艾叶3g。

用法：水煎熏洗，每日1次。

主治：用于阴囊湿疹。

引自：《陇东中医医论案验方荟萃》——刘自敏。

肛周瘙痒方

组成：苍术10g，黄柏10g，白鲜皮30g，防风10g，龙胆6g，蛇床子10g，金银花20g，连翘10g，土茯苓10g，薏苡仁30g，白蒺藜30g，地肤子10g。

用法：每日1剂，水煎，分2次服。服上方7剂痒减。

主治：祛风除湿，解毒止痒。用于风湿合邪、浸淫肌肤型肛周湿疹。症见伤口周围皮肤大片潮红，散在粟粒样丘疹及抓痕，局部潮湿，部分呈灰白浸渍，脉弦，舌苔白、质红。

引自：《王嘉麟医案医话》。

苍肤洗剂

组成：苍耳子15g，地肤子15g，蛇床子15g，皂荚10g，苦参15g，百部15g，明矾6g。

用法：上药共碾成粗末，每袋90g。上药加水1 500mL煮沸，熏洗或湿敷局部，每日 1～2 次，每次 30 分钟左右，每袋可连用 3 天。

主治：除湿润燥，杀虫止痒。用于肛门慢性湿疹、霉菌性湿疹等症见局部皮肤肥厚、角化、干燥、皲裂、抓痕等。有抓破出血者慎用。

引自:《王嘉麟医案医话》。

神经性皮炎

神经性皮炎古称"癫皮疯"，是一种慢性炎症性皮肤病。本病好发于头、眼睑、颈、背、肩、前臂外侧、腰和阴部。多因风湿热毒、蕴于肌肤、阻滞经络、日久生风化燥、肌肤失养所致。

症见局部皮肤增厚、皮沟加深，呈多角性丘疹或苔藓样变，局部有阵发性皮肤瘙痒。

风癣汤

组成：生地黄 30g，玄参 12g，丹参 15g，当归 9g，白芍 9g，茜草 9g，红花 9g，黄芩 9g，苦参 9g，苍耳子 9g，白鲜皮 9g，地肤子 9g，生甘草 9g。

用法：水煎服。

主治：养血和营，消风止痒。用于血虚风燥，泛发性神经性皮炎，皮肤瘙痒症。症见皮损肥厚浸润，瘙痒剧甚，舌质淡，苔薄布等。方中生地黄、当归、白芍、丹参养血和营；玄参、甘草滋阴润燥；茜草，红花活血；黄芩除湿清热；苦参、苍耳子祛风除湿；白鲜皮、地肤子除湿止痒。

引自:《朱仁康临床经验集》。

京红粉软膏

组成：京红粉 45g，利马锥 15g，凡士林 240g。

用法：外敷患处。

主治：杀虫止痒，软坚脱皮，化腐生肌。用于牛皮癣静止期（血燥型白疕），胼胝，神经性皮炎（顽癣），痈疽溃后腐肉未脱之疮面。对汞过敏者禁用。

引自:《赵炳南临床经验集》。

斑蝥醋浸剂

组成：全蝎16个，斑蝥12个，芒硝12g，乌梅肉30g，米醋500g。

用法：上药入醋内浸泡7个昼夜，过滤备用。涂于患处。

主治：杀虫止痒。用于神经性皮炎（顽癣），皮肤瘙痒症（瘾疹）。皮肤有损伤者勿用。

引自:《赵炳南临床经验集》。

神经性皮炎方

组成：林枫子仁、木鳖子仁、胡桃仁、蓖麻子仁各30g，水银、樟脑各24g。

用法：将上方前4味药置入铁碾子内碾轧，随轧滴入适量的蓖麻油。轧至黏腻如细泥后，即纳入水银、樟脑，再轧至看不到水银为宜，装入瓷瓶内密封备用。用绸纱布包膏药（如枣大一块）向患处抹擦，每日2次，待药膏油尽，可将渣滓倒入另一个瓶内，再和入适量的蓖麻油储存，仍可如法再用1次。

主治：本方可用于神经性皮炎、牛皮癣、酒渣鼻等。应用本方治疗顽固性皮肤病，经临床试用疗效颇高治愈后无复发，用药后亦无痛苦。凡对汞剂过敏者禁用。

引自:《吕学泰医论精粹》。

银屑病

银屑病是一种以皮肤起红斑，表面覆多层易剥去的银白色鳞屑为特征的慢性红斑鳞屑性皮肤病。本病原因不明且易复发，好发于头皮、躯干及四肢伸侧，典型皮损为大小不等，界限清楚的红斑，上覆多层鳞屑，刮去鳞屑可见薄膜及点状出血现象，为本病特征性表现。本病多发于冬春季节，一般冬重夏轻，男女老幼皆可发病，病程长，不易根治。本病属中医"白疕"范畴，古籍中亦称"松皮癣"。病属血热内蕴，复感外邪，泛于肌肤，治宗凉血、清热、祛风、润燥等法。

白疕丸

组成：苍术 60g，白附子 60g，桂枝 60g，当归 60g，西秦艽 60g，草乌 60g，追地风 60g，千年健 60g，威灵仙 60g，川芎 60g，钩藤 60g，菟丝子 60g，川牛膝 60g，何首乌 60g，川乌 60g，知母 60g，栀子 60g，红花 60g，白花蛇 30g，苦参 120g，刺蒺藜 120g，防风 120g，小胡麻 120g，苍耳子 120g，黄柏 120g，桃仁 120g，紫草 120g，全蝎 120g，牡丹皮 120g，荆芥 180g，白鲜皮 180g。

用法：上为细末，水泛为丸，如绿豆大。每服 3～6g，温开水送下，每日 2 次。

主治：祛风攻毒，除湿止痒。用于牛皮癣（白疕），神经性皮炎（顽癣），慢性湿疹（顽湿疡）。

引自：《赵炳南临床经验集》。

白疕一号方

组成：生地黄 30g，生槐花 30g，山豆根 9g，白鲜皮 15g，草河车 15g，大青叶 15g，紫草 15g，黄药子 12g。

用法：水煎服。

主治：凉血清热，解毒治疮。用于牛皮癣进行期属血热风燥之证。方中生地黄、生槐花、紫草凉血清热；山豆根、草河车、大青叶清热解毒；白鲜皮消风止痒；黄药子凉血解毒。

引自：《朱仁康临床经验集》。

白疕二号方

组成：土茯苓 30g，忍冬藤 9g，生甘草 6g，板蓝根 15g，威灵仙

15g，山豆根 9g，草河车 15g，白鲜皮 15g。

用法：水煎服。

主治：清热解毒，祛风除湿。用于牛皮癣早期。方中土茯苓、白鲜皮、威灵仙祛风除湿；板蓝根、山豆根、草河车、忍冬藤、生甘草清热解毒。

引自：《朱仁康临床经验集》。

子油熏药

组成：大风子、地肤子、蓖麻子、蛇床子、蕲艾叶各 30g，紫苏子、苦杏仁各 15g，银杏、苦参子各 12g。

用法：上为粗末，用较厚草纸卷药末成纸卷。燃烟熏皮损处，每日 1～2 次，每次 15～30 分钟，温度以患者能耐受为宜。

主治：软坚润肤，杀虫止痒。用于牛皮癣（白疕）、鱼鳞癣（蛇皮症）、皮肤淀粉样变（松皮癣）。方中蓖麻子、紫苏子、银杏软坚润肤；蛇床子、地肤子润肤止痒；苦杏仁润肤软坚引药深入，渗透力强；苦参子润肤杀虫；蕲艾润肤暖血；大风子杀虫止痒，解风毒而润肤。本方药物经减压后干馏成焦油物质，用凡士林或祛湿药膏制成 5%～10% 油膏，名"子油熏药油膏"。

引自：《赵炳南临床经验集》。

红油膏

组成：红砒 250g，棉籽油 2 500mL，黄蜡 250～500g。

用法：先将红砒捣成细粒，与棉籽油同放入大铜锅内，置煤球炉或炭火上，熬至红砒呈枯黄色，离火待冷，取去药渣，再加温放入黄蜡（冬用 250g，夏用 500g）融化，离火，调至冷成膏。薄薄涂于患处一层。

主治：润肤止痒。用于银屑病，手癣，手足皲裂。大面积银屑病勿用。使用时先试涂一小片，观察有无过敏反应，如有反应即停用。

引自：《朱仁康临床经验集》。

土茯苓丸

组成：土茯苓 310g，白鲜皮 125g，山豆根 250g，草河车 250g，黄药子 125g，夏枯草 250g。

用法：上为细末，炼蜜为丸，每丸重 6g。每次 3 丸，开水送服，每日 2 次。

主治：清热解毒。用于银屑病进行期。

引自：《朱仁康临床经验集》。

验方

组成：生地黄 12g，熟地黄 12g，何首乌 15g，露蜂房 12g，白鲜皮 20g，当归 12g，赤芍 12g，蝉蜕 12g。

用法：每日 1 剂，水煎服。

主治：清热凉血，祛风润燥。用于银屑病。

引自：《胡国栋临床经验集》。

白癜风

白癜风是一种后天性色素脱失性皮肤病。本病可发生在身体的任何部位，特别是面、颈、手背等暴露或摩擦部位及口、眼等器官周围，可单发或泛发，呈对称或不对称，色素脱失程度因人而异，境界清楚，形状不一，大小不等，一般无自觉症状。以青少年多见，病程缓慢，不易消退，易诊而难治。

消斑汤

组成：熟地黄 20g，何首乌 15g，当归 10g，女贞子 15g，菟丝子 15g，补骨脂 10g，丹参 15g，白术 10g，柴胡 10g，郁金 10g，防风 15g，白芷 10g，白花蛇舌草 15g，甘草 10g。

加减：①气郁型多因郁怒惊恐所致，皮损多色白，周围色素沉着明显，常伴胸胁胀满，烦躁纳呆，舌淡红，苔薄黄，脉弦细。将方中熟地黄改为生地黄，加香附、白芍。胁肋痛者加延胡索；舌质红绛者加牡丹皮、赤芍；月经不调者加益母草。②气虚型多由劳累或忧思过度诱发，皮损多呈苍白色，边缘清楚，周围色素沉着不明显，常伴乏力气短、纳差，舌质淡，舌边有齿痕，苔白，脉滑。原方去柴胡，加党参、茯苓、厚朴，且须重用黄芪（20～30g）。腹胀胸闷者加枳壳、木香；纳差者加焦三仙。③阴虚内热型多由于素体阴虚内热，虚阳外扰；或因曝晒、毒热伤及阴血所致。皮损多白中透红，甚则明显潮红，边缘清楚，周围可有色素沉着，多伴有五心烦热，失眠多梦，口干目涩等症，舌质红，苔少，脉沉细。将方中熟地黄改为生地黄，加牡丹皮、地骨皮、青蒿。烦躁者加香附、栀子；失眠多梦者加远志、酸枣仁。④血瘀型多由于外伤诱发或无明显诱因，皮损色白无泽，多久治不愈，女性常伴有月经不调，经血色暗有血块，或兼症不明显，舌质暗红或暗淡，苔白，脉弦或涩。在方中加入桃仁、红花、僵蚕、桂枝。皮损顽固不愈，舌质暗者加三棱、莪术；月经不调者加益母草。

用法：水煎服。

主治：白癜风。

引自：《白癜风的诊断与治疗》——张作舟。

补骨脂酊

组成：补骨脂180g，75%乙醇360mL。

用法：将补骨脂碾碎，置乙醇内，浸泡7个昼夜，过滤去滓，用棉球蘸药涂于患处，并摩擦5～15分钟。

主治：调和气血，活血通络。用于白癜风，扁平疣。

引自：《赵炳南临床经验集》。

如意黑白散

组成：墨旱莲90g，白芷60g，何首乌60g，沙苑子60g，刺蒺藜60g，紫草45g，重楼30g，紫丹参30g，苦参30g，苍术24g。

用法：上药共为细末，收贮勿泄气，每服6g，每日3次，开水送服。

主治：祛风活血，除湿清热，补益肝肾。主治风邪侵犯皮肤，袭入毛孔，致使气血瘀滞，毛窍闭塞，血不荣肤。

引自：《来春茂医镜》。

双调祛风汤

组成：当归15g，川芎10g，黄芪20g，白术12g，茯苓12g，女贞子15g，墨旱莲20g，黑芝麻20g，何首乌15g，补骨脂10g，甘草3g。

用法：每日1剂，水煎，每日3次。

主治：调补阴阳。主治风湿侵入毛孔，以致气血瘀滞，日久气阴两亏，血不荣肤。

引自：《来春茂医镜》。

除驳丸

组成：生地黄30g，熟地黄30g，当归12g，川芎10g，浮萍10g，姜黄12g，制何首乌12g，白鲜皮、蝉蜕各6g，鸡血藤30g，防风12g。若为气血亏虚，症见自汗、乏力、面色白，少气懒言，酌加黄芪15g，党参15g，白芍12g，阿胶（蒸兑）10g，以补气益血。

用法：水煎服。

主治：调和气血，疏风通络。用于白癜风气血不和证。好发于头面、颈、双上肢或泛发全身。白斑光亮色淡，边缘模糊，起病突然，发展迅速，一般无自觉症状或有轻微痒感；舌淡红，苔薄白。

引自：《白癜风的诊断与治疗》——欧阳恒。

白蚀酊

组成：乌梅300g，菟丝子200g，刺蒺藜100g，甘草100g，大黄50g，桂枝50g。

用法：上药晒干研碎，浸泡于3 000mL的75%乙醇中15天，过滤后，装于100mL瓶中备用。用时涂擦患处，每日2次。

主治：白癜风。

引自：《白癜风的诊断与治疗》——褟国维。

白蚀散

组成：雄黄、硫黄、密陀僧各 25g，白芷、白附子各 20g，大黄、甘草各 15g，轻粉 3g，冰片 1g。

用法：制成散剂，用生黄瓜切片，趁湿蘸药散用力摩擦患处，每日 2 次。

主治：白癜风。

引自:《白癜风的诊断与治疗》——褚国维。

蓼花膏

组成：鲜白蓼花纯花（洗净）5 000g。

用法：上用净水 40 000mL，煎煮 3 小时后，过滤取汁，再煎煮浓缩至 1 500g 成膏，加入等量蜂蜜贮存备用。每服 6g，每日 2 次。

主治：祛风活血，退白斑。用于白癜风（白驳风），女阴白斑。

引自:《白癜风的诊断与治疗》——张作舟。

自制膏方

组成：鲜桑白皮 1 500g，桑葚 500g，何首乌 250g，生地黄 250g，刺蒺藜 250g，补骨脂 200g，益母草 500g，玄参 250g。

用法：上药煎熬去渣，浓缩成 1 000mL，加蜜 1 000g，收成 2 000mL。每服 30mL，每日 3 次。

主治：用于白癜风。余自 1965 年以来，先后诊治 10 余例，有则疗效非常满意，白色消失；有则病情得到控制，不再发展；少数病例由于服药不专，疗效不显。一般上方二料可以见效，如不彻底，可继服第三、第四料。本方服后，一般先于白处出现多个小黑点，黑点逐渐扩大成片，然后大小相连，变成正常肤色，疗效皆能巩固，很少复发。

引自:《竹棠医镜》。

结节性红斑

本病是由于真皮脉管和脂膜炎症引起急性炎症性皮下结节性皮肤病。中医称本病为"瓜藤缠""湿毒流注"等。

本病病因复杂,结节性红斑患者在发疹前约 80% 有上呼吸道感染症状,50% 为 β 溶血性链球菌引起的咽炎,常有发热、全身不适等症状。因此,认为本病是一种细菌(β 溶血性链球菌、结核杆菌)或真菌感染所致的过敏反应。多数患者都伴随有上呼吸道感染、真菌感染、病毒感染、风湿病、扁桃体炎等。

本病初起有轻度发热,随着病情发展体温可高达 38℃～ 39℃,全身不适伴有肌痛及关节酸痛,以膝关节多见,50% 患者可发生轻微关节痛,皮损突然对称性发生,疼痛,大小不等的皮下结节。紧张坚硬,不相融合,结节一般不破溃。颜色初期呈鲜红、2 周后较为暗红或青红、最后胶丸中央着色较深变为黄色。结节持续几天或几周,缓慢消退。多发性溃疡,仅见于重症患者可发生于大腿下 1/3 部位及踝部。结节性疼痛性皮的好发于小腿伸侧,很少累及大腿、上臂伸侧、面及颈部,躯干一般不波及。

急性过程,病程 3 ～ 5 周不留任何痕迹而消退。本病多见于青年女性发病年龄在 20—30 岁,亦可见于男性。春秋季好发,常反复发作,尤其是患者有风湿病或结核病的患者。

结节性红斑验方

组成:忍冬藤 30g,板蓝根 25g,葛根 20g,夏枯草 30g,地骨皮 30g,功劳叶 20g,生石膏 40g,知母 15g,生地黄 25g,紫草 10g,僵蚕 20g,地龙 20g,没药 15g,生甘草 10g,土茯苓 30g,穿山龙 50g。

加减:若肿痛不消者,加入穿山甲子 10g、乌蛇 30g;若下肢关节痛甚者,加入秦艽 15g、牛膝 15g、全蝎 10g;若毒热较甚、红斑灼热肿痛者,加入羚羊角粉 2g、人工牛黄 3g(分 2 次另冲服)。

用法：每日 1 剂，水煎，分 2 次服。

主治：清热凉血通络，利湿散结止痛。用于结节性红斑，属于湿热毒邪、痹阻气血经络、郁久伤及血络型。症见下肢关节外多个红斑结节，红肿热痛，口苦尿黄，舌苔黄而质红，脉滑数者。

引自：《黄德临证秘验良方选》。

紫草油

组成：紫草 500g，芝麻油 2 500g。

用法：将药置铜锅内油浸 7 个昼夜，用文火熬至药色焦枯，离火过滤去渣，取油贮瓷皿内备用。加温外洗患处，或调药粉外敷。

主治：活血散瘀，消癥退赤。用于下肢结节红斑类疾病、耳下腺炎及颌下淋巴腺炎及皮肤红紫成斑块者。

引自：《常见皮肤病中医证治》——袁兆庄。

红斑狼疮

红斑狼疮是一个累及身体多系统多器官，临床表现复杂，病程迁延反复的自身免疫性疾病。红斑狼疮可分为系统性红斑狼疮和盘状红斑狼疮两大类。亚急性皮肤型红斑狼疮，是一种介于盘状红斑狼疮和系统性红斑狼疮之间的皮肤病变。

凉血五花汤

组成：红花 9～15g，鸡冠花 9～15g，凌霄花 9～15g，玫瑰花 9～15g，野菊花 9～15g。

用法：水煎服。

主治：凉血活血，疏风解毒。用于血热发斑，热毒阻络所致盘状红斑性狼疮初期，玫瑰糠疹（风癣）、多形性红斑（血风疮）及一切红斑性皮肤病初期，偏于上半身或全身散在分布者。方中凌霄花凉血活血泻热为主，玫瑰花、红花理气活血化瘀，鸡冠花疏风活血，野菊花清热解毒。因为药味取花，花性轻扬，所以本方以治疗病变在上半身或全身散发者为宜。

引自：《赵炳南临床经验集》。

二参地黄丸

组成：泡参、丹参、地黄、泽泻、茯苓、山药、女贞子、墨旱莲、枸杞子、菊花、酸枣仁、牛膝、补骨脂、续断、菟丝子、桑葚、钩藤、豨莶草（原书无用量）。

用法：将上药共为细末，用龟甲胶、鹿角胶各30g融化，与炼好之蜂蜜搅匀加入药末，作丸如梧桐子大，以朱砂、琥珀为衣，风干备用。每服20～30粒，每日3次，白开水送下。

主治：养阴清热，活血解毒。用于红斑狼疮善后长服。

引自：《文琢之中医外科经验论集》。

首乌地黄汤

组成：制何首乌、刺蒺藜、熟地黄、山药、山茱萸、牡丹皮、泽泻、茯苓、丹参、紫草、地骨皮、夏枯草、白鲜皮、炒酸枣仁、钩藤、豨莶草（原书无用量）。

用法：每日1剂，水煎，分3次服。

主治：养阴解毒，宁心安神，健脾保肺。用于各型红斑狼疮内服基础方。如急性期已控制，善后可常服；二参地黄汤。

引自：《文琢之中医外科经验论集》。

自拟验方

组成：青蒿10g，鳖甲（先煎）30g，地骨皮30g，知母10g，牡丹皮10g，红条紫草10g。

用法：每日1剂，水煎，分2次服。

主治：滋阴清热。用于红斑狼疮、皮肌炎。

引自：《邓铁涛医学文集》。

药物性皮炎

药物性皮炎是指药物通过各种途径进入体内引起的皮肤及黏膜的炎症反应，简称药疹。本病发病前多有明确的用药史，同时有一定的潜伏期，皮疹突然发生，表现多种多样，严重者可造成脏器损伤而引起生命危险。本病属于中医学"药毒"范畴，病属风热毒火或血热蕴结所致，治宗清热、解毒、祛风、凉血等法。

祛风消疹汤

组成：路路通 10 ～ 20g，乌梅 6 ～ 10g，地龙 6 ～ 10g，北防风 6 ～ 10g，蝉蜕 3 ～ 6g，牡丹皮 6 ～ 10g，甘草 3 ～ 10g。

加减：血虚者加当归；气虚者加党参、黄芪；有表证者加荆芥。

用法：水煎服。

主治：用于过敏性皮炎。过敏性皮炎，此例指明进食某食物（或药物），或接触某些致敏物质引起的皮疹。本方审证要点为：皮损为丘疹、红斑或风团，伴有轻度发热、口渴、瘙痒等症，舌苔薄黄，脉象浮数。方中路路通有祛风湿、通经络的作用，对于风疹瘙痒有祛风止痒之效；乌梅味酸，能生津止渴；牡丹皮、地龙清热凉血，活血散瘀，且有息风解毒之效；蝉蜕、防风疏散风热，透疹止痒；甘草解毒，调和诸药，全方共奏疏风清热、凉血活血、解毒通络、透疹止痒的功效。凡过敏性皮肤病，临床辨为风热证者，均可用之。

引自：《豫章医萃——名老中医临床经验精选》——张海峰。

皮炎汤

组成：生地黄 30g，牡丹皮 9g，赤芍 9g，知母 9g，生石膏 30g，金银花 9g，连翘 9g，竹叶 9g，生甘草 6g。

用法：水煎服。

主治：清营凉血，泻热化毒。用于药物性皮炎，接触性皮炎（包括漆性皮炎），植物－日光性皮炎。本方由犀角地黄汤、白虎汤增减而成。生地黄、牡丹皮、赤芍清营凉血；知母、生石膏清解肌热；竹叶清风热；金银花、连翘、生甘草重在解毒。适用于中药毒及风毒肿之证。症见舌质红绛，脉滑数等。

引自：《朱仁康临床经验集》。

绿豆甘草汤

组成：绿豆10份，生甘草1份。

用法：按以上比例，各取适量慢火煮汤，日日与服之。

主治：用于慢性药物中毒之药疹。李时珍曰："绿豆肉平、皮寒，解金石、砒霜、草木一切诸毒。"甘草则善和中、泻火、解毒、疗疮，并能调和百药。两者相伍，则解毒之功更进一筹，遂成千古名方。李时珍于《本草纲目》绿豆条下云："解毒宜连皮生研水服。"此为毒重病急者说法，本例受毒不甚，病势缓慢，虽欲急治，恐亦无与，只能小量缓图，故取煎汤饮服法。

晚辈阿明，年甫十岁时，忽患外症。外科以青链霉素连续注射二十余日，外症得愈。数日后，四肢现红色丘疹。大如蚕豆瓣，略高于皮肤，色红而紫，形如小丘，中心高周围低，疹面无皮，故红紫而光亮。初起仅见数枚，以后逐渐增多，竟至数十枚，痒不可忍。屡就专科治疗，经数月后，仍然未有好转，及至第二年春，始问治于余，余为仔细推究，虑为慢性药物中毒所致，非解毒之品久服不为功。嘱以绿豆十份、生甘草一份之比例，各取适量慢火煮汤，日日与服之，服后疹渐隐退，以至全消。计服绿豆十余斤，甘草亦将盈斤矣。

引自：《三十年临证经验集》——邹孟城。

硬皮病

硬皮病是一种以皮肤与内脏各系统胶原纤维进行性硬化为特征的结缔组织病。硬皮病又称硬化症、巩皮病。中医称本病为"痹症""皮痹""皮痹疽"等。

硬皮病分两种类型，即局限性硬皮病和系统性硬皮病。前者皮损主要局限于皮肤，内脏一般不受累及，愈后较好。后者常侵犯多系统，常可侵及肺、心、肾、胃肠等多种器官。病程缓慢，愈后不定，大多数比较好。

伸筋草洗方

组成：伸筋草 30g，透骨草 15g，蕲艾 30g，刘寄奴 15g，桑枝 30g，肉桂 15g，苏木 9g，穿山甲 15g，草红花 9g。

用法：将上药碾碎，装纱布袋内，用桑枝架水锅上蒸后热熨，或煮水浸泡，隔日 1 次。

主治：活血通络，温经软坚。用于硬皮病，下肢静脉曲张，象皮肿等。急性炎症及破溃成疮者勿用。

引自：《赵炳南临床经验集》。

软皮汤

组成：熟地黄 24g，泽泻 10g，牡丹皮 10g，怀山药 30g，茯苓 15g，山茱萸 12g，阿胶（烊化）10g，百合 30g，太子参 30g。

加减：如心血不足者则加熟酸枣仁、鸡血藤；胃阴虚者加石斛、金钗；痰湿壅肺加橘络、百部、紫菀、五爪龙；兼瘀者加丹参、牛膝等；补肾益精还可以酌情选鹿角胶、鳖甲血肉有情之品。并配合饮食疗法，如田鸡油炖冰糖、沙虫干煮瘦肉、猪肤煮怀山药、黄芪、在百合等质重味厚，填阴塞隙，血肉有情，皆能充养身中形质即治病法程矣。

用法：每日 1 剂，水煎，分 2 次服。

主治：补肾健脾养肺活血散结。本方以六味地黄丸为主，针对脾肾亏损之病机而设，补肾益精，配伍太子参，脉养脾胃，脾肾双补，中下兼顾。虽以中下损为主，但并非忽视上损，故配以阿胶、百合益肺养血以治皮。

引自：《邓铁涛医学文集》。

瘢痕疙瘩

瘢痕疙瘩为皮肤损伤后，大量结缔组织过度增生而引起的良性皮肤肿瘤。中医称本病为"肉龟疮""肉龟""蟹足肿""锯痕症"等。

绝大多数患者是由于手术尤其是美容手术，预防注射、烧伤、文身等机械性刺激使皮肤局部组织发生炎症反应，导致纤维组织异常增生而形成瘢痕。瘢痕疙瘩以临床表现分为特发性和继发性两种，特发性无明显原因，突然于正常皮肤表面上发生，或由未察觉的轻微擦伤，经搔抓后形成瘢痕，此型可能与遗传素质有关。继发性常见于手术、烧伤、物药腐蚀、某些感染性皮肤病（常见有痤疮、毛囊炎、皮肤溃疡愈后）均可形成瘢痕疙瘩。

苦参子膏

组成：苦参子仁 90g，凡士林 210g。

用法：将苦参子仁打烂，凡士林加热、烊、待温，加入苦参子仁，和匀成膏。用时按患处大小，摊布上，贴之。

主治：用于瘢痕疙瘩。有轻度腐蚀作用，能软化疤痕。

引自:《外科名家顾筱岩学术经验集》。

化坚油

组成：透骨草 3g，伸筋草 7.5g，茜草 6g，木通 7.5g，松节 4.5g，紫草根 7.5g，地榆 6g，昆布 6g，刘寄奴 3g，香油 360g。

用法：油浸群药 2 个昼夜，用文火将药炸成焦黄色，去滓备用。用时微加温，直接涂于皮损。

主治：活血化瘀，通络软坚。用于烫烧伤后大面积增生性瘢痕，红斑落屑角化性皮肤病。

引自:《赵炳南临床经验集》。

五灵脂丸

组成：五灵脂 1 500g。

用法：上为细末，炼蜜为丸。每丸重 3g，每服 0.5 ～ 1.5 丸，温开水送下，每日 2 次。

功效：活血破瘀，软坚化滞。

主治：瘢痕疙瘩。体虚及胃肠功能障碍者减量或慎服。

引自：《赵炳南临床经验集》。

风　痱

此病是由于环境中的气温高、湿度大，出汗多，不易蒸发，致使汗液在皮肤表皮角质层浸渍而引起的一种季节性皮肤病。

夏秋炎热季节由于各种因素，如气温高、湿度大、出汗过多，不宜蒸发等而导致汗腺管口闭塞，汗腺导管内汗液潴留后因内压增高，引起汗腺管破裂，汗液渗入周围组织引起刺激，使汗孔处发生炎症。

气候凉爽或皮肤干燥时，皮损在数日即可干涸、脱屑而痊愈。

痱子粉

组成：冰片 3g，薄荷冰 3g，炉甘石粉 15g，滑石粉 30g，黄柏 6g。

用法：上研细粉。直接扑撒。

主治：清热敛汗，解毒止痒。用于痱子、尿布皮炎（湮尻疮）。

引自：《赵炳南临床经验集》。

清暑解毒饮

组成：青蒿 9g，厚朴 3g，黄连 3g，牡丹皮 6g，赤芍 6g，金银花 6g，连翘 6g，绿豆衣 9g，生甘草 3g。

用法：水煎服。

主治：清暑邪，解热毒。用于小儿头面痱毒，热疖。方中青蒿、厚朴、黄连清暑热，牡丹皮、赤芍凉血清热，金银花、连翘、绿豆衣、甘草清热解毒。

引自：《朱仁康临床经验集》。

疥 疮

疥疮是由疥虫侵袭皮肤引起的接触传染性皮肤病。本病可发生于任何年龄的人，常在家庭、旅店或集体生活中造成流行。其皮损主要发生在皮肤皱褶部位，如指缝、腋窝、腹股沟及外生殖器等处，瘙痒剧烈，日久可发生继发感染。本病中医亦称"疥疮"，又称"虫疥""癞疥疮"。病属外受虫毒侵袭，郁于肌肤，治宗杀虫、解毒、祛风、止痒之法。

灵验疥疮药饼

组成：蛇床子 12g，大风子肉 12g，蜡烛油 12g，净江子肉 4.5g，洋樟 6g，油桃肉 3 枚，明矾 21g，血竭 6g，猪油 30g。

用法：上为细末，烊化猪、烛油，乘温调药做饼 7 个。每日用 1 饼，贴扎胸前，逐日更换，用完即愈，扎手背上亦可。

主治：疥疮。

引自：《丁甘仁家传珍方选》。

硫黄膏

组成：硫黄 30g，凡士林 590g。

用法：将硫黄研细末，凡士林炖化，待温加入拌匀，冷而成膏。

主治：有杀虫止痒之功，治疥疮有特效。并可治血疳疮、白秃疮、肥疮、手足癣等。

引自：《外科名家顾筱岩学术经验集》。

验方 1

组成：黑砂 6g，硫黄 1.5g，轻粉 3g，枯矾 1.5g。

用法：共研细末，用香油一点，滴掌心中，以药末少许入香油，两手合掌磨之，然后置药鼻前闻嗅，每次嗅 30 分钟，无论疥患新久，10 天内必愈，10 余年之久疥，亦无不效。

主治：疥疮。

引自:《名老中医经验汇编》——艾树楠。

验方 2

组成:硫黄 3g,花椒 30g,白矾 18g,绿豆 21g。

用法:共研末,加陈猪油 200g 混合,用纱布包好,以陈谷草烤擦,每日 1 次。

主治:用于疥疮。

引自:《陇东中医医论案验方荟萃》——方鸿宾。

漆 疮

因接触漆树、漆液、漆器,或仅嗅及漆气而引起的常见皮肤病。多发生在头面、手臂等暴露部位,皮肤肿胀明显,潮红瘙痒,刺痛,或有水疱、糜烂,有自愈倾向。严重者,伴有怕冷、发热、头痛等全身症状。本病相当于西医的接触性皮炎。治疗原则以清热解毒利湿为主。

验方 1

组成:活螃蟹数只。

用法:冲成泥酱,煮水洗患处。

主治:漆疮。

引自:《云南省老中医学术经验交流会资料选编》——屈炎炳。

验方 2

组成:刘寄奴。

用法:疮少则酌量研末,用香油调敷。疮多则用此药煎水洗之。

主治:漆疮。

引自:《中医交流验方汇编》——邓慎修。

癣

癣是一种常见浅表真菌感染性皮肤病，可互相传染，多发于湿热交蒸之季，夏重冬轻。与气候、环境、患者的身体素质、卫生习惯等因素有关。

癣的治疗目前西医治疗以抗真菌药外擦或内服为主，如氟康唑、特比萘芬片、咪康唑霜、孚琪软膏、特比萘芬软膏、伊曲康唑等。中医治疗以清热利湿，解毒杀虫为主。常以大蒜、大黄、芒硝、茵陈、土荆皮、地肤子、蛇床子、苦参、花椒、雄黄、硫黄、枯矾等药物煎汤泡洗，或以乙醇、醋浸泡后取汁外擦。本病的治疗贵在坚持用药，直至临床症状完全消失及实验室检查全部转阴为止。

（一）头癣

头癣是头皮和头发的浅部真菌感染，根据病原菌和临床表现的不同可分为黄癣、白癣和黑点癣三种。头癣好发于儿童，传染性较强，易在托儿所、幼稚园、小学校及家庭中互相传染。主要通过被污染的理发工具传染，也可通过接触患癣的猫、狗等家畜而感染。

苦楝子膏

组成：川楝子 40%，猪油（板油）60%。

用法：先将川楝子炕黄（不要炕得过老，以能研末为准），研成细末，与猪板油拌成糊状药膏。先将患者头部残发剪光，后以明矾水将患者头部血脓痂洗净，再将川楝子药膏敷在溃伤面上，用力摩敷，每日或间日换药 1 次，每次换药时需用明矾水洗头，彻底除去旧油垢。

主治：杀虫灭菌。用于头癣奇痒，结血或脓痂。涂药后不要用绷带或戴帽子，以免影响新肌肉组织的生长。

引自：《朱仁康临床经验集》。

秃疮膏

组成：紫草 60g，百部 125g，麻油 370mL，朴硝 50g，硫黄末 15g，樟脑 6g，黄腊 60g。

用法：先将香油入铜锅内，加入百部、紫草熬半枯去渣，离火，逐渐加入朴硝（起泡沫时应慢慢加），后加入硫黄、樟脑调搅，最后加入黄腊熔化调和成膏。先剃光头，头癣处涂药 1 遍，每日 1 次，几天后头发长出时，再剃光，再上药，直至治愈。

主治：杀虫灭菌。用于头癣（黄癣、白癣）。

引自：《朱仁康临床经验集》。

验方 1

组成：紫草 6g，蓖麻油 15g。

用法：紫草放油内炸之，以紫草发黑为度。待冷后用油涂于秃疮上，每日涂 2～3 次，10 余天即愈。

主治：用于小儿头上秃疮。

引自：《中医交流验方汇编》——常励生。

验方 2

组成：生天南星 5g，斑蝥、木鳖子（去皮）、樟脑、紫荆皮、槟榔各 5g。

用法：共为细末，白酒调服。

主治：用于头癣。

引自：《陇东中医医论案验方荟萃》——刘自敏。

（二）鹅掌风

鹅掌风（手癣）是由有害真菌感染手足部位而出现的皮肤损伤。在全世界广泛流行，我国有较高的发病率，双手长期浸水和摩擦受伤及接触洗涤剂、溶剂等是手癣感染的重要原因，患者以青、中年女性为多，其中许多人有佩戴戒指史。

醋泡方

组成：荆芥 18g，防风 18g，红花 18g，地骨皮 18g，皂角刺 30g，大风子 30g，明矾 18g。

用法：上药用米醋 1 500mL，放盆中泡 3～5 天备用。每日晚上将手或足浸泡半小时，每剂药连续泡 2 周为 1 个疗程，有效继续泡 2～3 个疗程。

主治：鹅掌风，干脚癣。

引自:《朱仁康临床经验集》。

疯油膏

组成：轻粉 4.5g，黄丹 3g，飞朱砂 3g，黄蜡 30g，麻油 12g。

用法：上 3 药研细末，麻油煎微滚，入黄蜡，煎至无黄沫为度，取起离火。渐渐投入药末，调匀成膏。临用涂擦患处，或加热烘疗法更好。

主治：润燥、杀虫、止痒。用于鹅掌风、牛皮癣、皲裂疮等引起的皮皲裂、干燥、作痒者。

引自:《外科名家顾筱岩学术经验集》。

鹅掌风浸泡方

组成：土槿皮、猪牙皂、石菖蒲、土贝母、防风、生川乌、生草乌、僵蚕、威灵仙、白鲜皮、枸杞子、浮萍、羌活、独活各 6g。

用法：上药用醋浸 1 宿，煮沸，先熏待温后浸泡，每日数次，以愈为度。

主治：疏通气血，杀虫止痒。治鹅掌风，灰指甲。

引自:《外科名家顾筱岩学术经验集》。

验方 1

组成：当归 12g，白芍、熟地黄、苍术各 10g，川芎、姜黄、桂枝各 9g，浮萍 20g。

加减：手心发热者加地骨皮 10g。

用法：水煎服。

主治：鹅掌风。

引自：《陇东中医医论案验方荟萃》——李树茂。

验方2

组成：石1块（如鸡子大），皂荚（研细末）2枚。

用法：先将石块烧红，加入罐头空筒内。将皂荚面撒于石头上。烟气上升，将手掌离筒口寸许熏之，数次即愈。

主治：鹅掌风。

引自：《中医交流验方汇编》——李仰仲。

（三）灰指甲

本病又称甲癣，属于甲真菌病，它是由一大类称作病原真菌的微生物感染引起的。甲癣病变始于甲远端、侧缘或甲褶部，表现为甲颜色和形态异常。一般以1～2个指（趾）甲开始发病，重者全部指（趾）甲均可罹患。

灰甲灵

组成：土槿皮、土大黄、黄精各30g，米醋100mL。

加减：如在夏季加入凤仙花汁30mL，可加强药物的渗透性，提高疗效，减少复发。

用法：上药研末，取30g，用米醋250mL，浸泡24小时后，煮沸待温，装入塑料袋或橡胶袋中套患手，24小时后除去，2天不要沾水。4～5天后再如上法用1次，连用3次为1个疗程。

主治：用于灰指甲（甲癣），屡治屡发，日久不愈者。以上3药对多种常见致病性皮肤真菌均有抑制作用，米醋所含醋酸能杀菌消毒，并溶解角化组织及上皮，使药力易于透入。

引自：《陈树森医疗经验集粹》。

凤仙花泥

组成：凤仙花（指甲草花）适量。

用法：将鲜凤仙花瓣置瓷臼中，加明矾块捣成泥状，敷指甲上包好，每日1次，持久使用即可获效。

主治：灰指甲。

引自：《悬壶集》。

（四）其他癣症

癣药酒

组成：苦参子30g，木通30g，方八30g，洋樟30g，百部30g，槟榔30g，申姜30g，花椒30g，蛇蜕30g，土荆皮30g，白及30g，斑蝥30g。

用法：高粱酒1 500g浸之。外搽。

主治：癣。

引自：《丁甘仁家传珍方选》。

汗斑擦剂

组成：密陀僧30g，硫黄30g，白附子15g。

用法：上为细末，用醋调如糊。每日用黄瓜蒂（无时可改用纱布，中填棉花扎成帚）蘸药摩擦1遍，每日1次。

主治：灭菌除癣。花斑癣（汗斑）。

引自：《朱仁康临床经验集》。

羊蹄根酒

组成：羊蹄根180g，75%乙醇360mL。

用法：将羊蹄根碾碎置乙醇内，浸泡7个昼夜，过滤去滓备用。用棉棒或毛刷蘸药水涂于患部。

主治：杀虫止痒。用于手癣（鹅掌风），甲癣（鹅爪风），落屑性足癣（足蚓症），体癣（钱癣），神经性皮炎（干癣）。慎勿入目。

引自：《赵炳南临床经验集》。

福寿丹

组成：百部根 10g，明矾 6g，白及 4.5g，鱼子黄 3g，轻粉 6g，生石膏 10g，生黄柏 3g，荜茇 4.5g。

用法：研极细末，麻油调成稀糊状，外涂，每日 2～3 次。癣疮痒重用醋调擦，杨梅疮用洗净鲜土大黄与药粉共捣烂如泥，外搽。

主治：一切癣疮、杨梅疮等。

引自：《单苍桂外科经验集》。

验方 1

组成：黄精、冰醋酸各 300g。

用法：将黄精洗净切片，浸泡于冰醋酸中 7 天，然后加入蒸馏水 1 500g 备用。每晚睡前洗足拭干，搽药 1～2 次，糜烂型者，可适当增加蒸馏水以降低药物浓度。

主治：足癣。

引自：《薛氏祖传秘方》。

验方 2

组成：大黄 3g，木皮槿 3g，斑蝥 3 只，巴豆 1 粒，百药煎 6g。

用法：研末调油搽涂。

主治：用于癣疮。

引自：《名老中医经验汇编》——乐嗣青。

验方 3

组成：川花椒 6g，北细辛 6g，川白芷 6g。

用法：研末，樟脑油调搽。

主治：用于顽癣。

引自：《名老中医经验汇编》——乐嗣青。

带状疱疹

带状疱疹是由病毒引起的急性疱疹性皮肤病。本病常突然发生，集簇性水疱排列成带状，沿一侧周围神经分布区出现，伴有疼痛。多发于春秋季节，一般病程2～4周，愈后不复发。本病属于中医文献中的"蛇串疮""缠腰火丹""火带疮""蜘蛛疮""蛇丹"等，病属肝经湿热、蕴结肌肤，治宗疏肝、利湿、清热、解毒之法。

清热消毒饮

组成：生石膏30g，紫花地丁、黄花地丁各30g，连翘15g，金银花30g，忍冬藤30g，赤小豆30g，牡丹皮10g，黄连6g，大青叶15g，黄柏10g，知母10g，乳香5g，没药5g，蚕沙10g，蝉蜕5g，栀子10g，滑石12g，大黄6g。

加减：如溃烂流水，加白鲜皮30g；痒者，加苍耳子6g、地肤子30g；红赤较甚者，加桃仁10g、茜草10g；如脉不洪大去石膏。

用法：每日1剂，水煎，分2次服。

主治：清热解毒。用于带状疱疹追踪湿毒壅滞者。方中生石膏清阳明之热，阳明主肌肉，此症肌肤焮红，是热毒结于肌腠，故以清阳明为主。紫花地丁、黄花地丁、金银花、忍冬藤、连翘、大青叶清热解毒，治疮疡丹毒；黄连消炎杀菌；赤小豆、牡丹皮祛湿热以凉血；乳香、没药活血止痛；蚕沙、蝉蜕祛风湿而治皮肤湿疹；滑石、栀子、知母、黄柏导湿热以下行。加大黄者，以大黄通降清理肠胃，俾肠胃清净不致蕴郁成毒而发于肌腠。

引自：《肘后积余集》。

金牛解毒汤

组成：金钱草60g，牛蒡子10g，荆芥10g，黄连3g，赤芍10g，黄芩6g，牡丹皮10g，连翘12g，栀子10g，金银花15g，重楼10g，生地黄12g，蒲公英15g，黄柏5g，甘草6g。

用法：水煎服。

主治：清热泻火，凉血解毒。用于带状疱疹、各种疮疖。带状疱疹好发于春季，多因肝火妄动，湿热内蕴所致。本方重用金钱草泻肝清热，利尿除湿；牛蒡子、金银花、连翘、蒲公英、重楼清热解毒，黄芩、黄连、黄柏、栀子清热泻火；牡丹皮、生地黄、赤芍活血凉血，化斑止痛，荆芥疏表，甘草调和诸药，共奏清热泻火、凉血解毒之功。

引自：《首批国家级名老中医效验秘方精选》——李子质。

雄矾散

组成：雄黄（水飞）、明矾各等分。

用法：2 药共研细末和匀。取井花水或冷开水调成糊状以鸡羽蘸刷病灶上，每日 3～4 次。

主治：带状疱疹，严重者必须配合内服药并施。

引自：《宝山县老中医经验选编》——陆砚生。

雄黄膏

组成：雄黄 500g，如意金黄散 300g，蟾酥 6g，生白矾 300g，冰片 6g，凡士林 6 000g。

用法：各药研细面，调匀成膏。外敷患处。

主治：消肿止痛。用于带状疱疹、急性淋巴管炎。急性渗出性皮损慎用。

引自：《赵炳南临床经验集》。

雄蛇散

组成：赤练蛇炭（蝮蛇亦可）、雄黄、炒王不留行（上药比例 2：2：1）。

用法：共研细粉后加冰片少许再研，无声为度。用时麻油调涂患处。

主治：带状疱疹。本方外涂后一般 7 天左右奏效。

引自：《宝山县老中医经验选编》——黄治功。

带状疱疹方

组成：生大黄 1 块（或大黄片亦可）。

用法：将大黄用水磨汁，涂擦患处，每日 3 次。

主治：活血化瘀，消肿止痛。用于缠腰火毒疮（带状疱疹）。

引自：《湖北名老中医经验选》——石发玉。

疣

疣是由病毒引起的具有传染性的浅表良性皮肤增生赘生物。因皮损形态不同，发病部位不同而有不同病名，常见的有寻常疣、扁平疣、传染性软疣。多发于手背、手指，皮损为高起于皮面的坚实丘疹，表面粗糙，状如花蕊者为寻常疣；多发于面部、手背，皮损为光滑扁平状隆起者为扁平疣；多发于胸背，皮损为半球形丘疹，表面光滑，中央有脐凹的为传染性软疣。

寻常疣属于中医学的"疣目""千日疮""枯筋箭""疣疮""刺瘊"等，若发于手掌或足底又称掌跖疣，发于指（趾）甲间边缘，又称甲周疣，扁平疣属于中医文献中的扁瘊，传染性软疣属于中医文献中的鼠乳，俗称水瘊子。病属风热相搏，肝虚血燥，治宗祛风、清热、养血、活血之法。

平疣汤

组成：地肤子 50g，地骨皮 30g，牡丹皮 30g，生地黄 50g，紫草 15g，赤芍 30g，土茯苓 50g，生薏苡仁 50g，板蓝根 30g。

用法：上药水煎，待温，疣生手足者，将患肢置药水中浸泡，每日 2 次，每次 10～15 分钟。泛发全身者，可加大剂量，进行浸浴。

主治：凉血活血，清热解毒。用于疣。《外科启玄》谓本病因风邪搏于肌肤，或因肝虚血燥所致。风为阳邪，如久伏不解，必伤阴耗血，不荣肌肤，致令皮损部位突出而形成疣目。方中地肤子去除风热；地骨皮、牡丹皮、生地黄、紫草、赤芍凉血活血；土茯苓、生薏苡仁（善治疣，有抗疣毒作用）、板蓝根清热解毒。

引自:《医学存心录》。

木贼煎

组成：木贼草30g。

用法：水煎取液，用药棉蘸药水擦患处。

主治：用于扁平疣。

引自:《悬壶集》。

千金散

组成：乳香、没药、轻粉、朱砂、白矾、赤石脂、五倍子、醋制蛇含石、雄黄各15g。

用法：上为细末，装瓶备用。将药末以冷开水调涂患处，外用纱布、胶布固定，每3日换1次。

主治：腐蚀恶肉。用于寻常疣、鸡眼。

引自:《朱仁康临床经验集》。

验方

组成：木贼、生香附各30g。

用法：将上2味用纱布包煎，放在洗脸盆加水至半盆，煎后擦洗患处，至似出血为度，隔日1次。

主治：多发性疣。

引自:《陇东中医医论案验方荟萃》——杨积茂。

瘰疬

瘰疬属西医学的颈淋巴结核。多见于儿童及青少年，好发于颈部及耳后。多缠绵不愈，反复发作。多因气血亏虚、气郁痰凝、结聚于颈项部所致。

症见起病缓慢，初时结核如豆粒大，皮色正常，不痛不热，继而渐大串生。久则化脓，皮肤转为暗红，溃破后流出黄水，反复发作，久之易成窦道。

消核锭

组成：山慈菇 60g，原寸香 0.6g。

用法：上为细末，用糯米浆打糊成锭。醋磨涂。

主治：瘰疬，痰核。

引自：《丁甘仁家传珍方选》。

猫爪草方

组成：猫爪草。

用法：成人每剂 45g，洗净以 500mL 水煎数滚，将药汁加黄酒（江米酒或小米酒均可）120mL 兑服，服后盖被出汗，到患处有汗为止（应防止出汗后感冒）。次早应将药渣煎服，第 2 剂仍兑黄酒 120mL，服后不再发汗；第 3 天接服第 2 剂，方法同上；连服 3 剂为 1 个疗程。第 1 个疗程服完后间隔 15 天（无大反应者间隔 7 天）再服第 2 个疗程，以下类推，直至结核（疙瘩）完全消失为止。15 岁以下者服成人量的 2/3，8 岁以下者服成人量的 1/3，酒与药的增减比例相同，服法相同。如已经溃烂者，可将猫爪草晒干碾成细粉，加梅片粉少许撒于患处。

主治：用于瘰疬。此药无毒（有 1 剂服 60～90g 者，亦无不良反应），服后患处稍有发红、发大或发痛、发软，属正常，过后自行消失，重则会出头流脓，但脓流出后即逐渐痊愈（成人剂量在 45g 的基础上可逐渐增加到 90g）。治疗期间，忌急躁和发怒，并忌食羊、牛、马驴、猪头、母猪肉及鲤鱼、无鳞鱼、南瓜、南瓜子、马齿苋、丝瓜和丝瓜子等发药，减少房事。

引自：《河南省卫生展览会资料汇辑——中医中药》。

外用方

组成：雪上一枝蒿 1 份，五倍子 2 份。

用法：共研为极细末。用时先清洗脓腔，然后用纯甘油纱布条蘸药粉塞伤口，快则 1 周愈合，慢则 2 周愈合。

主治：用于瘰疬溃破不收口。应用时不能用于其他脓浊，否则吸收中毒。伤口小的塞棉纸条。

引自：《云南省老中医学术经验交流会资料选编》——袁怀珍。

麝月散

组成：冰片、轻粉各 4.5g，麝香 1g，煅硼砂 3.6g，水银 6g，朱砂 1.5g。

用法：研极细末粉，瓶贮勿泄气，掺在疮面上，每日换药 1 次，以膏盖之。

主治：用于瘰疬溃后，久不收功。

引自：《单苍桂外科经验集》。

枣壁散

组成：大枣 1 枚，壁虎 1 只。

用法：大枣 1 枚，取核，内装壁虎 1 只，木炭上焙干置于地上 1 小时，研细用蜡油调敷患处，或用黄酒分 3 次冲服，每日 3 次。

主治：用于瘰疬初起，溃破后不收口者。

引自：《赵怀德中医世家经验辑要》。

验方 1

组成：天葵子适量。

用法：烤焦研末，每服 10g，每日 3 次。

主治：散结解毒。用于结核、瘰疬。裴某，男，12 岁，江陵人，于 1980 年荆州住诊。诊断为肠结核。出院来我校门诊治疗。患儿发育不良，腹痛，五更泻。处方：天葵子 500g，烤焦研末，加白糖 125g，每服 10g，每日 3 次。愈后。于 1985 年其父来说：患儿自服此方后，至今一切良好。

引自：《湖北名老中医经验选》——郑振鸣。

验方 2

组成：虎杖 50g。

用法：泡酒服。瘰疬破溃者，用猫头骨 1 个、蝙蝠 2 只（上 2 味烧灰存性），没药 50g，乳香 50g，牛黄 3g，麝香 3g，研为细末，每日 3 次，每服 1g，开水冲服。

主治：用于瘰疬。

引自：《云南省老中医学术经验交流会资料选编》——胡少五。

验方 3

组成：蜈蚣 4 条，壁虎 4 条，全蝎 7 只，蟋蟀 7 只，活水银（黄豆大）2 粒，巴豆 7 粒。雄黄 2g。

用法：上药研粗末，青壳鸭蛋 2 枚，在蛋壳上开一小孔，将药末纳入蛋内，置炭火中煅存性，研成细末，加入麝香、冰片，再研和，用凡士林 30g 调和成膏。用时敷贴患处。

主治：瘰疬已溃（淋巴结核）（本方为我县刘行镇刘氏家传秘方。据云，中华人民共和国成立前有一蛇医流落街头，穷困潦倒，正患难之际，受到刘氏的帮助。蛇医为感恩图报，故在临行时将此秘方传给刘氏。从此刘氏常用此秘方为人治病，凡瘰疬溃破流脓久不收口者辄用此方外敷，屡获奇效）。

引自：《宝山县老中医经验选编》——张炳辰。

脓疱疮

脓疱疮是一种由化脓性细菌感染引起的表皮化脓性皮肤病。好发于头面及四肢，其特点为皮肤起脓疱，易破溃，多见于 2—7 岁儿童，夏秋季节多发，具有接触传染及自身接种的特性，可在托儿所、幼儿园及小学中流行。

本病与中医古籍中的"黄水疮""滴脓疮""脓窝疮""天疱疮"等相

类似。病属暑湿热毒，蕴结肌肤，治宗清暑、利湿、清热、解毒之法。

小儿黄水疮秘方

组成：川黄连 15g，土大黄 15g，生粉草 15g，冰片 0.5g。

用法：共研细末，敷于患处，每 3 日换药 1 次，连换 2～3 次即愈。

主治：小儿黄水疮。

引自：《正一家传伤科秘方》。

拔干散

组成：炉甘石粉 9g，乳香 9g，白芷 9g，黄连 9g，蒲黄炭 12g，黄丹 6g，冰片 1.5g。

用法：共为细面，每包 3g，密封。若患处水少或干燥，用猪板油溶化成膏加药调匀，涂患处，每日 1 次；患处脓水浸润多者，以干药粉涂患处，无分泌物为止，脱痂而愈。

主治：黄水疮及一切浸润疮流脓渗水、痛痒疾病。忌食发物，如牛、羊、鸡、鱼肉类。

引自：《临证实践》。

验方 1

组成：真轻粉 9g，川黄柏 9g，梅片 0.6g。

用法：以菜籽油将药调匀。用时先用开水、药棉将疮洗净，再用毛笔蘸药涂疮面。每日 2～3 次。涂后不要用水。涂 3 日后，疮渐不痒，5 日后，痂黑落，即愈。

主治：黄水疮。

引自：《中医交流验方汇编》——吴永良。

验方 2

组成：黄瓜蔓。

用法：烧灰，用棉油调擦患处。

主治：黄水疮。

引自：《中医交流验方汇编》——卓日枢。

验方 3

组成：露蜂房 1 个，明矾 30g。

用法：将明矾研碎放入蜂房内。在铁勺内用火煅至无烟，取出研细，用香油调擦。擦前，先用温开水洗去黄痂。如疮面分泌水分过多，可在洗净疮面后，干贴此药末（唯稍有刺痛感，勿怕）。

主治：黄水疮。

引自：《中医交流验方汇编》——刘仁哉。

验方 4

组成：松树皮（烧存性）、松脂香、白芷、白及、白矾、鲮甲珠、黄丹。

用法：共研细末，用木油（即乌桕子油）调涂。

主治：黄水疮。

引自：《名老中医经验汇编》——蒋师中。

丹 毒

丹毒是丹毒链球菌从皮肤黏膜微小损伤处侵犯皮内网状淋巴管所致的炎症性疾病。以病起突然，恶寒发热，患处皮肤突然出现界限清楚、稍高出皮肤的片状红斑为其主要临床表现。好发于小腿及头面部，一般预后良好，少数可因高热、继发性感染而加重病情。

本病亦属中医学"丹毒"范畴，由于发病部位不同而有许多名称，如发于头面者叫"抱头火丹"，发于胸腹腰胯者称"内发丹毒"，发于下肢者曰"流火"。病属热毒外侵，血分瘀热，治宗清热解毒、凉血化瘀之法。

蛇黄散

组成：赤练蛇灰 2 份，雄黄 1 份。

用法：将赤练蛇置瓦上煅灰存性，研细末，配雄黄共研，充分混合即成。用麻油或菜油调成薄糊，涂于患处，每日2次。如疮疹未溃用之，5～7天可愈。已溃者可加煅石膏粉1份，有助于收敛结痂，疗效良好。

主治：火丹。赤练蛇为无毒蛇，外治瘘管及溃疡，治火丹无从查考。雄黄治蛇缠疮见于《世医得效方》，二药合用可以提高疗效。

引自：《宝山县老中医经验选编》——桂覆中。

三黄马松汤

组成：生大黄6g，黄连3g，黄柏10g，马鞭草15g，蜈蚣1条。

加减：湿重加苍术9g、生薏苡仁30g；热重加金银花30g、连翘10g；血热加鲜生地黄30g、赤芍12g、牡丹皮10g、紫草9g；腹股沟淋巴结肿大加全蝎1g。

用法：水煎服。

主治：下肢丹毒。

引自：《宝山县老中医经验选编》——黄治功。

龙冰酊

组成：蚯蚓（又名曲蟮、地龙）活而肥大者15～20条，冰片3～5g，75%乙醇100～150mL。

用法：将蚯蚓洗净泥土，加入冰片同捣如泥，大口瓶盛贮，兑入乙醇浸泡（瓶口塞紧，用时摇晃）。1～2小时后，用药棉蘸涂患处，每日数次。

主治：散热解毒。用于小儿赤游丹（丹毒）。方中蚯蚓味咸，有解热之功，善治"温病大热""天行诸热"。冰片"能引火热之气自外而出"，长于治疗各种局部炎症性疾病。

引自：《医学存心录》。

五福化毒汤

组成：生地黄3g，赤芍3g，玄参5g，牛蒡子6g，连翘6g，桔梗3g，黄连10g，青黛15g，芒硝15g，甘草3g。

用法：每日1剂，水煎，分2次服。并在赤游丹毒外围用刀尖砭破出血，并用猪板油薄贴丹毒上，直至痊愈。

主治：用于赤游丹毒。

引自：《赵怀德中医世家经验辑要》。

验方

组成：天花粉9g，甘草9g，金银花30g，蒲公英15g，牛蒡子15g，连翘9g。

用法：水煎服，白酒为引。另取黄连、黄芩、大黄，共研细粉，醋调，涂于碗中，复下，艾叶火焚熏干，再研成细末，入冰片研匀，麻油调贴之。

主治：丹毒遍身溃烂。

引自：《中医交流验方汇编》——王道臣。

臁 疮

本病是由于长久站立，久行及下肢静脉曲张引起静脉压力增高及继发性作用而引起的小腿溃疡。俗称"老烂腿"。

本病多由细菌感染而引起，但也可继发于其他皮肤病之后而发生本病，如昆虫叮咬、丘疹性荨麻疹等在机体抵抗力下降时伴有营养不良，久病体弱，糖尿病等时亦可诱发本病。

静脉曲张所发生的溃疡一般没有水肿，溃疡浅表，常位于内踝上方或后方，大小不等，由于皮肤局部缺血，如遇到外伤及感染，易导致组织坏死，形成溃疡。局部淋巴结肿大。小腿溃疡常可发生静脉周围炎，血栓性静脉炎或复发性蜂窝炎。

海石脂软膏

组成：海螵蛸30g，赤石脂10g，枯矾10g，樟脑3g，青黛6g，冰片0.6g，轻粉1.5g。

用法：共研细面，用适量猪板油捣为糊状。

主治：下肢溃疡（臁疮）。海螵蛸能收敛止血，生肌祛湿。赤石脂生肌收口。枯矾解毒医疮，燥湿止痛。青黛解毒利湿，清热杀虫。冰片防腐消肿。轻粉杀虫止痒，攻毒医疮。猪板油解毒润燥，生肌止痛。上方合用奏解毒活血，生肌敛疮之功。

本病初起，患病多先痒后痛，红肿成片，日久溃破流水形成溃疡，疮面凹陷，边缘隆起而硬，肉色暗红或灰白，脓水腥臭而稀薄。患者常感下肢沉重乏力。临床可分"湿热型"和"气虚血瘀型"，以气虚血瘀型为多见。发病原因，多因脾湿胃热内生，流注下肢，使脉络瘀阻，或久负重物，下肢脉络失畅，或外伤虫咬，破损皮肤所致。因溃疡经久难愈，反复发作，给患者造成极大痛苦，我们运用验方"海石脂软膏"临床取得满意疗效。

引自:《黄河医话》——李明堂。

银油膏

组成：生猪油。

用法：生猪油去筋膜，打极烂，加银珠少许，以色红为度。油纸夹之，戳细孔，绑腿上。

主治：专治烂腿，见骨亦效。

引自:《丁甘仁临证医集》。

白玉膏

组成：制炉甘石6g，铜绿9g，人中白30g，樟脑3g，猪板油30g。

用法：先将上药各自研细，然后将药物搅匀于已捣烂之猪板油内即成。夏月用熬熟的猪板油捣匀，以防变质。将膏摊在油纸上敷贴，每日1次。

主治：祛腐解毒，燥湿生肌。专用于臁疮烂腿，溃烂较浅，污水尚多，暗红不鲜。

引自:《潘春林医案》。

敷臁疮药

组成：豆渣 250g，白桐油 30g，樟脑（研细末）30g。

用法：将上药共捣如泥状，敷贴患处，每日换药 4 次。

主治：用于臁疮久不收口。

引自：《单苍桂外科经验集》。

拔毒药膏

组成：银珠、松香、樟脑各 360g，黄蜡 240g，生猪油适量。

用法：上药共捣成泥状，外敷，每日换药 1 次。

主治：用于臁疮日久，不易收功。

引自：《单苍桂外科经验集》。

验方 1

组成：炉甘石 30g，密陀僧 6g，冰片 0.9g，轻粉 1.5g。

用法：共为细末，和猪板油捣烂，摊油纸上，敷于患处，用布扎紧。7 天内勿开视，觉得极痒。8～9 天开视，轻者即愈，重者不过 2 次。用药时不要跑跳及运动。

主治：臁疮。

引自：《中医交流验方汇编》——王自启。

验方 2

组成：葱白 500g，蜂蜜 500g，黄蜡（化开）60g。

用法：共捣如泥，涂患处。

主治：用于臁疮。

引自：《陇东中医医论案验方荟萃》——方鸿宾。

鸡 眼

鸡眼是由于长久站立或经常行走的人，足部受摩擦和受压迫所致皮肤局限性圆锥状角质增生性损伤称为鸡眼。中医称本病为"肉刺"。

皮损为黄豆大小圆锥形角化增生性硬结，中央凹陷，皮纹中断，略高皮面，表面光滑，其尖端像钉子一样向皮内深入。底面露出皮外，呈鸡眼状。本病好发于青年男性。多数为双足发病，偶见于手部。足部以足跖前中部或蹞趾胫侧缘最多，亦可见于趾背及足跟。自觉疼痛，尤其行走时碰到硬物，疼痛剧烈。是由于鸡眼尖端压迫乳头层的知觉神经所致。

验方 1

组成：乌梅 30g，食盐 8g，温开水 1 碗，醋 1 盅。

用法：食盐用开水冲开，将乌梅泡入 24 小时（鲜的 12 小时），去核捣碎，加醋为膏。用时将患处洗净，用刀划开外皮，抹药于纱布，贴患处。24 小时换 1 次，3 次可愈。

主治：鸡眼。

引自：《中医交流验方汇编》——林全柱。

验方 2

组成：鸦胆子、硫黄各适量。

用法：共为细末，陈醋调涂。

主治：用于鸡眼。

引自：《陇东中医医论案验方荟萃》——方鸿宾。

验方 3

组成：蛇蜕（瓦焙存性）1 条，乌梅 1 个。

用法：先将蛇灰研末，再和乌梅捣成饼，敷患处，用细纱布扎紧。

主治：鸡眼。

引自：《薛氏祖传秘方》。

验方 4

组成：五倍子（炒）15g。

用法：将药研末，调醋成稀糊敷患处，每日 1 次。

主治：足底生硬疼痛。

引自：《薛氏祖传秘方》。

第三章　伤科效方

跌打损伤

损伤是指四肢关节及躯体软组织损伤，如肌肉、肌腱、韧带、血管等损伤，而无骨折、脱臼、皮肉破损的证候。主要表现为受伤部位肿胀疼痛，关节活动受限，不同程度功能障碍，多发于肩、肘、腕、腰、髋、膝、踝等部位。

本症多由剧烈运动或负重不当，或不慎跌仆、外伤，牵拉和过度扭转等原因，引起肌肉、肌腱、韧带、血管等软组织的痉挛、撕裂、淤血肿胀，以致气血壅滞局部而成。

损伤部位肿胀疼痛，皮肤呈现红、青、紫等色。新伤局部微肿、肌肉压痛，表示伤势较轻；如红肿、疼痛较甚，关节屈伸不利，表示伤势较重。陈伤一般肿胀不明显，常因风寒湿邪侵袭而反复发作。损伤部位常发生于颈、肩、肘、腕、腰、髋、膝、踝等处。

（一）初期

新伤逐瘀汤

组成：桃仁6g，红花6g，生地黄9g，泽兰6g，木香6g，牵牛子3g，苏木6g，大黄6g。

用法：酒、水各半，煎服。

主治：气滞瘀凝。属新伤体质壮实者。

引自：《林如高骨伤验方歌诀方解》。

红花酊

组成：藏红花30g，75%乙醇300mL。

用法：红花浸酒内7个昼夜，去滓备用。外涂或用纱布蘸药罨包。

主治：活血祛瘀，消肿止痛。用于扭伤血肿，大面积灼伤，瘢痕。

引自：《赵炳南临床经验集》。

活血止痛散

组成：土鳖虫300g，当归600g，乳香（醋炙）120g，自然铜（煅，醋淬）180g，三七120g。

用法：上为细末，每275g细粉兑研冰片6g。每服1.5g，每日2次，温黄酒或温开水冲服。

主治：活血散瘀，消肿止痛。用于跌打损伤，瘀血肿痛。

引自：《赵炳南临床经验集》。

血元片

组成：血竭、土鳖虫各等分。

用法：上药研细末制片，每片0.1g，每服2片，每日3次。

主治：活血破瘀，通络止痛。主治因瘀血引起的各种疼痛。本方适用于挫伤、扭伤引起的疼痛症，亦可用于心脉瘀阻导致的心绞痛。方中血竭行瘀止痛；土鳖虫活血破瘀。两药相合活血破瘀主力尤强，可使瘀散痛止。

引自：《杂病证治辑要》——王焕禄。

验方

组成：参三七90g，生半夏90g，生川乌90g，生草乌90g，全当归90g，大山奈90g，原红花60g，生延胡索120g，明乳香120g，制没药120g，土鳖虫120g，生天南星120g，透骨草120g，单桃仁120g，白芥子120g，杏仁120g。

用法：共研细末和匀备用。另以上肉桂、公丁香等分研末。用时将上述药末置黑膏药上摊平，上再置丁桂散1.5g左右，贴于患处。亦可先将药末拌入炖烊的黑药肉内，摊成伤膏，用时加丁桂散贴于患处。

主治：本膏药有活血化瘀、消肿止痛、舒筋续骨之功。凡跌打挫伤，外贴此膏，内服丸散汤剂，见效尤速（金家伤科始于清末太平天国时期，现代有传人，对治疗骨折及各类扭伤有丰富的经验。金家先祖擅长于外治，创立"金家伤膏药"追迄今已百年，救人无数）。

引自:《宝山县老中医经验选编》——金文章。

红疗酒

组成:西红花 50g,樟脑 50g,明矾 50g。

用法:将 3 味药末用布袋盛好,浸白酒中,14 天后可用。用时涂擦患处。

主治:用于各种皮肤病,跌打损伤。

引自:《豫章医萃——名老中医临床经验精选》——唐云卿。

(二)恢复期

温经通络药膏

组成:乳香 30g,没药 30g,麻黄 30g,马钱子 30g。

用法:上药碾为细末,饴糖调拌成适合摊敷的厚糊状(饴糖与药粉的重量比例约为 3∶1)。即可涂敷伤处。药膏临床应用时一般摊在大小适宜,折叠为 4～8 层的桑白皮纸上,摊妥后不宜可以在敷药上加盖一张极薄的棉纸,然后敷于患处。每 5～7 日换药 1 次。

主治:骨与关节筋络损伤,兼有风寒湿外邪者或寒湿伤筋或陈伤劳损性关节炎。

引自:《著名中医学家的学术经验》——王子平。

百损丸

组成:补骨脂(羊油炒微黄)75g,骨碎补(甜酒洗)60g,杜仲(盐水炒断丝,勿令焦)30g,川牛膝(甜酒炒,勿令焦)30g,川续断(甜酒炒,勿令焦)30g,肉苁蓉(酒洗)30g,黑稆豆 30g,当归(酒洗)30g,鸡血藤膏(甜酒化开,或用鸡血藤 90g 代)15g,三七(另研,可用竹节三七代替)15g,血琥珀(另研,或用乳香 15g 代)9g,麒麟竭(另研)15g,沉香(另研,或用降香代)15g。

用法:前 8 味共为细末,连同后 5 味和匀,入鸡血藤膏,再入炼蜜为丸,每丸重 9g。每服 1 丸,早晚空心开水送下。久服自效。

主治：滋补肝肾，强壮筋骨，活血祛瘀，通经络，续断伤，补骨髓。主治跌打损伤，不论内伤脏腑，外伤筋骨，以及劳伤经络；并治遗精，足弱，腰膝酸痛，诸虚百损。

引自：《蒲辅周医疗经验》。

坚骨壮筋伤膏药方

组成：①粗料：骨碎补、川续断各 30g，马钱子、白及、硼砂、生草乌、生川乌、生牛膝、苏木、杜仲、伸筋草、透骨草各 20g，羌活、独活、麻黄、五加皮、皂荚核、红花、泽兰叶、苏木各 10g，虎骨 8g，香油 1600g，黄丹 800g；②细料：血竭 30g，冰片 15g，丁香 30g，肉桂 20g，白芷 30g，甘松 20g，细辛 20g，乳香 10g，没药 10g。如有麝香酌加 1.5g。

用法：将粗料药浸入香油中 7 天，随后熬成伤膏，摊贴于膏药皮纸上，临证应用时加上细料药贴于患处。

主治：一切损伤之后期，功能强壮筋骨、祛风通络。

引自：《著名中医学家的学术经验》——王子平。

舒筋活络伤油膏

组成：血竭 60g，红花 6g，乳香 6g，没药 6g，儿茶 6g，琥珀 3g，冰片（后入）6g，香油 1 500g，黄蜡适量。

用法：共碾为细末，将其溶化于熬炼的油内，后入冰片，再入黄蜡收膏。临证时以指明蘸药，在患处搽擦。

主治：各种扭挫伤筋兼有寒湿外邪，筋骨冷痛者。有局部止痛、活血、消肿的作用。

引自：《著名中医学家的学术经验》——王子平。

骨　折

骨的完整性或连续性遭到破坏者，称为骨折。

（一）初期

外敷生长散

组成：苏木、川乌、松节、自然铜（醋淬 7 次）、制乳香、制没药各 6g，降香 3g，血竭、龙骨各 1.5g，蝼蛄 3g。

用法：共为细末。醋调敷伤处。

主治：接骨止痛。治骨折。

引自：《刘寿山正骨经验》。

外敷活化散

组成：苏木、红花、制乳香、血竭、丁香各 3g，制没药、自然铜（醋淬 7 次）各 4.5g，马钱子（油炸去毛）6g。

用法：共为细末。酒或醋调敷伤处。

主治：活血化瘀，止痛接骨。治骨折。

引自：《刘寿山正骨经验》。

外敷新伤提骨药

组成：大黄 40g，苏木 20g，广木香 24g，大葱白适量。

用法：先将葱白（带须）捣烂，加上药粉敷患处。

主治：提骨，散瘀。用于新伤骨折下陷，小儿头部和肋骨骨折凹陷者。

引自：《郑怀贤医著集粹》。

消肿散

组成：飞天蜈蚣 500g，生地黄 50g。

用法：将上药共研细末备用。用凡士林、酒、水各半调敷患处，新伤 24 小时内用冷敷，超过 24 小时加热调敷。

主治：活血逐瘀，消肿止痛。用于骨折及脱位的早期，一切跌打扭挫伤，肌肉及韧带损伤局部瘀肿者。

引自：《龚氏三代骨科秘方》。

碎补汤

组成：骨碎补9g，五加皮3g，延胡索3g，狗脊9g，赤芍6g，乌药6g，桃仁3g，宣木瓜9g，苏木3g，麦冬6g。

用法：每日1剂，水煎，分2次服。

主治：活血祛瘀，行气止痛。用于跌打损伤，筋断骨折之瘀血肿痛。

引自：《杨希贤疗伤手法》。

（二）愈合期

理气补血汤

组成：制何首乌9g，当归9g，白芍9g，川芎6g，续断9g，太子参9g，炙甘草3g，骨碎补9g，黄芪9g。

用法：酒、水各半，煎服。

主治：用于气血两虚，肝肾不足，骨折愈合迟缓者。骨折之愈合乃靠气血之濡养，气血两虚，必致骨折愈合迟缓。另一方面"肝主筋，肾主骨"，肝肾功能不足也影响骨折愈合。本方用黄芪、太子参、炙甘草、当归、川芎、白芍、制何首乌补气补血；续断、骨碎补补肝肾、壮筋骨，以达到气血双补、壮骨舒筋之目的。

引自：《林如高骨伤验方歌诀方解》。

二号接骨丸

组成：制何首乌40g，月季花40g，当归20g，白及20g，合欢皮20g，土鳖虫20g，广木香8g，鸡血藤40g，骨碎补20g。

用法：炼蜜为丸，每丸重6g，每日2～3次，每次1丸，开水送服。

主治：行血，活血，补骨，续筋。用于骨折后骨痂久不形成，脱钙，韧带伤后松弛。

引自：《郑怀贤医著集粹》。

接骨续筋药膏

组成：自然铜30g，荆芥30g，防风30g，皂荚30g，茜草30g，川续断 30g，羌活 30g，独活 30g，乳香 30g，没药 20g，桂枝 20g，白及 40g，血竭 40g，硼砂 40g，螃蟹末 40g，骨碎补 20g，接骨木 20g，红花 20g，活土鳖虫 20g。

用法：上药碾为细末，饴糖调拌成适合摊敷的厚糊状（饴糖与药粉的重量比例约为 3∶1）。即可涂敷伤处。药膏临床应用时一般摊在大小适宜，折叠为 4～8 层的桑白皮纸上，摊妥后不宜可以在敷药上加盖一张极薄的棉纸，然后敷于患处。骨折复位后敷贴于患处，随后用夹板固定，每 7 日换药 1 次。

主治：用于一切骨折、骨碎及筋腱部分断裂等筋骨损伤之中期，功能续骨接筋。

引自：《著名中医学家的学术经验》——王子平。

接骨丸

组成：螃蟹（焙黄）8 个，乌鸡骨 100g，煅自然铜 50g，血竭 20g，炮甲珠 30 个，甜瓜子 100g，骨碎补 150g，猪下巴骨 100g，制马钱子 10g，地龙 50g，麻黄 30g。

用法：炼蜜为丸，每丸重 6g，每日 3 次，黄酒或温开水送服。

主治：活血祛瘀，强筋补肾。用于骨折中、后期，骨折迟缓愈合。

引自：《龚氏三代骨科秘方》。

（三）后期功能恢复

跌打养营汤

组成：西洋参 3g（或党参 15g），黄芪 9g，当归 6g，川芎 4.5g，熟地黄 15g，白芍 9g，枸杞子 15g，怀山药 15g，续断 9g，砂仁 3g，三七 4.5g，补骨脂 9g，骨碎补 9g，木瓜 9g，甘草 3g。

用法：水煎服。

主治：补气血，养肝肾，壮筋骨。主治骨折中、后期。

引自：《林如高正骨经验》。

化瘀通络洗剂

组成：骨碎补 15g，桃仁 9g，红花 6g，川芎 6g，续断 9g，苏木 15g，当归尾 9g，桑枝 9g，桑寄生 15g，伸筋草 15g，威灵仙 15g。

用法：水煎熏洗，每剂加黄酒 60g，每日 1 剂，熏洗 2 次。

主治：上肢骨折、脱位后期，筋络挛缩酸痛者。

引自：《林如高骨伤验方歌诀方解》。

舒筋活血洗剂

组成：土牛膝 15g，伸筋草 15g，透骨草 15g，当归尾 9g，红花 9g，骨碎补 15g，秦艽 9g，桑寄生 15g，五加皮 9g，木瓜 9g。

用法：水煎熏洗，每剂加黄酒 60g，每日 1 剂，熏洗 2 次。

主治：下肢骨折、脱位后期，瘀血凝聚，筋结不伸。

引自：《林如高骨伤验方歌诀方解》。

闭合性损伤处熨敷方

组成：伸筋草、透骨草、羌活、独洗、当归、五加皮、红花、白芷、乳香、没药、桂枝、骨碎补、麻黄、川续断、防风、木瓜、花椒、艾绒、黄柏、儿茶、茄根、牛膝、威灵仙、延胡索、川乌、草乌、青盐各 30g（重症）；或各 15g。

用法：将以上各药共剉为粗末，用白干酒拌稀匀，分装入 2 个布袋内，放大盘或大碗内，入笼屉蒸 30 分钟，取出待温在患处熨敷，2 个布袋轮流熨敷 1 小时。每日早晚各 1 次。每剂可用 20～30 次。若见效仍未痊愈，可照方再用 2～3 剂。

主治：用于因伤引起的痛麻、酸、胀症，以及骨刺、骨质增生症均可用此方熨散。

引自：《曹锡珍经穴按摩疗法》。

外敷壮力散

组成：羌活、独活、川芎、赤芍、当归、生地黄、续断、红花、牡丹皮、杜仲、牛膝各等分。

用法：共为细末。醋调敷伤处。

主治：养血生新，强筋壮骨。治骨折后期。

引自：《刘寿山正骨经验》。

四号熏洗方

组成：陈艾叶 24g，千年健 24g，羌活 14g，海桐皮 24g，生香附 24g，威灵仙 24g，肉桂 14g，细辛 14g，苍术 14g，木瓜 20g，甘松 20g，丁香 4g。

用法：水煎，熏洗患部。2 日 1 剂，每日 2～3 次。

主治：祛风寒湿痹，通经络。用于伤后骨内冷痛，酸胀麻木。

引自：《郑怀贤医著集粹》。

筋　伤

各种暴力或慢性劳损等原因所造成筋的损伤，统称为筋伤。筋的范围是比较广泛的，主要是指皮下组织、筋膜、肌肉、肌腱、韧带、关节囊、关节软骨盘、椎间盘、腱鞘、神经、血管等组织。筋伤是伤科最常见的疾病，骨骼与筋两者之间关系十分密切，而且是互相影响。"伤筋动骨"说明筋伤会影响骨骼，筋伤不一定伴有骨折、脱位，但是骨折、脱位一般均伴随有不同程度的筋伤。

（一）初期

消炎膏

组成：煅石膏 270g，黄柏 9g，黄芩 9g，大黄 9g。

用法：以上药共研细末，以茶油或麻油调敷。每日 2 次，每次 6 小时。

主治：消肿止痛。用于伤筋初期局部红肿痛。

引自：《杨希贤疗伤手法》。

清白散

组成：生石膏 270g，黄柏 9g，黄芩 9g，大黄 9g。

用法：以上共研细末，以冷水调敷，每日 1 次，每次 6～8 小时。

主治：消肿镇痛，用于伤筋初期局部红肿痛。

引自：《杨希贤疗伤手法》。

行瘀疏滞汤

组成：骨碎补 9g，三棱 6g，血竭 6g，郁金 6g，牡丹皮 9g，桂枝 6g，大黄 6g，羌活 3g，甘草 3g。

用法：水煎服。

主治：伤筋。

引自：《林如高骨伤验方歌诀方解》。

加减补筋丸

组成：丁香、木瓜、沉香、五加皮、蛇床子、白茯苓、白莲子心、肉苁蓉、菟丝子、酒当归、大熟地黄、牡丹皮、川续断、牛膝各 30g，红人参 9g，乌药 18g，红花 6g，桃仁 6g，木通 6g，山药 24g，白术 15g，木香 9g。

用法：以上 22 味，共为细末，炼蜜为丸，每丸重 9g。成年人早晚各服 1 丸。

主治：强筋活络，理血止痛。用于跌打损伤，扭挫拉伤，以致筋翻，痉挛，筋粗肌肿，气血瘀结，淤结壅聚，胀痛等症。孕妇及高热感冒者不宜用。

引自：《曹锡珍经穴按摩疗法》。

（二）恢复期

舒筋活络药水

组成：生草乌、生川乌、生半夏、生栀子、生大黄、生木瓜、羌活、独活、路路通各 40g，生蒲黄、樟脑、苏木各 30g，赤芍、红花、生天南星各 20g，白酒 3 500g，米醋 750g。

用法：药在酒醋中浸泡，严密盖闭 7 天。随后装入瓶中备用，在受伤局部热敷或熏洗后搽擦本品，并可结合推拿或自我按摩使用，则效果更佳，每日 3～5 次。

主治：筋络挛缩，筋骨酸痛，风湿麻木。功能活血舒筋、祛风通络。

引自：《著名中医学家的学术经验》——王子平。

上肢损伤洗方

组成：伸筋草 15g，透骨草 15g，荆芥 9g，防风 9g，千年健 12g，刘寄奴 9g，红花 9g，桂枝 12g，苏木 9g，威灵仙 9g，川芎 9g。

用法：将上药切碎后置于水中，煎沸后熏洗患处，每日洗 2～3 次，每剂药可洗 4～6 次。熏洗后可随即做自我按摩和练功。

主治：用于上肢骨折、脱臼、扭伤后筋络挛缩，以及气血瘀阻、关节不利、酸痛不止，功能活血舒筋。

引自：《著名中医学家的学术经验》——王子平。

下肢损伤洗方

组成：伸筋草 15g，透骨草 15g，五加皮 12g，荆三棱 12g，蓬莪术 12g，秦艽 12g，海桐皮 12g，生牛膝 9g，生木瓜 9g，红花 9g，苏木 9g。

用法：将上药切碎后置于水中，煎沸后熏洗患处，每日洗 2～3 次，每剂药可洗 4～6 次。熏洗后可随即做自我按摩和练功。

主治：用于下肢骨折、脱臼、扭伤后筋络挛缩，以及气血瘀阻、关节不利、酸痛不止，功能活血舒筋。

引自：《著名中医学家的学术经验》——王子平。

化瘀通络洗剂

组成：骨碎补 15g，苏木 15g，桑寄生 15g，伸筋草 15g，威灵仙 15g，桃仁 9g，续断 9g，当归尾 9g，桑枝 9g，川芎 6g，红花 6g。

用法：水煎，熏洗，每剂加黄酒 60g，每日 1 剂，熏洗 2 次。

主治：活血舒筋，化瘀通络。主治上肢骨折脱位后期，筋络挛缩酸痛者。本方用桃仁、红花、当归尾、川芎、苏木活血化瘀；桑枝、威灵仙、伸筋草祛风除湿，舒筋通络；桑寄生、续断、骨碎补强筋壮骨；川芎、桑枝等药性上浮，主上升而向外，因而本剂适合于上肢熏洗。

引自:《林如高骨伤验方歌诀方解》。

三号熏洗方

组成：海藻20g，昆布20g，穿山甲20g，黄芪22g，当归尾22g，赤芍14g，川乌14g，草乌14g。

用法：水煎，熏洗患部。每2日1剂，每日2～3次。

主治：关节韧带损伤后，局部发硬，活动时关节疼痛，功能障碍。

引自:《郑怀贤医著集粹》。

赤白散

组成：白术、白芍、白芷、当归、三七各等分。

用法：共研细末，每服2～4g，每日2～3次。

主治：行气活血，散瘀止痛。用于重度关节韧带损伤，陈旧性肌肉损伤，久而不愈，瘀积不散，痛甚。

引自:《郑怀贤医著集粹》。

伤后昏厥

复苏汤

组成：三七6g，龙骨9g，珍珠粉0.6g，厚朴6g，朱砂3g，琥珀6g，血竭9g，枳壳6g，麝香0.6g，菖蒲6g。

用法：水煎服。

主治：治重伤之后，人事不省者。

引自:《林如高正骨经验》。

回生丹

组成：土鳖虫40g，乳香15g，自然铜20g，血竭15g，巴豆霜

15g，麝香 1g，朱砂 15g。

用法：上药共研细末，成人每服 0.4 ～ 0.6g，酒服。复苏，大便解后即停用。孕妇、月经期、轻伤且大便正常者忌用。

主治：兴面，回苏，祛瘀，通便，止痛。用于外伤性休克，重伤后大便不通、心慌或昏迷不醒者。

引自：《郑怀贤医著集粹》。

跌打醒消丸

组成：麝香 1g，黄精 100g，肉桂 10g，乳香 5g，灯芯草 10g，朱砂 3g，水黄连 15g，冰片 1g，白胡椒 10g，粳米 50g。

用法：炼蜜为丸，每丸重 3g，每服 1 丸，黄酒或温开水送服；清醒后则不再服。

主治：醒脑开窍，利气提神。用于跌打损伤、昏迷不知人事者。

引自：《龚氏三代骨科秘方》。

跌打损伤昏厥方

组成：百草霜、活土鳖虫、男童尿、乳汁。

用法：将活土鳖虫焙干粉碎备用，合等分百草霜，再将健壮产妇哺乳期的乳汁合等分男童尿，加温至沸，合入土鳖虫粉、百里草霜，制成小丸，装瓶备用。用于一般跌打损伤，每服 5g，每日 3 次。用于跌打致昏厥重症，首次 10g，以后减至常量。用开水或童便冲服。

主治：用于跌打损伤、昏厥。歌曰：天上乌云（百草霜）地下的鳖（土鳖虫），男人的水（男童尿）女人的血（妇人乳汁），四药制丹随身带，防治跌打除昏厥。方中百草霜，系农家烧柴草做饭时铁锅外面留下的烟灰，有收敛止血的作用；土鳖虫破血逐瘀，续筋接骨；童尿清热散瘀；乳汁益气补五脏，且能解毒。诸药合用，止血逐瘀，扶正疗伤。故为外伤急救内服之良药。

引自：《赵敬华临床医案及学术研究》。

白糖饮

组成：白糖适量。

用法：轻重伤均可服用，在运动场所应常备用。如果受伤者气绝、昏厥、牙关紧闭，可先用半夏末在两腮边擦摩，则牙关自开。这时，要急用热酒或温开水冲白糖 100～150g 灌入即活。活后，如心腹疼痛，仍可再服。

主治：活血通气，强心祛瘀。跌打损伤的急救验方。

引自：《曹锡珍经穴按摩疗法》。

验方

组成：自然铜（煅，醋淬）9g，真乳香（灯芯草炒）6g，血竭（水飞）6g，朱砂（水飞）6g，巴豆霜6g，当门子0.9g。

用法：研末瓷瓶收贮，用时成人每服1.5g，小儿减半；酒送服。

主治：用于跌打损伤重不省人事。

引自：《名老中医经验汇编》——叶祯。

伤后出血

清热凉血汤

组成：槐花9g，地榆9g，茜草9g，三七3g，辰砂3g，泽泻9g，白术9g，茯苓9g，生地黄9g。

用法：水煎服。

主治：用于劳损筋络，伴有便血、溺血者。外来暴力或慢性劳损若伤及筋络而引起血便或血尿者，可能是消化系统或泌尿系统直接损伤，血离络脉引起，也可能是慢性劳损，阴血被耗，"肝主筋"，筋伤则肝能化炎，血热妄行，致便血或溺血。

引自：《林如高骨伤验方歌诀方解》。

八宝止血丸

组成：生栀子 10g，生姜黄 10g，生地黄 10g，生荷叶 20g，生侧柏 20g，生茅草根 30g，生藕节 20g，生白及 10g。

用法：可水煎服；或将生药捣碎取汁服；亦可加大剂量等量炼蜜为丸，朱砂为衣，每丸重 6g，每服 6～12g，每日 3 次，开水送服，中病即止。

主治：清热化瘀，用于跌打损伤出血，或血热妄行、吐血或衄血，便血。

引自：《龚氏三代骨科秘方》。

损伤后吐血不止方

组成：大黄 15g，生地黄、熟地黄、川芎各 25g。

用法：共研为末，每服 15g，温酒送下，立效。

主治：用于损伤后吐血。

引自：《正一家传伤科秘方》。

跌打口吐鲜血秘方

组成：鲜金银花适量。

用法：捣烂取汁，另加童便 1 杯内服，即效。

主治：损伤后吐血。

引自：《正一家传伤科秘方》。

伤后尿血秘方

组成：小蓟炭、白茅根、瞿麦各 50g，血余炭、冬葵子各 25g，三七粉 1.5g，生甘草 10g。

用法：水煎加童便 1 杯内服。如腹痛者，加失笑散 1.5g 冲服。

主治：用于损伤后尿血。

引自：《正一家传伤科秘方》。

伤后大便出血秘方

组成：生地榆、生地黄、葛根各 50g，南山小连翘 1 把，槐花炭 25g，川黄连 15g，生甘草 10g。

用法：水煎服。

主治：损伤后大便带血。

引自：《正一家传伤科秘方》。

伤后大小便出血秘方

组成：参三七、山楂炭各 50g，羊蹄根 25g，马灯草 15g，蒲黄炭 40g。

用法：共研细末。病轻者每服 15g，病重者每服 25g。

主治：用于伤后大、小便出血。

引自：《正一家传伤科秘方》。

伤后失眠

安神丹

组成：龙骨 3g，朱砂 3g，三七 3g，没药 2g，乳香 2g，麝香 0.4g。

用法：上药共研细末，睡前服 4g，小儿用量酌减。孕妇、月经期、重症患者忌服。

主治：安神，止痛。用于重伤后失眠。若胸胁受伤后疼痛范围不大者，可与七厘散交替内服（早晨和中午服七厘散，晚上服安神丹）。

引自：《郑怀贤医著集粹》。

安神止痛汤

组成：琥珀 6g，莲子 24g，党参 15g，白芍 15g，生地黄 9g，淮山药 15g，黄芪 9g，酸枣仁 9g，三七 3g，醋延胡索 6g，制乳香 4.5g，制没药 4.5g，朱茯神 9g，远志 6g，甘草 3g，双钩藤 9g。

用法：水煎服。

主治：宁心安神，益气镇痛。主重伤痛极，夜寐不安。本方用琥珀、远志、酸枣仁、茯神安神宁心；双钩藤平肝止痉；"心藏神"，心主血脉，神赖气血濡养，党参、黄芪、淮山药、生地黄、白芍、甘草补气补血；莲子养心补肾，益十二经脉血气；佐以乳香、没药、三七、延胡索活血化瘀，消肿止痛，遂成宁心安神、益气镇痛之功。

引自：《林如高骨伤验方歌诀方解》。

伤后便秘

导益散

组成：大黄 200g，当归 160g，麝香 1g。

用法：上药共研细末，每服 4g，便解即停用。

主治：活血化瘀，大肠热结便秘。用于伤后瘀积胀痛，大肠热结便秘。

引自：《郑怀贤医著集粹》。

通导丸

组成：巴豆霜 30g，大黄 90g，滑石 30g，川芎 60g，血竭 30g，麝香 6g。

用法：上药共研为细末，炼蜜为丸，每粒重 2g。每服 1～2 粒，每日 1 次，用温开水吞服，连服 2 天，如不解便，要停服。孕妇、年老体弱和大便溏泻者忌服。

主治：通腑逐瘀，解热结。用于伤后腹胀，便秘，或伤后大便燥结如羊粪者。

引自：《郑怀贤医著集粹》。

腹部逐瘀汤

组成：郁金 6g，红花 6g，苏木 9g，槟榔 6g，三棱 6g，郁苏参 9g，怀牛膝 9g，泽兰 6g，大黄 9g。

用法：水煎服。

主治：瘀血内蓄，腹部闷痛，大便秘结者。

引自：《林如高骨伤验方歌诀方解》。

活血润燥生津汤

组成：天冬 15g，麦冬 9g，熟地黄 12g，瓜蒌 15g，天花粉 9g，桃仁 6g，红花 6g，当归 6g，白芍 9g。

用法：水煎服。

主治：伤后阴亏血少，大便秘结者。

引自：《林如高骨伤验方歌诀方解》。

伤后小便不利

化瘀通淋汤

组成：泽泻 9g，防己 9g，茯苓 9g，当归 6g，川芎 4.5g，赤芍 9g，怀牛膝 9g，桃仁 6g，续断 9g，制乳香 4.5g，车前子 9g，木通 9g，炙甘草 3g。

用法：水煎服。

主治：清热，利湿，化瘀。用于因腰腹部损伤，湿聚瘀阻，小便不利。

引自：《林如高骨伤验方歌诀方解》。

行气通淋汤

组成：泽泻 9g，广木香 3g，车前子 9g，木通 9g，钩藤 9g，茯神 9g，川贝母 6g，连翘 9g，白芍 9g，黄芪 9g，琥珀 6g，续断 9g，防己 9g，砂仁 3g，甘草 3g。

用法：水煎服。

主治：行气通淋。用于腹部损伤，小便不利者。

引自：《林如高骨伤验方歌诀方解》。

破伤风

破伤风是由破伤风杆菌所导致的以全身和局部肌肉强直性痉挛和阵

发性抽搐为主要临床表现的外科急症。破伤风杆菌在无氧的环境下产生大量的外毒素，其中痉挛毒素是导致肌肉强直和痉挛的主要因素；溶血毒素则引起组织缺氧，局部坏死以及心肌损伤。本病潜伏期长短不一，往往与曾否接受过预防注射、创伤的性质和部位以及伤口早期处理的方式等有关。一般而言，潜伏期越短，则病情越重，预后也越差。

破伤止痉方

组成：荆芥 12g，蛇蜕 9g，广地龙 12g，全蝎 9g，露蜂房 12g。

用法：以上为 2 日量，水煎服，每日 3 次。忌腥膻发物。

主治：息风止痉，解热。用于破伤风。症见抽搐、高热、烦躁、脉浮弦而数，舌红绛者。

引自：《云南省老中医学术经验交流会资料选编》——袁怀珍。

疏风散

组成：酒川芎 9g，升麻 3g，荆芥 6g，防风 9g，天麻 6g，天南星 9g，乳香、没药各 6g，全蝎 3g，僵蚕 6g，川羌活 9g，桂枝 9g，威灵仙 9g，大白 6g，芒硝 6g，甘草 3g，白芷 9g。

用法：水煎服。服后盖初微出汗即愈。

主治：用于破伤风初期，症见口干舌燥，心烦发渴，饮水不休。

引自：《著名中医学家的学术经验》——郭春园。

追风丹

组成：天竺黄 3g，三七 9g，琥珀 1.5g，朱砂 0.5g，麝香 0.3g，牛黄 0.3g，乳香 1.5g，没药 1.5g。

用法：共为细末，分作 3 包；另外用明天麻 6g、僵蚕 6g、全蝎 3g 熬汤加入白糖 9g、黄酒 90g（如无黄酒，童便亦可）。一次汤药送服上药，每服 1 包，每隔 3 小时 1 次，3 次服完可愈。如患者发热较高，烦躁不安，可服加味逍遥散 1～2 剂。

主治：用于破伤风二期（阳明经），症见患者牙关紧急，角弓反张，坐卧不安，面发赤红，如疯狂之状。

引自：《著名中医学家的学术经验》——郭春园。

验方

组成：天南星 6g，及风 6g，白芷 6g，天麻 6g，白附子 6g，羌活 6g。

用法：各味共为细末，每到服食的时候，另用陈高粱根 9g、蝉蜕 9g、益母草 12g 3 味煎汤，每次冲服上药末 3g，每日 3 次即好转。服后腹痛要忍耐。如患者口强、牙关紧闭，以蜈蚣、麝香各等分少许，擦牙上即可。

主治：用于破伤风。

引自：《中医交流验方汇编》——权珍卿。

四虎止痉汤

组成：蝉蜕 20g，僵蚕 9g，天麻 9g，全蝎 5g。

加减：若风动痰生，症见喘促痰多者，加天南星 6g 以祛风化痰；若邪毒内结，有攻心之势者，可加瓜蒌仁 6g、滑石 9g、苍术 6g、黄连 6g、黄芩 9g、甘草 9g、赤芍 10g、生姜 3 片。

用法：急者，每日 1 剂，水煎，分 3 次服。或将上药研成粉末，取 8g 药，用黄酒 60mL，冲服。服后五心出汗即有效，一般连服 2 天。

主治：息风解痉。用于破伤风。方中蝉蜕凉肝息风，定惊止痉，是方中主药。用于破伤风的治疗，效如桴鼓。僵蚕息风解痉，既能息内风，又能散外风，且有化痰散结之功；天麻息风解痉，有治风神药之称，治肝风疗效卓著；全蝎息风止痉，亦为治肝风抽搐之要药，且有解毒散结、通络止痛的作用。全方熔功专力雄的息风止痉药于一炉，共奏其止痉、解毒的作用。

引自：《李竣川临证经验举隅——祛风药治顽症》。

骨髓炎

本病多因开放性损伤合并局部感染史，而发生骨髓炎性反应，若病程较长者，患肢增粗变硬，窦道周围皮肤呈瘢痕化、有色素沉着，患肢关节多有不同程度的功能障碍，X线检查可见骨破坏及其周围的骨性包裹，可能有死骨及骨洞。

补气解毒汤

组成：党参50g，黄芪50g，焦白术15g，陈皮15g，升麻5g，柴胡15g，当归20g，金银花50g，防风10g，白芷15g，浙贝母25g，天花粉15g，炮甲珠5g，鳖甲10g。

用法：水煎，早晚分2次服。

主治：补益气血，清热解毒。用于骨髓炎。

引自：《傅魁选临证秘要》。

透脓散

组成：红升丹9g，汉三七9g，川黄连6g，川黄柏18g，没药6g，乳香6g，麝香0.6g。

用法：上药共为极细末，装瓶密闭备用。先以生理盐水冲洗伤口干净，后将药捻放入，外敷纱布块包扎固定。

主治：活血，止痛，排脓，脱死骨。用于骨髓炎（只适用于化脓性骨髓炎，结核者无效）。方中红升丹、麝香祛腐生新，散结止痛，引毒外出；三七、乳香、没药破瘀生新；配加川黄柏、黄连燥湿解毒，控制病灶，不使蔓延。

引自：《何世英儿科医案》。

骨疽膏

组成：当归尾60g，赤芍60g，生地黄150g，红花30g，桃红60g，木香60g，樟脑45g，松香250g，煅象皮75g，五加皮90g，梅片90g，青黛60g，炒黄丹1 000g，防风60g，穿山甲30g，白芷60g，癫蛤蟆60g，荆芥60g，净茶油1 500g，麻油1 000g。

用法：上药制成药膏。根据伤口大小，摊在棉纸上敷贴其上，每日2次。

主治：损伤后感染形成的骨髓炎。

引自：《林如高骨伤验方歌诀方解》。

异物入肉

拔针散

组成：灵磁石（研末）9g，巴豆霜（去油）3g，蓖麻子（去油）15g，蜣螂虫6只，麝香0.6g。

用法：上为末。掺膏药上贴之，肉中断针即提出。

主治：肉中断针。

引自：《丁甘仁家传珍方选》。

验方1

组成：蝼蛄适量。

用法：捣烂，贴患处，连换3次即出。

主治：竹木签入肉不出。

引自：《中医交流验方汇编》——郭松亭。

验方2

组成：蜗牛适量。

用法：捣烂敷伤处，并用南瓜瓤子盖在蜗牛上。

主治：铜和竹木物入肉不能出。

引自：《中医交流验方汇编》——易准直。

验方3

组成：蜣螂（牛屎虫）3只，巴豆5～6粒。

用法：共捶成泥，敷伤处，先止痛，后作痒，不多时，其物自出。

主治：箭镞、铜铁及一切杂物入肉俱可治。

引自：《名老中医经验汇编》——张天荣。

第四章 妇科效方

第一节 乳腺疾病

乳腺炎

中医称为"乳痈"，是发生于乳房部的一种急性化脓性疾病。临床多见于初产哺乳期妇女，以局部红肿热痛，泌乳功能障碍，全身恶寒发热为特点的乳腺常见病。当治疗不当时易发生"传囊""乳漏"之变。本病相当于西医学的急性乳腺炎。乳痈因发病时期和病因的不同，分为三类。一是外吹乳痈，即发生于哺乳期乳痈；二是内吹乳痈，即发生于妊娠期乳痈；三是不乳儿乳痈，即发生于非哺乳非妊娠期乳痈。

（一）初发期

乳汁分泌不畅，乳房局部肿胀疼痛，可扪及硬结，伴恶寒发热，头痛、舌淡红或红苔薄或黄，脉浮数。

消痈汤

组成：金银花20g，连翘10g，虎杖12g，天花粉12g，重楼6g，地丁15g，荆芥6g，防风10g，甘草6g，炮甲珠6g，白花蛇舌草。

加减：乳汁不通，加王不留行10g、漏芦9g、木通9g；气郁胀痛，加橘叶10g、川楝子9g；热重红肿甚者，有生石膏20g、黄芩9g；肿痛者，加乳香9g、没药9g、赤芍10g；脓肿未溃破者，加地丁6g；回乳，加焦山楂10g、焦麦芽30g；溃后排脓托毒者，加黄芪15g、当归9g。

用法：每日1剂，水煎，分2次服。

主治：清热解毒活瘀，祛风通络消痈。方中金银花、连翘、白花蛇舌草、地丁、虎杖、重楼清热解毒，尤其白花蛇舌草与重楼合用，能有较强的解毒消痈作用。荆、防疏风散邪，促进局部血液循环；炮甲珠活血散瘀以消痈；天花粉清热散瘀，消肿排脓之力较佳，与金银花、地丁合用能发挥清热解毒作用；与炮甲珠合用有活血消肿排脓之力。

引自：《李竣川临证经验举隅——祛风药治顽症》。

乳痈验方

组成：蒲公英15～30g，全瓜蒌12g，连翘10g，当归10g，青皮6g，橘叶6g，川贝母6g，柴胡3g，生甘草3g。

加减：寒热头痛加荆芥、防风；胸痞呕恶加半夏、陈皮；排乳不畅或乳汁不通加漏芦、王不留行；路路通；脓已成加皂角刺、穿山甲片以透脓。

用法：每日1剂，水煎，分2次服。尚可配合局部处理：乳头破裂者，用麻油或蛋黄油搽之，每日4～5次；乳汁不通者，用热毛巾敷揉患乳，再用吸奶器吸尽乳汁。红肿热痛明显者，外敷马培之青敷药（大黄240g、姜黄240g、黄柏240g、白及180g、白芷120g、赤芍120g、天花粉120g、青黛120g、甘草120g，共研末，蜂蜜或饴糖调成糊状），每日换药1次。内外合治，疗效甚好。

主治：疏肝清胃，下乳消痈。用于乳腺炎急性期。方中蒲公英、连翘清热解毒。青皮、橘叶疏肝行气，消肿解毒。全瓜蒌、柴胡疏肝理气。川贝母清热散结消痈。当归活血化瘀。甘草调胃和中。运用本方大抵药后热退身凉者，多有消散希望，反之便易化脓。

引自：《首批国家级名老中医效验秘方精选》——许履和。

金银花白酒散

组成：金银花240g，白酒240g。

用法：水煎服。

主治：肝胃郁热，气血壅滞。乳痈未溃属邪实者，乳房红肿疼痛，寒热交作，头痛胸闷，骨节酸楚，脉弦数。乳痈者，多主肝胃郁热，气血壅滞，以致乳络阻塞，发为乳痈，未溃者属邪实，乳房红肿疼痛，寒热交作，头痛胸闷，骨节酸楚，脉弦数。宜用大剂金银花白酒饮，可期速效。或者以为用量过大，然在初期毒盛邪实，实非小剂可得而济也。而且金银花不单清热解毒，其性亦补，为治痈最善之品，白酒温散善走，能引药力直达病所。二味合和，药专剂大力强，对初期乳痈，体质壮实者，内消神速，诚良方也。

引自：《著名中医学家的学术经验》——白清佐。

乳痈外敷膏

组成：没药 12g，木鳖子 12g，煨儿茶 12g，巴豆 8 个，铜绿 12g，大麻子 20 粒，粒松香 12g，香油 300g。

用法：先将没药、木鳖子、儿茶、铜绿研为细末，再把巴豆、大麻子去皮后捣烂，使铁锅将香油、松香烧开并把上药放入，用柳树枝去皮搅成膏状，每晚临卧时外敷乳痈患处。

主治：解毒消肿，止痛散结。用于未溃期乳痈。

引自：《崔文彬临证所得》。

验方 1

组成：山慈菇 120g，红糖 250g，米醋 250mL。

用法：将慈菇同醋放铜勺内，熬成浓汁。再入红糖熬膏，放地上出火气，瓷器收贮。每用时看疮之大小，摊布上，贴患处。每 3 日换药 1 次，未成即消，已成即溃。

主治：专治乳痈、乳疽、吹乳等症。

引自：《中医交流验方汇编》——郑香亭。

验方 2

组成：泽兰叶 30g，瓜蒌 30g，青皮 15g，白及（捣碎）15g。

用法：每日 1 剂，水煎，分 3 次服，每次兑入白酒 15g 同服。

主治：治吹乳。症见初起肿痛、皮色不变、疼痛难忍，尚未化脓者。

引自：《中医妇科验案验方集》——郭云程。

（二）成脓期

乳房局部焮红灼热跳痛，壮热不退，口渴便秘，舌红苔黄或黄腻，脉洪数。

验方1

组成：金银花30g，生黄芪15g，甘草6g，炮甲珠9g，漏芦9g，当归30g。

用法：水煎服。

主治：用于乳痈。服后有脓就穿，无脓即散。

引自：《名老中医经验汇编》——赵森财。

验方2

组成：全当归9g，甘草节6g，蒲公英9g，乳香9g，没药9g，天花粉6g，连翘6g，青皮4.5g，白芷4.5g，桔梗6g，瓜蒌实30g，柴胡4.5g，浙贝母6g。

用法：每日1剂，水煎，分2次服。

主治：用于乳房红肿疼痛，周身发热微恶寒头痛，隔日发热恶寒症消失，唯两乳或单乳红肿，疼痛难忍，将要化脓之际，此方脓未成即消，脓已成即开，疼痛立止。

引自：《中医妇科验案验方集》——师绍瀛。

验方3

组成：大瓜蒌1个，白芷6g，玄参9g，升麻1.5g，当归尾9g，桔梗9g，连翘9g，柴胡4.5g，青皮4.5g，天花粉6g，炮甲珠4.5g，川芎4.5g，知母6g，木通4.5g，木鳖子1个，延胡索6g，烧酒为引。

用法：每日1剂，水煎，分2次服；饭后1小时服药。

主治：用于产后乳房红肿高大者，化脓但不开口者用此方，如此脓后乳疼痛，疮口不合者，减去木鳖子、炮甲珠，加入乳香、没药。

引自：《中医妇科验案验方集》——李清印。

乳腺增生

乳腺增生是一种乳腺组织的良性增生性疾病，既非肿瘤，又非炎症。《外科正宗》："乳癖乃乳中结核，形如丸卵，或坠垂作痛，或不痛，皮色不变，其核随喜怒消长……"由此可见，乳癖的临床特点是疼痛及肿块。

疏肝散结汤

组成：柴胡 6～10g，丝瓜络 3～4.5g，赤芍 12～15g，漏芦 6～10g，夏枯草 10～12g，蒲公英 15g，橘核 5～10g，香附 6～10g，浙贝母 12～13g，郁金 10g，茜草 12g，白芍 12g，当归 5～7g，甘草 1.5g。

加减：月经期乳房胀痛者，加枳壳、青皮；月经色黑有块者，加泽兰；乳部肿块发热者，加山慈菇。

用法：每日 1 剂，水煎，分 2 次服。

主治：疏肝活血，化痰软坚。用于乳腺（小叶、囊性）增生病。因肝气郁结、痰血凝聚于乳房所致，症属痰血郁结。有经期前乳部胀痛，有块质软，经后肿块缩小或消退，月经不调，或量少色紫成块，烦躁，口苦、舌紫，脉细等症（用逍遥散，因其中夹有温补之品多有不效者）。

引自：《中国百年百名中医临床家丛书——欧阳锜》。

外敷方

组成：山慈菇 15g，白芷、鹿角、穿山甲、血竭各 9g，麝香 0.6g。

用法：上药共为细末，醋调成糊状，敷于患部。

主治：通络下乳，散结止痛。用于乳腺增生。

引自：《哈荔田妇科医案医话选》。

第二节　月经疾病

月经不调

月经不调是指妇人月经周期紊乱，期、量、色变异，是妇科常见多发病。多因脏腑功能失调、情志内伤、肠胃积热、冲任受损而导致血热、寒凝、气滞、血瘀、气血亏虚等因所引起。

症见月经先期、后期或先后无定期，月经之色质、量等亦随之出现异常。

（一）肝郁气滞

经行或先或后，经量或多或少，色紫红有块，血行不畅，胸胁、乳房、少腹胀痛，情志不舒，心烦易怒，嗳气食少，时欲叹息。舌质正常，苔薄，脉弦。

月经不调方

组成：当归9～15g，熟地黄12～15g，白芍9～12g，川芎6～9g，砂仁（杵碎）3g，益母草12～18g，制香附12g，白术9g。

加减：以本方为主，视血热者配加牡丹皮，熟地黄改生地黄；血寒者，加肉桂；经行腹痛拒按者，加川楝子、延胡索、木香；经行腹痛喜按者，加党参、白术等。

用法：水煎服。通常以汤剂形式煎服，亦可将各药配成丸剂（以益母草膏加上各研细末药粉，加水酒适量为蜜丸）。每日早上服9～12g。

主治：妇人月经不调，或提前或落后，或经行腹痛均可加减用本方。本方主治月经不调为常用方。原为程钟龄《医学心悟》之益母胜金丹，用量及个别药味做了加减。程氏谓月经不调"予以益母胜金丹及四物汤加减主之，应手取效"。诚非虚语。

引自：《何任临床经验辑要》。

六郁舒解方

组成：川芎 4.5g，当归 9g，制香附 9g，枳实 4.5g，郁金 9g，红花 4.5g，生山楂 9g，瞿麦 9g。

加减：气滞腹痛，加川楝子 9g、乌药 6g；喉间痰滞，加白芥子 3g、莱菔子 9g；湿郁小便不利者，加卷柏 9g、童子益母草 9g；食滞胀满，加焦六曲 9g、谷芽 12g、麦芽 12g；热结便秘，加生大黄 9g、全瓜蒌 12g。

用法：水煎服。

主治：疏气解郁，活血调经。用于七情郁结，经水不通，纳少嗳气，肚腹胀闷，脉弦略滑，苔薄黄腻。方中香附疏达调经，以开气郁；当是、川芎柔肝养血，以解血郁；枳实、郁金顺气化普，以祛痰郁；山楂健运化食，兼能祛痰散积，以消食郁；瞿麦利水化湿，兼能活血通经，以除湿郁，利水以清热，兼泻火郁；红花养血活血，以佐当归、川芎活血调经。本方侧重理气、活血、化滞，使气行则水行，水行则血行。再配以心理疏导，使之情舒意畅，郁开气行，而月候自调，诸病自瘥矣。

引自：《蔡氏妇科经验选集》。

当归精

组成：当归 42g，醋香附 24g，陈皮 15g，甘草 15g，红花 12g，黄芩 24g，茜草根 20g，川芎 45g，牡丹皮 200g，益母草 310g，山药 780g。

用法：将山药研细粉，其余药品制粗末，加水适量浸煮 3 遍，滤取药汁，文火浓缩成流膏，再将山药粉拌入调匀，待干燥，再研细即成。每服 5g，每日 2 次，温开水送服。

主治：活血祛瘀，调经止痛，理气健脾。用于妇人有肝郁气滞，月经不调，痛经等症。

引自：《刘惠民医案》。

女宝调经丸

组成：全当归96g，乌药60g，丹参240g，香附96g，白芍45g，茺蔚子90g，广陈皮36g，川芎24g，益母草120g。

用法：上药研末，用大枣煎汤泛丸。每服6～9g，温开水送下。每日2次。

主治：治妇人月经不调。

引自：《丁甘仁家传珍方选》

（二）肝肾不足

经行量少，色淡暗，质稀，腰酸腿软，头晕耳鸣，小便频数；或外阴发育差，子宫细小，月经初潮较迟，舌淡苔薄，脉沉细缓。

养血调经汤

组成：鸡血藤20g，丹参15g，当归10g，川芎6g，白芍10g，熟地黄15g，川续断10g，益母草10g，炙甘草6g。

加减：因肾虚为主者，上方加杜仲、桑寄生，加强补肾之力；阴虚内热者，上方去川芎之辛温香燥，熟地黄改为生地黄，加地骨皮、知母；阴道出血量多者，上方去川芎之辛香行散，加用仙鹤草、血余炭等收敛止血。

用法：每日1剂，水煎服。

主治：补肝肾，养血调经。用于肝肾不足，血虚所致的月经病症。本方由《医学心悟》之益母胜金丹化裁而来。益母胜金丹为肝脾肾并治之方，但偏于补益肝脾。基于肾藏精，经源于肾，肝藏血，精血互化，肝肾同源的理论，并受唐宗海"血证之补法……当补脾者十之三四，当补肾者十之五六"思想的启迪，用鸡血藤补血活血，"丹参一味，功同四物"，活血化瘀之力较为平稳，为虚而瘀者之良药；当归、川芎、白芍、熟地黄补益肝肾，养血调经；续断补肝肾，行血脉；益母草能化瘀能止血；炙甘草补脾益气，调和诸药。诸药合用，有补肝肾、益阴血、调月经之功效。

引自:《班秀文临床经验辑要》。

四二五合方

组成:当归9g,川芎3g,白芍9g,熟地黄12g,覆盆子9g,菟丝子9g,五味子9g,车前子9g,牛膝12g,枸杞子15g,仙茅9g,淫羊藿12g。

用法:每日1剂,水煎,分2次服。

主治:养血益阴,补肾填精。主治血虚肾亏。

引自:《刘奉五妇科经验》。

安冲调经汤

组成:山药15g,白术9g,炙甘草6g,石莲子肉9g,川续断9g,熟地黄12g,椿根白皮9g,生牡蛎30g,海螵蛸12g。

用法:每日1剂,水煎,分2次服。

主治:平补脾肾,调经固冲。主肾气不固。

引自:《刘奉五妇科经验》。

经期异常

若月经周期提前7天以上,甚至10余天一行,连续2个周期以上者称为"月经先期",既往亦称"经期超前""经行先期""经早""经水不及期"等。若每次月经仅超前五六天,或偶尔提前1次,虽提前日期较多,但下次月经仍然如期者不作先期论。本病属于以周期异常为主的月经病,常与月经过多并见,严重者可发展为崩漏。

若月经周期每月推后7天以上,甚至四五十天一潮,连续2个周期以上者称为"月经后期"。又称"月经延后"或"月经缩后""错后""落后""经行后期""经水过期""经迟"等。若偶见延后1次,虽推迟日期较多,但此后仍如期来潮,或每月延后仅三五天,均不属月经后期。在青春期初潮后 1～2 年内或进入更年期者，月经时有延后，且无其他证候者，亦不属月经后期。本病与月经先期，同属于月经不调而以周期改变为主的疾病。

加味胶艾四物汤

组成：干地黄 9g，当归 9g，川芎 4.5g，白芍 9g，炒黄芩 9g，炒牡丹皮 6g，制香附 6g，柴胡 6g，地骨皮 6g，益母草 18g，川续断 9g，焦艾叶 6g，阿胶珠 6g，生甘草 3g。

用法：每日 1 剂，水煎，分 2 次服。

主治：补气益血。用于月经先期。症见月经趋前，20 天左右即来潮，来时或伴有小腹痛，身体虚弱，心跳气短；脉虚数。本方侧重于血分偏热，血色紫黑，其人心烦易发怒。

引自：《柯与参医疗经验荟萃》。

固经丸

组成：黄芩、黄柏、龟甲、白芍、樗皮、香附（童便制）（原书无用量）。

加减：血热盛者，重用黄芩、黄柏，酌加生地黄、牡丹皮、焦栀子；阴虚火旺者，重用龟甲、白芍，酌加知母、生地黄、童便（兑入）；挟瘀滞者，酌加当归、红花、丹参；血虚者，酌加当归、生地黄；肾虚者，酌加续断、山茱萸、墨旱莲、女贞子。

用法：每日 1 剂，水煎，分 2 次服。连服 3～6 剂。

主治：阴虚血热所致之月经先期、频来、量多、淋漓不断、崩漏等症。有泻火而不伤阴之效。

引自：《吴少怀医案》。

行经汤

组成：黄芪 18g，当归 12g，川芎 12g，丹参 15g，赤芍 12g，苏木 9g，香附 9g，红花（后下），3～9g。

用法：水煎服，加酒为引。

主治：经期延后，闭经。

引自：《云南省老中医学术经验交流会资料选编》——吴元坤。

验方

组成：当归10g，白芷12g，生地黄炭12g，生蒲黄6g，五灵脂10g，延胡索6g，阿胶6g，炮姜4g，黑荆芥穗6g，乌药10g，海螵蛸10g，茜草6g，甘草6g。

用法：雨水煎服。

主治：月经过期不至，或下血块，腹痛绵绵。

引自：《陇东中医医论案验方荟萃》——杨万华。

月经过多

月经的周期、经期基本正常，月经量较常量明显增多者，称为月经过多，又称"经水过多"。一般认为月经量以30～80mL为适宜，超过100mL为月经过多。

本病相当于西医学的排卵型功能失调性子宫出血引起的月经过多（如黄体萎缩不全）或子宫肌瘤、子宫腺肌症、子宫内膜异位症、子宫肥大症等引起的月经过多。

固经汤

组成：熟地黄、龟甲、黄柏、山药、白芍、墨旱莲、仙鹤草、艾叶（原书无用量）。

用法：每日1剂，水煎，分2次服。

主治：滋肾固冲。本方乃固经丸加减而成，方中加熟地黄以加强滋肾之力，用墨旱莲、仙鹤草凉血止血，加艾叶以暖宫，且防止全方太过寒凉。适用于阴虚火旺而致的月经过多。

引自：《沈仲理临证医集》。

滋肾固冲汤

组成：生地黄、枸杞子、龟甲、黄柏、煅龙骨、煅牡蛎、墨旱莲、侧柏叶、贯众炭、藕节炭（原书无用量）。

用法：每日 1 剂，水煎，分 2 次服。

主治：滋阴清热，收敛固冲。方中生地黄、枸杞子、龟甲滋补肾阴，黄柏、墨旱莲、侧柏叶、贯众炭、藕节炭凉血止血，煅龙牡收敛止血。本方适用于肾阴亏虚所致的月经过多。

引自：《沈仲理临证医集》。

月经过多方

组成：党参、白术、黄芪、当归炭、熟地黄、乌梅炭、阿胶、续断、白芍、仙鹤草、茜草炭、侧柏炭（原书无用量）。

用法：水煎服。

主治：益气养血，收敛止血。用于气血两亏，月经过多症。

引自：《湖北名老中医经验选》——艾家才。

验方

组成：生地榆 30g，芡实 15g，煅牡蛎 16g。

用法：水煎服。

主治：月经过多。

引自：《陇东中医医论案验方荟萃》——拜永宁。

痛　经

妇人正值经期或行经前后，周期性出现小腹疼痛或痛引腰骶，甚至剧痛至昏厥者，称痛经，也称经行腹痛。

疏气定痛汤

组成：制香附 9g，川楝子 9g，延胡索 9g，五灵脂 9g，当归 9g，乌药 9g，枳壳 4.5g，木香 4.5g，没药 3g。

用法：每日 1 剂，水煎，分 2 次服。

主治：行气活血，化瘀止痛。主治气滞血瘀型痛经。

引自：《刘奉五妇科经验》。

化瘀定痛方

组成：炒当归 10g，丹参 12g，川牛膝 10g，制香附 10g，川芎 6g，赤芍 10g，制没药 6g，延胡索 12g，生蒲黄 12g，五灵脂 10g，血竭 3g。

加减：经量过少、排出困难者，可加红花、三棱；腹痛胀甚者，加乳香、苏木；痛甚呕吐者，加淡吴茱萸；痛甚畏冷肢清者，加桂枝；每次经行伴有发热者，可加牡丹皮，与赤芍配合同用；口干者，加天花粉；便秘者，加生大黄。

用法：水煎服。

主治：活血化瘀，调经止痛。由瘀滞引起经行腹痛，翻滚不安，甚至痛剧拒按，不能忍受，以致晕厥；或经量不畅或过多，有下瘀块后腹痛稍减者，也有经量愈多愈痛者。本症多见于子宫内膜异位症，因宿瘀内结，积久不化。苔薄微腻，边有紫斑，脉沉弦或紧。本方以四物汤加减。当归、川芎辛香走散，养血调经止痛；赤芍清瘀活血止痛；丹参祛瘀生新；川牛膝引血下行，逐瘀破结；香附理气调经止痛；延胡索、没药活血散瘀，理气止痛；生蒲黄、五灵脂通利血脉，行瘀止痛；血竭散瘀生新，活血止痛。

引自：《中国百年百名中医临床家丛书——蔡小荪》。

石英汤

组成：紫石英 9g，全当归 9g，桑寄生 9g，炒杜仲 9g，丝瓜络 9g，麦冬 9g，肉桂 1.5g，吴茱萸 2.4g，川花椒 2.4g，乌药 3g，橘叶 4.5g，橘核 12g，白芍 6g。

用法：每日 1 剂，水煎，分 3 次服。

主治：温经脉，调冲任，止疼痛。主治冲任虚寒，营血不足。

引自：《程门雪医案》。

茺蔚老姜汤

组成：茺蔚子（益母草代亦可）30g，煨老生姜30g，红糖60g。

用法：煎取3碗，分3次热服。每月行经时服之。

主治：活血调经，温经止痛。主治经行腹痛。

引自：《蒲辅周医疗经验》。

陈氏温经汤加味

组成：酒当归9g，酒川芎6g，杭白芍12g，莪术12g，牡丹皮4.5g，人参6g，牛膝9g，甘草6g，干姜9g，桂心9g，葱须3根。

用法：水煎服。

主治：温经祛寒。用于虚寒型经前腹痛。经水来潮前数日（一般2～3天）少腹部绞痛而冷感，初喜按喜温，但重按又呈不舒，面苍神惫，苔白、尖红绛，经行量少色淡红而不畅，脉多沉紧弦涩或沉缓无力。

引自：《史道生医集》。

温经散寒汤

组成：当归、川芎、赤芍、白术、紫石英、胡芦巴、五灵脂、川楝子、延胡索、制香附、小茴香、艾叶（原书无用量）。

用法：每日1剂，水煎，分2次服。

主治：活血化瘀，温经散寒。本方为四物汤合金铃子散，加上温肾散寒药组成，方中紫石英、胡芦巴、制香附、小茴香、艾叶同用以温经散寒。主要用来治疗因外感寒湿而导致的痛经，症见少腹坠痛、绞痛，甚则牵及腰脊酸楚，经血量少，色淡或如黑豆汁，夹有小血块，苔白腻、舌边色紫或瘀斑，脉沉紧或濡缓。

引自：《沈仲理临证医集》。

温经止痛方

组成：当归10g，大生地黄10g，川芎6g，白芍10g，制香附10g，小茴香3g，淡吴萸2.5g，桂枝3g，延胡索12g，煨姜2片，艾叶

3g。

加减：腹胀者加乌药；无畏寒肢清者桂枝易肉桂；背冷者加鹿角霜；腹泻者煨姜易炮姜；脘腹胀满者香附易木香；经量偏少者加牛膝、红花，或桃仁、丹参等择用。

用法：水煎服。

主治：温宫逐寒，调经止痛。经来偏少、小腹冷痛、畏寒肢清、大便欠实，腹部喜按喜暖者大都在经期受寒引起，如淋雨涉水或过饮生冷。苔薄白，脉细弦或紧。本方以四物汤为主，加温宫调经、理气止痛药。桂枝、煨姜辛温通散；吴茱萸温中散寒；艾叶温中逐寒，调经止痛；香附理气调经止痛；小茴香祛寒理气止痛；延胡索活血散瘀，理气止痛。四物养血调经，生地黄虽然滋阴养血，但全方大多温燥理气，配白芍敛阴以为约制。

引自：《中国百年百名中医临床家丛书——蔡小荪》。

红酱金灵四物汤

组成：当归、川芎、赤芍、生地黄、红藤、败酱草、川楝子、五灵脂、乳香、没药（原书无用量）。

用法：每日1剂，水煎，分2次服。

主治：养血凉血，疏肝止痛。本方乃宗四物汤合金铃子散方义而成。方中红藤、败酱草清热解毒、活血通络，川楝子、五灵脂、乳香、没药仿金铃子散方义，使止痛力更强。适用于肝旺血热、气滞不利、冲任失调属于热郁痛经者。

引自：《沈仲理临证医集》。

丹栀逍遥散加味

组成：牡丹皮4.5g，栀子6g，醋柴胡6g，当归9g，杭白芍9g，焦白术6g，茯苓15g，炙甘草6g，薄荷3g，酒桃仁6g，条黄芩炭6g，酒延胡索9g，怀牛膝9g，大生地黄15g。

用法：水煎服。

主治：疏肝理气，化瘀调经。用于实热型经行腹痛。症见经前数日或 1 周左右烦躁不宁，神经易于冲动，相继经血来潮，腹部疼拒按乍按乍止，剧时牵引两胁胀痛或伴鼻干作衄，口渴喜饮，两颧易赤，经色紫黑多凝块，量少不畅，每难定期，苔白而中黄，脉弦滑或沉实偏数。

引自：《史道生医集》。

当归建中汤加黄芪

组成：当归 9g，桂枝 6g，杭白芍 9g，炙甘草 6g，生黄芪 15g，干姜 4.5g，大枣 3 枚，饴糖（兑入）1 枚。

用法：水煎服。

主治：补气养血，健运中州。用于经后腹痛属气血亏虚运行无力者。症见经行将尽腹痛绵绵不休，而喜按，面苍神疲肢逆畏冷，纳呆，腰楚痛，便溏，经淡量少或下有带样物质，头晕耳鸣，心悸气短，苔白滑，脉沉细濡涩。

引自：《史道生医集》。

调肝汤

组成：炒山药 9g，阿胶珠 6g，巴戟天 4.5g，山茱萸 9g，白芍 6g，甘草 3g，当归 6g。

用法：每日 1 剂，水煎，分 2 次服。

主治：用于经后腹痛属肝肾、冲任虚损者（方歌：调肝汤用山药胶，巴戟山萸白芍饶，甘草当归休减味，经后腹痛此方高）。

引自：《中医妇科验案验方集》——关庚荣。

填脐止痛散

组成：肉桂 15g，红花 15g，当归 15g，炮姜 15g，附子 15g，广木香 10g，冰片 0.5g。

用法：混合为面，取少许药物，放脐孔中，外用脐布盖好，或用姜片盖好，加灸至脐中知温为止。

主治：胞宫虚寒性痛经。

引自:《中医临证薪传录》。

验方

组成:全当归9g,肉桂4.5g,酒延胡索9g,广木香1.5g。

用法:每日1剂,加黄酒30mL水煎,分2次温服。

主治:用于妇人血滞腹痛。

引自:《中医妇科验案验方集》——郑忠义。

崩 漏

崩漏是指经血非时暴下不止或淋漓不尽,前者称为崩中或经崩;后者称漏下或经崩。崩漏与出血情况虽不同,但两者常相互转化,故概称为崩漏。崩漏是月经周期、经期、经量严重失常的一种月经病,相当于西医学之无排卵型功能失调性子宫出血。

化瘀止崩方

组成:当归9g,生地黄9g,白芍9g,制香附9g,生蒲黄(包煎)30g,花蕊石15g,大黄炭9g,三七末(吞服)2g,震灵丹(包煎)12g。

加减:肝旺热盛,加柴胡炭4.5g、焦栀子4.5g、焦知母6g、焦黄柏6g;兼有气滞,加川楝子9g、乌药6g;兼有湿热,加败酱草12g、蚕沙(包煎)12g;兼有寒凝,加小茴香3g、桂心3g;兼气虚,加党参12g、仙鹤草30g;兼阴虚,加墨旱莲12g、炙龟甲9g;兼阳虚,加鹿角霜9g、淡附块9g。

用法:水煎服。

主治:活血调经,化瘀止痛。用于阳崩,量多色暗红,质黏稠夹有瘀块,小腹疼痛,瘀块下则痛减,或出血淋漓不绝。舌质红或紫暗,或有瘀斑,脉弦而沉,或涩。

引自:《蔡氏妇科经验选集》。

温阳止血方

组成：党参12g，生黄芪20g，炒当归9g，熟附片9g，牛角鰓9g，生地黄炭20g，炮姜炭3g，白芍12g，煅牡蛎30g，仙鹤草30g，蒲黄炒阿胶珠9g。

加减：脾肾虚寒，泄泻不止，加灶心土（或赤石脂）（包煎）9g、禹余粮9g；虚寒腹痛，加艾叶3g、吴茱萸3g；肾虚溲频，有覆盆子9g、海螵蛸9g；阳虚形寒，加黄芪9g、鹿角霜9g；眩晕耳鸣，加沙苑子9g、山茱萸9g。

用法：水煎服。

主治：补肾健脾，温阳止血。用于阴崩，量多色淡或色暗黑，质稀薄，经期延长，面色㿠白，头晕气短，乏力畏寒，大便不实。舌淡苔薄，质淡或边有齿印，脉细软或虚。

引自：《蔡氏妇科经验选集》。

育阴固冲汤

组成：生地黄12g，炙龟甲9g，煅牡蛎30g，牡丹皮炭9g，墨旱莲20g，白芍12g，黑荆芥穗9g，党参12g，生蒲黄（包煎）15g。

加减：阴虚肝旺，心烦易怒，加柴胡炭4.5g、条黄芩4.5g、焦栀子4.5g；肝肾阴虚，精血亏损，加陈阿胶9g、炙龟甲9g、山茱萸9g；兼有湿热，加黄柏炭9g、鸡冠花9g、贯众炭9g；腰酸眩晕，加杜仲9g、枸杞子9g、桑葚9g、海螵蛸9g；心烦少寐，加首乌藤12g、五味子3g。

用法：水煎服。

主治：育肾滋阴，清热止崩。用于阳崩，量多色鲜无块，或淋漓日久，颧红潮热，咽干口燥，腰酸头晕。舌质红少苔，脉细数或细弦。

引自：《蔡氏妇科经验选集》。

益母止崩汤

组成：益母草30g，贯众炭15g，茜草12g，炒红花10g，生山楂

10g，生地榆 30g，墨旱莲 30g，藕节 30g，枳壳 10g，三七粉 3g。

用法：水煎服。

主治：对崩漏有瘀血者屡用屡效。方中益母草、茜草、生山楂祛瘀兼能止血；红花炒用，偏于养血止血，兼能祛瘀；贯众炭、生地榆、墨旱莲、藕节、三七粉凉血止血；佐枳壳理气，取气行血行之意，以促使瘀血排出。另据药理研究，益母草、贯众、红花、山楂、枳壳能加强子宫收缩而利于止血；墨旱莲、地榆、茜草、藕节能升高血小板，缩短出凝血时间。诸药配伍，确能使瘀祛血止，祛邪而不伤正。

引自:《黄河医话》——褚玉霞。

胶红饮

组成：阿胶、当归、红花、冬瓜仁（原书无用量）。

加减：流血过多、气郁血脱者，加人参、白术；有热者，加细茶。

用法：每日 1 剂，水煎，分 2 次服。

主治：用于妇人血崩漏下，有祛瘀生新之效。

引自:《吴少怀医案》。

崩漏秘方

组成：棕榈炭，鸡冠花炭，炒槐花、炒红花（2 味微炒，不可炒成炭），生三七各等分。

用法：上药磨粉，白开水送下，每服 10g，每日 2 次，病重者每日 3 次。

主治：用于崩漏。

引自:《著名中医学家的学术经验》——彭静山。

复方十灰散

组成：党参 30g，熟地黄 30g，生杜仲 9g，川续断 9g，炮姜炭 3g，鹿角霜 35g，十灰散（另包）3g。

用法：浓煎 2 次，分 2 次服。每次入十灰散 1.5g，加入几滴醋同服。

主治：调和冲任，益气止血。主治冲任不固，崩漏下血。

引自:《蒲辅周医疗经验》。

崩漏方

组成:艾叶、贯众、陈棕炭、血余炭、藕节（原书无用量）。

用法:每日 1 剂,水煎,分 3 次服。

主治:止血消瘀。用于崩漏（功能失调性子宫出血）。

引自:《湖北名老中医经验选》——董玉衍。

验方 1

组成:桑寄生,不拘多少。

用法:干研极细,以细罗过下之粉,每服 15g,用红糖调服。

主治:血漏。

引自:《中医交流验方汇编》——高宜先。

验方 2

组成:野茄子（花、叶、茎）（即本草之龙葵）。

用法:取 250g 淘净,刀切,熬浓,晾凉,加白糖少许,当茶饮,频频下咽。

主治:妇人血崩,流鼻血。忌辣椒、烧酒以及有刺激性的食物。

引自:《中医交流验方汇编》——姚德仁。

验方 3

组成:高丽参 6g,广陈皮 6g,制柴胡 3g,焦地榆 12g,土炒白术 9g,炙黄芪 9g,炙甘草 6g,焦贯众 15g,全当归 15g,炙升麻 3g,杭白芍 12g,焦蒲黄 6g,焦荆芥 9g,灶心土 9g。

用法:水煎,分早午晚 3 次服。

主治:妇人血崩,大流不止,用收涩固脱之药不效者,可服此方。忌生冷、辛辣。

引自:《中医交流验方汇编》——张子述。

功能失调性子宫出血

功能失调性子宫出血，简称功血，是一种常见的妇科疾病，是指异常的子宫出血，经诊查后未发现有全身及生殖器官器质性病变，而是由于神经内分泌系统功能失调所致。表现为月经周期不规律、经量过多、经期延长或不规则出血。根据排卵与否，通常将功血分为无排卵型及排卵型两大类，前者最为多见，占80%～90%，主要发生在青春期及更年期，后者多见于生育期女性。

二稔汤

组成：岗稔（桃金娘科桃金娘属植物桃金娘的果或根）30～50g，地稔根（野牡丹科野牡丹属植物的根）30g，续断15g，制何首乌30g，党参20～30g，白术15～20g，熟地黄15～20g，棕榈炭10～15g，炙甘草9～15g，桑寄生15～30g，赤石脂20g。

加减法：血块多者，加益母草15～30g；血色鲜红者，加墨旱莲20～25g、紫珠草30g；血色淡红者，加艾叶15g，或以姜炭易棕榈炭；血量特多者，加五倍子10g、阿胶12g，并经高丽参咬嚼吞服或炖服。

用法：每日1剂，水煎，分2次服。配合艾灸（悬灸15～20分钟或直接灸7～11壮）隐白或大敦（均双穴，可交替使用）和三阴交，以收止血之效。

主治：补气摄血。用于出血较多时期。岗稔、地稔均为华南地区常用的草药，具有补血摄血的作用。何首乌养肝肾而益精血，药性温敛，滋而不腻，补而不燥，是妇科出血症补血的理想药物。桑寄生补肝肾而益血，续断补肝肾而止崩，兼有壮筋骨的功效，故能兼治腰膝酸疼。熟地黄补血滋肾，党参、白术、炙甘草均能补气健脾，取其补气以摄血；棕榈炭、赤石脂均能敛涩止血，以收塞流之效。

引自：《罗元恺医著选》。

滋阴固气汤

组成：熟地黄 20g，续断 15g，菟丝子 20g，制何首乌 30g，党参 20g，黄芪 20g，白术 15g，岗稔子 30g，阿胶 12g，牡蛎 30g，山茱萸 15g，炙甘草 10g。

加减：出血仍稍多者，可适当加入炭类药以涩血，或其他固摄之品如海螵蛸、鹿角霜、赤石脂之类；有虚热证候者，去黄芪加女贞子。

用法：每日 1 剂，水煎，分 2 次服。

主治：用于阴道出血已减缓，仍有漏下现象者。出血缓解后，应着重对因治疗，即所谓"澄源"，根据本症发病的主要原因为肝肾阴虚、脾肾不固的机制，应参滋养肝肾为主，兼以固气益血。本方用熟地黄、续断、菟丝子、山茱萸以滋养肝肾；党参、黄芪、白术、炙甘草以补气健脾；何首乌、岗稔子、阿胶以养血涩血；牡蛎以镇摄收敛。全方兼顾肾、肝、脾、气、血，以恢复整体之功能，巩固疗效。

引自：《罗元恺医著选》。

补肾调经汤

组成：熟地黄 25g，菟丝子 25g，续断 15g，党参 20～25g，炙甘草 10g，白术 15g，制何首乌 30g，枸杞子 15g，金樱子 20g，桑寄生 25g，黄精 25g，鹿角霜 15g。

加减：预计排卵周期，可加入温补肾阳之品如淫羊藿、补骨脂、仙茅、巴戟天之类以促其排卵；腰酸痛明显者，可加入金毛狗脊、杜仲、乌药之类；月经逾期 1 周以上不潮者，可加入牛膝、当归之类，以助及早来潮。

用法：每日 1 剂，水煎，分 2 次服。

主治：适用于出血已止，身体未复，需要建立月经周期，以防反复发作。出血停止后，应协助机体恢复生理功能以建立月经周期，促使按期排卵。治疗原则应以补肾为主，兼理气血。本方以熟地黄、菟丝子、金樱子、续断、鹿角霜滋肾补肾；枸杞子、黄精、何首乌、桑寄生养血；党参、白术补气健脾。使肾气充盛，血气和调，冲任得固。经过2～3个周期的调理，身体逐渐强健，正常周期可冀恢复。

引自：《罗元恺医著选》。

闭　经

女子年逾18岁，月经尚未初潮；或月经周期已正常建立，又连续中断6个月以上，排除生理性停经者，称闭经。前者称原发性闭经，后者称继发性闭经。妊娠期、哺乳期、绝经期停经，属生理性停经，不属闭经范畴。有的少女初潮后2年内月经未能按时而至，或有的妇人由于生活环境突然改变，偶见一两次月经不潮，又无其他不适者，可暂不作病论。本节所言闭经包括中枢神经、下丘脑、垂体前叶、卵巢、子宫的功能性或部分器质性病变所引起的月经闭止。

月经闭止秘方

组成：当归15g，川芎9g，僵蚕9g，丹参15g，五灵脂9g。

用法：水煎服。

主治：用于经闭。

引自：《著名中医学家的学术经验》——彭静山。

导痰顺气方

组成：川芎4.5g，当归9g，制香附9g，川牛膝9g，石菖蒲4.5g，胆南星4.5g，白芥子3g，法半夏4.5g，枳壳4.5g，白茯苓12g，焦白术9g，青皮4.5g，陈皮4.5g。

加减：气郁胸闷，加广木香3g、瓜蒌皮9g；血郁腹痛，加延胡索9g、丹参9g；血虚眩晕，加柏子仁9g、枸杞子9g、鸡血藤9g；纳谷不馨，加谷芽12g、麦芽12g、焦六曲9g；肝郁乳胀，加柴胡4.5g、广郁金9g、穿山甲9g；面热升火，加炒知母6g、炒黄柏6g、生牡蛎30g；烦躁易怒，加淮小麦15g、黄芩4.5g、生甘草4.5g。

用法：水煎服。

主治：化痰导滞，行血通经。用于积痰下流胞门，闭塞不行，或肥人脂满，痰涎壅盛，月事不行。朱丹溪云："经不行者，非无血也，为痰所凝而不行也。"方中白术燥痰湿而补脾元；枳壳泄痞闷而消积滞；二陈为治痰要药，化痰理气，运脾和胃；加胆南星、菖蒲祛痰宣壅，开窍通闭；加白芥子辛散利气、温通豁痰，兼搜皮里膜外之痰湿；用当归、川芎养血活血，润燥而不腻；加香附理气调经；加牛膝引血下行，通利冲任。使气行水行血亦行，痰饮既去，经脉已通，气血流畅，月事以下。

引自：《蔡氏妇科经验选集》。

瓜石汤

组成：瓜蒌 15g，石斛 12g，玄参 9g，麦冬 9g，生地黄 12g，瞿麦 12g，车前子 9g，益母草 12g，马尾连 6g，牛膝 12g。

用法：水煎服。

主治：滋阴清热，宽胸和胃，活血通经。用于阴虚胃热所引起的月经稀发后错或血涸经闭。本方以瓜蒌、石斛为主药，瓜蒌甘寒润燥，宽胸利气；石斛甘淡微寒，益胃生津，滋阴除热；合用共奏宽胸润肠、利气和胃之效。另加玄参、麦冬滋阴增液；用生地黄滋阴生血；瞿麦、车前子活血通经；益母草偏寒，通经活血之中又能生津液；马尾连（或栀子）清胃热，热去则津液能以自生；牛膝引血下行，以期经行血至之目的。总之，全方以滋液清热，宽胸和胃之力而达到活血通经的目的。

引自：《刘奉五妇科经验》。

贴敷方

组成：蟋蟀 4～5 只。

用法：泥封焙干，去泥后研末。用时将上药酒调至可搓成丸，为饼状敷于脐下关元穴处（在下腹部，前正中线上，当脐中下 3 寸），夜敷昼取，每日 1 次。

主治：用于血瘀经闭或有症块。

引自:《哈荔田妇科医案医话选》。

验方1

组成:黑木耳1 500g,冰糖1 500g。

用法:每日煎服15g,服完后即愈。

主治:干血痨。

引自:《名老中医经验汇编》——胡继恒。

验方2

组成:郁金10g,牛膝10g,桃仁10g,酒大黄10g,花蕊石18g,三七6g。

用法:水煎服。

主治:用于干血痨、闭经、症瘕积聚。

引自:《陇东中医医论案验方荟萃》——李振岐。

经行吐衄

经期或行经前后,出现有规律的吐血或衄血,并伴有经量减少或不行,称"经行吐衄",又称"倒经""逆经""错经"等。本病相当于西医学"代偿性月经"。

经行吐衄的主要机制多为血热而冲气上逆,迫血妄行所致。出于口则吐,出于鼻则为衄。临床常见有肝经郁火、胃火炽盛、肺肾阴虚证。

凉血止衄汤

组成:龙胆9g,黄芩9g,栀子9g,牡丹皮9g,生地黄15g,藕节30g,白茅根30g,大黄1.5g,牛膝12g。

用法:水煎服。

主治:清热平肝,凉血降逆。治妇人肝热上逆,血随气上,经期衄血者。

引自:《刘奉五妇科经验》。

滋阴降逆汤

组成：生地黄 15g，杭白芍 10g，墨旱莲 15g，鲜荷叶 15g，泽泻 10g，牡丹皮 10g，茯苓 10g，牛膝 6g，甘草 5g。

加减：月经量少，加益母草 10g、香附 6g，理血调经；兼潮热，加地骨皮 9g、白薇 6g，清血透热；经前乳房胀痛，加夏枯草 12g、瓜蒌壳 9g，宽胸理气、解郁散结；平素带下赤白，加赤芍、凌霄花各 6g，清下焦伏火。

用法：每日 1 剂，水煎，每剂分 2～3 次服。

主治：滋阴清热降逆，凉血止血。妇人经行吐衄或阴虚血热所致的吐血、衄血。

引自：《班秀文临床经验辑要》。

泻火降逆方

组成：当归 9g，生地黄 9g，白芍 9g，栀子 4.5g，炒牡丹皮 6g，炒黄芩 4.5g，怀牛膝 9g，山茶花 9g，白茅根 30g，赭石 15g。

加减：衄血量多，加墨旱莲 9g、藕节炭 12g、茜草 9g；头痛眩晕，加山羊角 12g、蔓荆子 9g、菊花 6g；烦躁易怒，加磁石（先煎）15g、朱茯神 9g；乳房胀痛，加广郁金 9g、路路通 9g、王不留行 9g、夏枯草 9g；小腹胀痛，加川楝子 9g、制香附 9g。

用法：水煎服。

主治：清肝泻火，养血顺经。用于经行鼻衄齿衄，头晕心烦，口苦溲赤，月经参前，脉略弦数，苔薄而红。蔡氏前辈认为："经行吐衄，总由乎火，外为六淫之变化，内为五志之焮腾，气血升降错乱，阴阳为之相悖。"方用当归、白芍、生地黄养血滋阴、柔肝缓急；黄芩、牡丹皮、栀子降气逆升腾之火，泄肝经龙雷之亢；赭石平肝降逆，凉血止血；山茶花、白茅根以佐清热泄肝，凉血止衄之功；怀牛膝引血下行。

引自：《蔡氏妇科经验选集》。

绝经前后诸症

部分妇人在绝经前后（45—55 岁），出现一些与绝经有关的证候，如眩晕耳鸣，烘热汗出，心悸失眠，烦躁易怒，潮热；或面目、下肢水肿，纳呆，便溏；或月经紊乱，情志不宁等，可持续 3～5 年，称"更年期综合征"，亦称"绝经前后诸证"或"经断前后诸证"。绝经表示月经的最后完全停止，故绝经只能在自然停经 12 个月以后才能确定。绝经前多指绝经以前 1～2 年的时间，绝经后是指紧接绝经后的一个时期。

清眩平肝汤

组成：当归 9g，川芎 4.5g，白芍 12g，生地黄 12g，桑叶 9g，菊花 9g，黄芩 9g，女贞子 9g，墨旱莲 9g，红花 9g，牛膝 9g。

加减：热重者，去当归、川芎，加马尾连 9g；肝阳亢盛者，加龙齿 30g。

用法：水煎服。

主治：滋肾养肝，清热平肝，活血调经。用于妇人更年期综合征、经前期紧张症等，属于肝肾阴虚，肝阳亢盛，见有头晕、头痛（或血压升高），烦躁者。方中当归、川芎、白芍、生地黄、红花、牛膝养血活血，引血下行以调经；女贞子、墨旱莲滋补肝肾以培本；黄芩清肝热；桑叶、菊花清热平肝以治标。本方标本兼顾，使之补肾而不呆滞，清肝热而不伤正。在重用牛膝引血下行的同时，配合黄芩、桑叶、菊花清上引下，重点突出。

引自：《刘奉五妇科经验》。

坎离既济方

组成：生地黄 12g，川黄连 2g，柏子仁 9g，朱茯苓 12g，淡远志 4.5g，九节菖蒲 4.5g，龙齿 12g，天冬 9g，麦冬 9g，淮小麦 30g，五味子 3g。

加减：失寐梦多，加朱灯芯 3 束、合欢皮 9g、琥珀末（吞服）2g；

潮热盗汗，加酸枣仁9g、地骨皮9g、炙鳖甲9g；健忘心悸，加胆南星4.5g、丹参9g、孔圣枕中丹（吞服）9g；眩晕耳鸣，加枸杞子9g、桑葚9g、泽泻9g；痰热神昏胸闷，加淡竹茹9g、莲子心3g、礞石滚痰丸9g吞服；狂躁不安，加川大黄9g、磁石（先煎）15g、西珀末（吞服）1.5g、白金丸（吞服）9g。

用法：水煎服。

主治：滋水益肾，清心降火。更年期心烦意乱，时悲时怒，悲则欲哭，怒则欲狂，夜不安寐，梦多纷纭，烘热潮汗，心悸眩晕等。

引自：《中国百年百名中医临床家丛书——蔡小荪》。

更年宁汤

组成：黄芩10g，生地黄15g，苦参15g，百合15g，炙甘草10g，炒麦芽15g，大枣6枚，麦冬15g，黄连10g，牡丹皮10g，栀子10g，白薇15g，炒酸枣仁30g。

加减：潮热、烘热较重，加青蒿15g、龟甲12g，养阴、清热、潜阳；汗出较多，加生龙骨、生牡蛎各30g，浮小麦15g，桑叶30g，敛汗止汗；失眠较重或顽固性失眠，加茯神15g、菖蒲15g，安神定志、化痰解郁，或僵蚕12g、天竺黄10g、姜黄12g，祛风清热化痰，疏肝解郁安神；头晕头胀，加菊花12g、蔓荆子12g，平肝、活血、止痛；腰酸腿痛，加川续断30g、桑寄生20g、狗脊30g、牛膝15g、白芷12g，壮腰、健肾、止痛；足胫水肿，加茯苓20g、泽泻20g，利尿消肿；月经量多，加小蓟20g、侧柏炭30g、阿胶（烊化）10g、海螵蛸15g，凉血涩血、固冲止血。

用法：水煎，分2次服。

主治：补肾养阴，清心宁神，交通心肾，平肝潜阳。用于绝经前后诸证。本方实为黄芩汤、百合地黄汤、甘麦大枣汤及增液汤四方的合方。黄芩汤出自《千金要方》第三卷，妇人产后中风门曰："治妇人在褥得风，……头不痛但烦热，与三物黄芩汤。"尤在泾注云："此产后血虚，风入而成热之证，地黄生血，苦参、黄芩除热也。"百合地黄汤、甘麦大枣汤均为仲景《金匮要略》所载处方，前者具滋肾益心、清热安神之功，是百合病正治之法；后者益气血、补心肝、交阴阳、安魂魄（李彦师语），治妇人心肝阴血不足，心肾阴阳失济所致之脏躁证。增液汤出自《温病条辨》，具有养阴、生津、润燥的功效。于氏以上述四方为主，取养阴补血滋肾、清心安神定志、交通阴阳水火的综合作用，因此可治更年期综合征。考虑本病临床以潮热、烘热及失眠、心烦、躁扰为主证，并且长期存在，难以速愈，又加用牡丹皮、栀子、白薇凉血、清热、除烦、炒酸枣仁、黄连益心肝、安心神、清虚热。另外，因炒麦芽既有养心安神的作用，又有顾护胃气的功效，故以炒麦芽易甘麦大枣汤之小麦。如此配伍组方，可谓方证合拍，理法方药一线贯通，所以用之临床常能获得满意疗效。

引自：《中国百年百名中医临床家丛书——于己百》。

疏肝开郁方

组成：炒当归 10g，炒白术 10g，云茯苓 12g，柴胡 5g，白芍 10g，广郁金 10g，淮小麦 30g，青皮、陈皮各 5g，川楝子 10g，生甘草 3g。

加减：如兼头痛或胀者，加生石决明、白蒺藜；有低热者，加黑栀子、牡丹皮；乳胀痛结块明显者，加蒲公英、夏枯草、穿山甲片，橘叶核选用；大便秘结者，加全瓜蒌、玄明粉；兼痰滞者，加胆南星、白芥子、海藻、枳壳等择用。

用法：水煎服。

主治：疏肝理气，缓急开郁。更年期综合征，或经前乳房作胀或胀痛，或乳头触痛，或烦躁欠安，易怒易郁，有时乳胀结块，经来即胀痛渐消，结块变软。苔薄，质边红，脉弦。本方由逍遥散与甘麦大枣汤化裁而成。方中当归养血调经；白术健脾以抑肝；茯苓和中，补脾宁心；柴胡平肝解郁，佐白芍以柔肝敛阴；广郁金利气解郁；川楝子疏肝理气、止痛胀；青皮疏肝止痛、破气散结、消乳肿，陈皮理气治痰；淮小麦补心、除热、止烦，配生甘草以甘能缓急，并和缓泻火。

引自:《中国百年百名中医临床家丛书——蔡小荪》。

其他诸症

抑木扶土方

组成：炒白术 9g，杭白芍 9g，怀山药 9g，焦薏苡仁 12g，桔梗 3g，防风 3g，青皮 4.5g，陈皮 4.5g，白茯苓 12g，吴茱萸 3g，党参 9g。

加减：五更泄泻，加补骨脂 9g、煨肉果 6g、炮姜炭 2g；面浮肢肿，加生黄芪 12g、生甘草 3g、桂枝 3g；经前乳胀，加柴胡 4.5g、鹿角片 9g、黄芪 9g；头痛眩晕，加枸杞子 9g、沙苑子 9g、白蒺藜 9g、蔓荆子 9g；小腹胀痛，加煨木香 3g、大腹皮 9g、肉桂 3g；泛恶纳差，加焦山楂 12g、鸡内金炭 6g、谷芽 15g、麦芽 15g。

用法：水煎服。

主治：健脾抑肝，化湿止泻。用于经前或临经大便溏泄，脘腹胀满，面浮肢肿，神疲乏力。脉濡，苔淡薄。

引自:《蔡氏妇科经验选集》。

滋水泻木方

组成：生地黄 12g，山茱萸 9g，生石决明（先煎）15g，菊花 6g，僵蚕 9g，白蒺藜 9g，怀牛膝 9g，泽泻 9g，龙胆 4.5g，生麦芽 30g。

加减：血虚眩晕，加枸杞子 9g、女贞子 9g；痛偏两侧，加天麻 9g、钩藤（后下）9g、黄芩 4.5g；痛偏巅顶、头皮麻木，加全蝎 4.5g、藁本 6g、羚羊角粉（吞服）0.5g；痛偏前额、眉痛目胀，加密蒙花 9g、白芷 3g、蔓荆子 9g；痛偏后枕、项背掣痛，加羌活 3g、独活 3g、葛根 9g、赤芍 9g；痛时昏重、呕恶痰涎，去山茱萸、生地黄，加半夏 6g、天麻 9g、苍术 6g、胆南星 4.5g；痛时畏风、头冷欲裹，去生地黄、龙胆，加当归 9g、吴茱萸 3g、细辛 1g、鹿角片 9g，或肉桂 2g；经行烦躁欲狂、神志恍惚，加白金丸（吞服）9g、朱远志 4.5g、煅龙骨 30g、煅牡蛎 30g；经行涩少，加桃仁 9g、丹参 9g、茺蔚子 9g；夜不安寐，加首乌藤 12g、合欢花 9g、朱茯神 9g；口苦便秘，加当归龙荟丸（吞服）9g、决明子 9g 等。

用法：水煎服。

主治：滋阴潜阳，平肝泻火。用于经行头痛如劈，烦躁易怒，目胀口苦，脉弦，舌红。

引自：《蔡氏妇科经验选集》。

第三节　妊娠疾病

恶　阻

妊娠后出现恶心呕吐，头晕厌食，或食入即吐者，称为"恶阻"，亦称"子病""病儿""阻病"等。恶阻多发生在妊娠 6～12 周，一般妊娠 12 周前后可自行消失。本病与西医学所称的"妊娠剧吐"相类似，可互相参照。

安胃饮

组成：藿香 9g，紫苏梗 6g，川厚朴 6g，砂仁 6g，竹茹 9g，半夏 9g，陈皮 9g，茯苓 9g，生姜汁（兑服）20 滴。

用法：每日 1 剂，水煎，分 2 次服。

主治：和胃降逆止呕。主胃虚气失和降所引起的妊娠恶阻。

引自：《刘奉五妇科经验》。

千金竹茹汤

组成：青竹茹 9g，橘皮 9g，茯苓 6g，半夏 6g，生姜 6g，黄芩

4.5g，生白术 6g，朱砂（捣碎）2g。

用法：每日 1 剂，水煎，分 2 次服。

主治：用于妊娠恶阻。此治疗一般的呕吐症实有特效，临床治疗 90 例，痊愈 70 例，减轻者 12 例，不明者 8 例。

引自：《中医妇科验案验方集》——亢子和。

妊娠恶阻验方

组成：陈仓米（炒黄）50g，煨生姜 20g，食盐 2g，砂糖 30g，鲜竹茹 1 团。

用法：先将陈仓米煮熟后，再下后 4 味同煎，去药渣后，当茶服。轻者 3～5 天，重者 7～10 天可愈。

主治：和胃止呕。用于妊娠恶阻。

引自：《湖北名老中医经验选》——杨志保。

妊娠恶阻呕吐方

组成：党参 10g，白术 10g，茯苓 10g，法半夏 6g，甘草 6g，陈皮 6g，六曲 10g，黄芩 6g，白芍 6g，藿香 6g。

用法：水煎服。

主治：健脾和胃。用于妊娠恶阻呕吐。

引自：《湖北名老中医经验选》——陈琴舫。

验方

组成：（冬用藤，夏用藤叶）葡萄藤 30g。

用法：煎汤服。

主治：本品能安胎。用于妊娠恶阻。

引自：《宝山县老中医经验选编》——李岊威。

胎动不安

妊娠期阴道少量出血，时下时止，或淋漓不断，而无腰酸腹痛者，称为胎漏，亦称"胞漏"或"漏胎"。若妊娠期出现腰酸腹痛，小腹下坠，或阴道少量出血者，称为胎动不安。

在妊娠早中期发生胎漏、胎动不安者，常为堕胎、小产之先兆，相当于现代医学之先兆流产；若在妊娠中晚期发生胎漏，也可能为前置胎盘的表现。

菟鹿寿胎方

组成：菟丝子9g，炒杜仲9g，桑寄生9g，炒川续断9g，鹿角胶（或鹿角霜）（烊化、冲服）9g，山茱萸9g，制黄精12g，生地黄9g，炒白术4.5g，炒当归身9g，紫苏梗6g，白茯苓9g。

加减：胎渥下红，生地黄、当归身炒炭，加陈阿胶9g（烊化、冲服），地榆炭12g、苎麻根9g；小腹疼痛，生地黄炒炭，加煨木香3g、香附炭9g；腰骶酸甚，加狗脊9g、熟地黄9g；夜尿次多，加海螵蛸9g、怀山药9g；紧张不安，加炒黄芩4.5g、五味子3g、白芍9g；夜寐失宁，加柏子仁9g、合欢花9g；带多黄白，去鹿角胶、山茱萸、黄精，加椿根皮12g、炒知母6g、黄柏6g、泽泻9g；腹坠阴胀，加升麻4.5g、人参蒂5只；大便欠实，去生地黄、黄精，加煨肉果6g、补骨脂9g；大便艰难，去鹿角霜、山茱萸，加火麻仁12g、瓜蒌皮9g。

用法：水煎服。

主治：补肾益精，滋血寿胎。用于多次殒胎，孕后腰脊酸楚，小腹隐痛，夜尿频多，心悸少寐等。主以菟丝子为君，补肾曾益精固胎，鹿角胶补元阳生精血，不刚不燥，温而柔润；两药境均平补阴阳气血，安脏固胎；配杜仲、川续断、桑寄生、山茱萸功专补肾固冲，涩精培元；白术、黄精健脾益气，生精化血；生地黄、当归身滋阴养血，生地黄又能清泄胎热，与鹿角胶相配，寒热互制，相得益彰；当归又能柔肝治血，使血运流畅，胎元得养，而无留瘀之弊；茯苓健脾补肾，化湿泄浊；紫苏梗顺气和中安胎。全方功专补肾益精，培元固胎，温而不燥，滋而不腻，阴阳平补，气血和畅，而能寿胎保产。

引自:《蔡氏妇科经验选集》。

保胎丸

组成:荆芥穗(微炒)15g,厚朴(姜汁炒)12g,枳壳(麸炒)15g,白术(土炒)60g,砂仁30g,杜仲(糯米炒)75g,生菟丝子90g,续断(酒炒)45g,炙黄芪45g,桑寄生45g,当归15g,丹参12g,黄芩30g,炙甘草30g。

用法:上药共为细粉,用竹茹36g,煎水打小丸。每服9g,早晚各1次。

主治:补肾健脾,益气和血,安胎。用于妊娠早期,胎动不安,先兆流产及习惯性流产等。

引自:《刘惠民医案》。

安胎方

组成:川续断12g,狗脊12g,菟丝子12g,钩藤(后入)15g。

加减:习惯性流产孕妇,可用本方合补中益气汤同用。羊水过多者,加黄芩、白术、焦六曲、茯苓、冬瓜皮、赤小豆、藿苏梗等品。先兆流产可以本方加党参12g、当归6g、白芍12g、生地黄炭12g、藕节炭12g、玫瑰花1.2g,以益气养血、安胎、止红,红止则胎自保。

用法:水煎服。

主治:补肾清热,安胎保胎。用于妊娠胎动不安(此方为吴竺天先生所授经验方)。孟城按:先生曰:"孕妇补腰最为重要,补腰即所以安胎保胎,故安胎方用川续断、狗脊、菟丝子以补肾壮腰。安胎须兼清热,故加钩藤清肝热,不仅安胎,还防子痫。""若妊娠五月后,胎全不动者,可于上述安胎药中加入川芎9g,可以动胎气,且使生产时顺利。"胎动不安除外界客观环境、生活起居及诸病理因素造成之外,孕妇妊娠期内服药不当,亦是重要原因。故孕妇有病,服药宜慎。师屡曰:胎前破气之药不能用,祛风活血之品如桂枝、羌独活、牛膝、木瓜、络石藤等均不能用。如有痹症疼痛,可用丝瓜络、桑枝、秦艽之属。师且一再叮咛："孕妇不妨用行气之品，然不可用香附，用之不慎易致堕胎。"

引自：《三十年临证经验集》——邹孟城。

清热安胎饮

组成：山药 15g，石莲 9g，黄芩 9g，川黄连 3g（或马尾连 9g），椿根白皮 9g，侧柏炭 9g，阿胶块（烊化）15g。

用法：水煎服。

主治：健脾补肾，清热安胎，止血定痛。用于妊娠初期，胎漏下血，腰酸腹痛，属于胎热者。山药味甘性平，健脾补肾，补而不热；石莲性味微苦寒，能健脾补肾，滋养阴液；黄芩、黄连清热安胎，椿根白皮味苦涩寒，收涩止血；侧柏叶苦涩微寒，凉血止血，炒炭后又能收敛止血；阿胶甘平，甘而微寒，有清热凉血、益阴安胎之功，又由于阿胶性黏腻，能凝固血络，善于止血，对妊娠患者既可安胎又可定痛。总之本方健脾补肾，补而不热，清热而不伤正，收涩止血而安胎。

引自：《刘奉五妇科经验》。

安胎饮

组成：泽兰叶 15g，黄芩（炒）9g，辽沙参 18g，白芍（炒）6g，砂仁（炒）3g，地骨皮 4.5g，麦冬（去心）4.5g，生甘草 3g。

主治：妇人血热，怀胎数月后，动而不安，或向上顶。

用法：竹叶、灯芯为引，水煎服。

引自：《揣摩有得集》。

安胎和伤汤

组成：生地黄 9g，白芍 9g，白术 9g，当归 9g，枳壳 6g，朱砂 6g，茯神 9g，续断 9g，木香 3g，甘草 3g。

用法：水煎服。

主治：镇静安胎，和伤止痛。主孕妇受伤。本方用茯神、朱砂镇静安神；当归、生地黄、白芍补血和血；白术、甘草补脾益气，以生气血；续断补肝肾，且可增强安胎之效；木香、枳壳理气止痛。故本方有镇静安胎、和伤止痛之作用。

引自:《林如高骨伤验方歌诀方解》。

食疗验方

组成:鲤鱼、糯米、陈皮、食盐少许。

用法:将鲤鱼1尾(以重500～1 000g为宜),去腮鳞和内脏,糯米60g(用清水泡4小时),陈皮丝5g,食盐适量,一同放入鱼腹内蒸熟服用。

主治:本方用于因脾虚胃弱致气血不足之胎动不安。鲤鱼滋阴补脾,利水消肿;糯米健胃益中,陈皮理气开胃。

引自:《赵敬华临床医案及学术研究》。

妊娠肿胀

妊娠5～6个月后,孕妇肢体面目肿胀者,称"妊娠肿胀"。"子肿"与西医的"妊娠水肿"相同,妊娠合并心脏病、心衰或妊娠合并慢性肾炎,或妊娠高血压综合征等均可出现"子肿"症状。"子满"则属西医的"羊水过多"。

妊娠晚期,若出现足踝轻度水肿,而无其他不适,尿检查及血压正常者,为妊娠常有现象,无须治疗,休息后或产后能自消。

利水保安方

组成:炒白术12g,大腹皮9g,泽泻9g,紫苏梗6g,陈皮4.5g,茯苓皮15g,防风4.5g,天仙藤12g,姜皮3片。

加减:肿胀甚者,加枳壳3g、桂枝2g;面目水肿,加黄芪12g、桑白皮9g;下肢肿胀,加木瓜4.5g、汉防己6g;胸脘胀痛,加木香3g、川厚朴3g;心悸气短,加葶苈子4.5g、淡远志4.5g。

用法:水煎服。

主治:健脾利水,消肿安胎。妊娠5～6个月时,腹部膨大如临产状，心悸气短，面浮肢肿，步履艰难，小便短少等。方参全生白术散合天仙藤散加减化裁，本方重用白术为君，健脾扶土，燥湿利水；茯苓、泽泻利水渗湿，分清化浊；防风、紫苏梗升阳利水，又行脾胃之气，宣散中焦之湿，为风药中润剂；陈皮、姜皮温中醒脾以利水；大腹皮、天仙藤调气滞以行水。全方健脾运中，祛风胜湿，升阳泄浊，利水消肿，一补一下，一散一泄，一升一降，使水顺气行，湿从风散，浊由溲解，脾健肿消，胎安而保。

引自：《蔡氏妇科经验选集》。

验方

组成：紫苏梗 2g，泽泻 2g，秦艽 2g，茯苓 2g，枳壳 2g，木通 1g，车前子 2g，白术 3g，黄芩 3g，陈皮 2g，灯芯草 3g。

用法：水煎服。

主治：用于妊娠水肿。

引自：《陇东中医医论案验方荟萃》——赵清洁。

妊娠高血压综合征

妊娠高血压综合征（简称妊高征）是指妊娠 20 周以后出现高血压、水肿及蛋白尿三大证候，严重时可出现抽搐与昏迷。妊高征是妊娠期最常见的合并症，又是妊娠所特有的，已成为仅次于产后出血的孕产妇死亡的第二重要原因。

妊高征一般属中医"子气""子肿""子眩""子痫"的范围，与肝、脾、肾三脏功能失调有关。怀子而病痫，名子痫。子痫是由先兆子痫发展而来，先兆子痫往往出现子肿、子晕病证，并见前驱症状。

柔肝熄风方

组成：生地黄 12g，当归身 9g，白芍 12g，丹参 4.5g，天麻 9g，生石决明（先煎）15g，僵蚕 9g，制何首乌 9g，（后下）钩藤 9g，桑寄生 12g，夏枯草 12g，泽泻 9g。

加减：头痛较甚、血压持续不降，加密蒙花 9g、山羊角（先煎）15g；蛋白尿，加鹿衔草 12g、茯苓 12g、芡实 12g；水肿严重，加茯苓皮 15g、炒白术 15g、天仙藤 15g；痰涎壅滞，加鲜竹沥（冲饮）30g、旋覆花（包煎）6g；心烦少寐，加琥珀多寐丸（吞服）3g、莲子心 3g；出现早期昏迷，可用至宝丹（吞服）1g；出现先兆子痫，加用自制止痉散（羚羊角粉 0.3g、天竺黄粉 1g、全蝎粉 1.5g）。

用法：水煎服。

主治：滋肾养血，平肝息风。用于妊娠高血压综合征。头痛头晕，心烦易怒，咽干口燥，腰酸溲频，或兼水肿。脉弦细而滑，舌红苔腻等。方中生地黄、何首乌滋养肝肾，壮水制火；当归、白芍养血柔肝，以荣肝体，所谓"水盈火自灭，血调风自熄"；石决明镇逆潜阳，配白芍则镇敛阳相火；天麻、钩藤、僵蚕平肝清热，息风解痉；桑寄生补益肝肾，养血安胎，且能降压；夏枯草、泽泻清肝泄热以利尿降压；丹参养血活血以扩容、镇静。全方滋肝肾、养精血、息肝风、平阳文化娱乐，以保母子安康。

引自：《蔡氏妇科经验选集》。

降压消肿方

组成：炒白术 9g，怀山药 9g，茯苓皮 15g，炒当归 9g，钩藤（后下）9g，生石决明（先煎）15g，穞豆衣 9g，桑寄生 12g，丹参 4.5g，车前草 15g；山羊角（先煎）12g，陈皮 4.5g。

加减：水肿较甚，加天仙藤 12g、防己 6g；蛋白尿，加生黄芪 9g、碎米荠 15g；头痛甚，加僵蚕 9g、天麻 9g；痰涎壅盛，加佛耳草 12g、桑白皮 9g；气滞腹胀，加大腹皮 9g、紫苏梗 6g；纳谷不馨，加枯萝卜 12g、焦六曲 9g。

用法：水煎服。

主治：健脾利水，平肝降压。用于妊娠高血压综合征。遍身水肿或下肢肿胀，纳少腹胀，头晕倦怠，大便不实，血压偏高。脉滑少力，苔白而腻。本病初期以水肿为突出症状者，张景岳谓："水为至阴，故其本在肾；水化于气，故其标在肺；水惟畏土上，故其制在脾。"方以白术、怀山药健脾助运以行水；茯苓皮、车前草渗湿泄热以利水，车前草兼能祛痰降压；陈皮和中理气，前人谓"气行则水行"；当归、丹参养血活血，所谓"治血即以治水""血行风自灭"；钩藤、石决明、山羊角平肝潜阳，息风镇痉；稽豆衣、桑寄生补肾养血，兼能消肿降压。全方共奏健脾利水、养血平肝、清热息风、消肿降压之效。

引自：《蔡氏妇科经验选集》。

验方1

组成：绿豆30g，赤小豆12g，黑豆12g，金银花9g，钩藤9g。

用法：水煎服。

主治：子痫。

引自：《陇东中医医论案验方荟萃》——甘肃宁县卫生局。

验方2

组成：牛膝、天麻、菊花、杜仲各10g。

用法：水煎服。

主治：妊娠眩晕。

引自：《陇东中医医论案验方荟萃》——甘肃宁县卫生局。

妊娠失音

妊娠晚期出现声音嘶哑，音浊不扬，甚或不能出声，称"妊娠失音"，又称"妊娠不语""子喑""哑胎"。《素问·奇病论》云："人有重身，九月而喑……胞之络脉绝也……胞络者，系于肾，少阴之脉，贯肾系舌本，故不能言。"本病多发生在妊娠晚期，但也有发生在中期妊娠的病案报道。本病主要机制是肺肾阴虚。

加味桔梗汤

组成：桂枝（生、炒各半）9g，玄参9g，麦冬9g，细辛2.5g，石斛6g，诃子4.5g，甘草3g，桔梗9g。

用法：每日1剂，水煎，分2次服。

主治：清肺利咽。用于子喑。症见孕妇或咳嗽或不咳嗽，而声音嘶哑，语言困难。

引自：《柯与参医疗经验荟萃》。

第四节　产后疾病

产后缺乳

哺乳期内，产妇乳汁甚少或全无，称为"缺乳"，亦称"产后乳汁不行""乳汁不足"或"产后乳无汁"。

缺乳以产后第2～3天至半个月内为常见，也可发生在整个哺乳期。若分娩时阴血骤失，元气大伤，短时间内缺乳，或哺乳期中月经复潮后，乳汁分泌减少，不属本病范畴。

催乳汤

组成：生黄芪9g，鹿角霜9g，当归12g，川芎6g，麦冬9g，白通草5g，丝瓜络12g，香白芷5g，青皮3g。

用法：猪蹄汤煎服。

主治：养血益气，解郁疏络。用于产后缺乳。妇人之乳汁，全赖气血所生化，经络以输布，今方用黄芪、鹿角霜益气补虚以助阳；当归、川芎、麦冬养血、滋液以益阴；合猪蹄汤以滋补精血以充生化之源。更用青皮理气解郁，白芷芳香开窍，通草、丝瓜络通乳，使气血充盛、经络舒畅而乳汁自通。

引自：《姚树锦中医世家经验辑要》。

涌泉汤

组成：黄芪 20g，当归 10g，熟地黄 15g，漏芦 10g，王不留行 10g，猪蹄 1 个。

加减：脾虚气弱、胃纳不振、神疲乏力者，加党参 10g、白术 10g。

用法：煎 2 遍去渣及浮油，留猪蹄再煎浓，分 3 次早中晚喝汤及吃猪蹄。

主治：用于新产乳汁分泌不足，乳房不胀，无硬结，纳差神疲，由于气血虚弱者。方中黄芪补气；熟地黄、当归补血，漏芦、王不留行、猪蹄通乳脉、下乳汁。

产妇应多食汤类食物；保持心情愉快。

引自：《陈树森医疗经验集粹》。

下乳汤

组成：生黄芪 10g、当归 9g，白术（炒）4.5g，川芎（炒）4.5g，穿山甲珠 0.9g，通草 3g，王不留（炒）15g，川贝母（去心）3g，漏芦 6g，白芷 1.5g，桔梗 2.4g，生甘草 1.8g，藕节 3 寸。

用法：水煎服。

主治：治妇人气血两亏，产后无乳。

引自：《揣摩有得集》。

丝瓜方

组成：丝瓜。

用法：将丝瓜用火烧存性，研细末，每服 3～5g。饭前空腹用黄酒或米酒送下，服药后再食米粥 1 碗，以助药力。

主治：用于乳汁不通。丝瓜性凉味甘，功可清热、化痰、活血通络，用火烧，意在去其凉性，增其通络化痰之力。本方对气郁血瘀痰阻所致乳汁不通者有效。

引自：《赵敬华临床医案及学术研究》。

产后腹痛

孕妇分娩后，发生与产褥有关的小腹疼痛，称为"产后腹痛"。

胎儿胎盘娩出以后，常因子宫复旧性收缩而发生阵性腹痛，称为"儿枕痛"，这种腹痛通常在产后 1～2 天内较为明显，尤其是在哺乳时尤为显著，此时恶露的排泄也增多，可自然消失，不需治疗。若过期不止或疼痛明显者，当视为产后腹痛。

产后腹痛的病机，有因产失血过多，胞脉空虚，不荣而痛；或因气血虚弱，气血运行乏力以致虚中挟滞而痛；或因寒致瘀，或因气滞血瘀，胞脉阻滞，不通则痛。

生化汤加味

组成：当归 15g，川芎 6g，桃仁 6g，炮姜 3g，炙甘草 3g，延胡索 6g，香附 6g。

用法：每日 1 剂，水煎，分 2 次服。

主治：用于产后腹痛。此方对产后及子宫收缩不全，尚有瘀滞才有效，倘贫血消化不良而腹痛者不宜服用。

引自：《中医妇科验案验方集》——郝振朝。

加味芎归汤

组成：当归 10g，川芎 10g，延胡索 6g，香附 6g，乌药 5g，红花 5g，山楂 3g，木香 2g，益母草 10g，肉桂 5g，陈皮 3g，炮姜 2g。

用法：水煎服。

主治：产后小腹疼痛。

引自：《陇东中医医论案验方荟萃》——赵清洁。

验方 1

组成：生蒲黄、五灵脂、牡丹皮、益母草、陈皮各 3g，延胡索、当归尾、川芎、香附各 4g，乌药、山楂肉、赤芍、莪术、花椒、甘草各 2g。

用法：水煎服。

主治：用于产后小腹疼痛，俗称"儿枕痛"。

引自：《陇东中医医论案验方荟萃》——赵清洁。

验方 2

组成：五灵脂 15g，蒲黄 15g。

用法：先将五灵脂用醋拌晒 7 次，再同蒲黄炒研为末，每服 9g，用酒下，如未效，再服。

主治：产后儿枕痛，胞衣不下等症。血虚无瘀滞者忌服。

引自：《浙江中医秘方验方集——第一辑》。

产后身痛

产褥期间出现肢体酸痛，麻木，重着者，称为"产后身痛"，亦称"产后痛风"。根据疼痛部位不同，还分别称为"产后腰痛""产后关节痛""产后足跟痛"。俗称"产后风"。

本病在临床上有以下几个共同特点：时间性：病在产后，以产褥期多见，失治误治，可迁延数月、数年，甚则成痿痹之疾。季节性：冬春严寒季节分娩者多见。地区性：北方较多，南方较少，农村山区较多，城市较少。突发性："风者善行而数变"，受邪后，短时间内即出现疼痛、麻木，不能屈伸，甚或不能着地行走。

清热除痹汤

组成：忍冬藤 30g，威灵仙 9g，青风藤 15g，海风藤 15g，络石藤 15g，防己 9g，桑枝 30g，追地风 9g。

用法：水煎服。

主治：清热散湿，疏风活血。用于产后身痛，关节红肿灼痛。本方主要由清热祛湿与疏风活络两大类药物组成。方中忍冬藤、防己、桑枝清热除湿祛风；威灵仙、青风藤、海风藤、络石藤、追地风散风活络除湿。使之清热除湿，散风活络而不伤正，乃本方特点。清热除湿药中，忍冬藤辛凉散热，又能清经络血脉中之热邪。散风活络除湿药中，威灵仙为祛风之要药，其性好走，能通十二经，辛能散邪，故主诸风；咸能泄水，故注诸湿。此二药清热除湿散风力著，为本方之主药。用青风藤、海风藤、络石藤加强散风活络作用。防己苦辛寒走经络骨节间，能消骨节间之水肿。

引自:《刘奉五妇科经验》。

验方

组成：川芎4.5g，炙甘草4.5g，熟地黄6g，陈皮4.5g，羌活4.5g，桂枝6g，威灵仙4.5g，柴胡9g，姜黄6g，黄芪6g，石柱参6g，当归6g，防风4.5g，秦艽4.5g，木瓜3g，生姜3片为引。

用法：每日1剂，水煎，分2次空腹服。

主治：用于产后诸虚百损浑身疼痛。

引自:《中医妇科验案验方集》——刘尚铭。

产后发热

产褥期内，发热持续不退或突发寒战高热，并伴有其他症状者，称为"产后发热"。西医学的产褥感染归属于"产后发热"范畴，颇类于感染邪毒型。其病急重，可危及产妇生命，至今仍为产妇死亡的重要原因之一。

银柴胡煎

组成：银柴胡6g，全当归9g，阿胶6g，丹参9g，生山药12g，白豆蔻3g，赤芍6g，荆芥穗炭12g，生甘草3g。

加减：若骨蒸盗汗者，加地骨皮9g、炙鳖甲6g；若口渴者，加麦冬9g；若心烦失眠者，加远志9g、炒酸枣仁12g；若恶露未尽者，去阿胶，加桃仁9g、红花3g；若伤食者，加鸡内金6g。去阿胶者恐其黏滞而致瘀阻，加桃仁、红花以活血祛瘀。

用法：水煎服。

主治：养血清热，少使益气散风。用于产后发热。本方为治疗产后发热之总剂，方内当归、阿胶养血补血以滋阴补虚；丹参、赤芍活血祛瘀，使瘀去而新生，且四味同用补而不滞，攻而不峻，共成血生阴复之功。合银柴胡清热凉血以退虚热，山药调肺益气以扶正，蔻仁开胃消食以和中，荆芥穗炭理血除风以散外，甘草养阴泻火以和诸药。全方寓有攻补兼施、补散相合之意。

引自：《姚树锦中医世家经验辑要》。

验方 1

组成：熟地黄 15g，当归 10g，川芎 3g，黄芪 15g，天麻 10g，陈皮 10g，荆芥穗 10g，羌活 6g，葛根 6g，黄连 3g。

用法：水煎服。

主治：产后发热。

引自：《陇东中医医论案验方荟萃》——拜永宁。

验方 2

组成：当归、川芎、熟地黄、茯苓、香附、山药、白术、党参各5g，牡丹皮、陈皮、甘草各 3g。

用法：水煎服。

主治：用于产后发热。

引自：《陇东中医医论案验方荟萃》——赵清洁。

产后恶露不绝

产后血性恶露超过 3 周以上，仍淋漓不尽者，称为恶露不绝，亦称"恶露不尽""恶露不止"。

冲任失固为本病的主要病机。恶露乃血所化，源于血海，出于胞中，气血调和，冲任健固，胞宫缩复功能正常，则恶露排出期、量有度。反之，若气虚失于统摄，热迫血液妄行，冲任失固；瘀阻冲任，胞宫缩复功能失常，是以恶露至期不尽。

验方 1

组成：香附 6g，乌药 4.5g，当归（酒洗）9g，川芎 6g，南红花 3g，延胡索（醋炒）3g，陈皮 4.5g，吴茱萸 3g，乳香 4.5g，焦山楂 4.5g，益母草 6g，炙甘草 3g，炮姜 1.5g。

用法：水 2 碗，煎取半碗，空腹服下，服 2～3 剂。

主治：用于产后恶露不尽，败血凝滞成瘀，小腹疼痛。习生冷油腻之食物。

引自：《中医交流验方汇编》——边威震。

验方 2

组成：山楂 60g，红糖 15g，益母草 15g。

用法：水煎服。

主治：产后恶露不尽。

引自：《陇东中医医论案验方荟萃》。

验方 3

组成：当归、川芎、茯苓、杜仲、续断、香附、山茱萸各 4g，生地黄、甘草、陈皮各 2g，荆芥 3g。

用法：水煎服。

主治：产后恶露不尽。

引自：《陇东中医医论案验方荟萃》——赵清洁。

产后泄泻

产后大便次数增多，粪质稀薄，甚或泻下似水者，称为"产后泄泻"。产妇因产耗气伤血，精血津液俱伤，脏腑虚弱，若在产褥期发生泄泻,不仅造成津液的大量流失,而且影响生化之源导致本已耗伤的精血难复,气血津液的亏损又要影响乳汁的化生,引起少乳或缺乳,对哺养婴儿极为不利;若不及时有效地治疗,可能发生液脱晕厥之证,故《张氏医通》视为"产后三急"之一。

升阳除湿汤

组成:炙升麻 3g,柴胡 6g,炒神曲 9g,泽泻 9g,猪苓 9g,苍术 9g,陈皮 9g,甘草 3g,炒麦芽 9g,益智仁 9g,半夏 9g,党参 9g,鹿角霜 6g。

用法:每日 1 剂,水煎,分 2 次服。

主治:用于产后泄泻。方中党参、甘草、半夏、陈皮能补气祛瘀,合升麻、柴胡有升阳化湿的作用,苍术燥湿,猪苓、泽泻渗湿,神曲、麦芽消积,使积化湿除,恢复脾胃功能更加完善,发产后飧泄日久,引由命门火衰,釜下无火则加益智仁、鹿角霜,尤为有效。

引自:《中医妇科验案验方集》——曹棣轩。

验方 1

组成:白芷 6g,百合 6g,杭白芍 6g,白茯苓 6g,白术 6g,葱白 120g,生姜 120g。

用法:将药研成粉,填入已洗净之宰杀的公猪肚内,置炒锅内,用桑柴火煮熟,用竹刀切食之。

主治:用于产后月间病,产后泻肚。病愈后,忌食南瓜和猪头肉。

引自:《中医交流验方汇编》——吴湛如。

验方 2

组成:党参 10g,白术 10g,炮姜 10g,泽泻 15g,煨肉豆蔻 6g,砂仁 6g,甘草 6g。

用法:水煎服。

主治:产后泄泻。

引自:《陇东中医医论案验方荟萃》——梅振明。

产后尿潴留

新产后小便点滴而下，甚至闭塞不通，小腹胀急疼痛者，称为产后尿潴留产后小便不通，又称"产后癃闭"。

验方 1

组成：当归 10g，川芎 5g，桃仁 20g，丹参 10g，泽兰 10g，甘草 3g，炮姜 3g，白术 10g，猪苓 10g，茯苓 10g，泽泻 10g，通天草 10g，萹蓄 10g，香附 5g，瞿麦 10g，海金沙（包煎）20g，蟋蟀 5g，琥珀末（分 2 次冲服）3g。

用法：水煎服。

主治：产后尿潴留。产后尿潴留大多因淤阻产道，压近尿道，膀胱气化失司，以致尿液癃闭不通。我在临床中每遇此症，即投此主，一般服后 20 分钟左右即可见效。

引自：《宝山县老中医经验选编》——张炳辰。

验方 2

组成：木通、车前子、茯苓、牡丹皮各 3g，猪苓、泽兰、甘草、益母草、陈皮各 2g，泽泻 3g，灯芯草、竹叶为引。

用法：水煎服。

主治：产后小便不通。

引自：《陇东中医医论案验方荟萃》——赵清洁。

产后失眠

以产后失眠为主症的病证，称为"产后失眠"。本病多因产后失血过多，或产时不顺，情志抑郁所致。

四物汤加味

组成：当归 15g，杭白芍 12g，熟地黄 12g，川芎 4.5g，炒黄连

1.5g，炒酸枣仁15g。

用法：每日1剂，水煎，分2次服。

主治：用于产后血虚失眠。

引自：《中医妇科验案验方集》——李清印。

验方

组成：人参、当归、生地黄、茯苓、远志各3g，甘草、酸枣仁、麦冬、知母、龙眼肉各2g。

用法：水煎服。

主治：用于产后因心血虚不寐。

引自：《陇东中医医论案验方荟萃》——赵清洁。

产后血晕

产妇分娩后突然头晕眼花，不能起坐，或心胸满闷，恶心呕吐，或痰涌气急，甚则神昏口噤，不省人事，称为"产后血晕"，又称"产后血运"。

本病为产后危急重证之一，多发生于分娩后数小时内，若不及时抢救，或处理不当，可瞬即导致产妇死亡，或因气血虚衰而变生他疾。西医学中产后出血引起虚脱、休克，妊娠合并心脏病产后心衰，或羊水栓塞等病证，均可呈现血晕诸候。

远志汤

组成：当归9g，酒杭白芍9g，远志9g，何首乌12g，败龟甲12g，生龙骨12g，艾叶炭12g，荆芥穗炭5g，姜竹茹5g，童便（冲服）1盅（15mL）。

加减：若气虚欲脱者，加党参12g、炙甘草6g；若恶露未尽、瘀血上迫者，加丹参9g、泽兰叶9g、桃仁6g，去龙骨、艾叶炭；若心跳汗出者，加小麦60g、五味子6g；若痰多呕逆者加茯苓9g、生姜4片。

用法：水煎服。

主治：滋阴潜阳，宁心安神。用于产后血晕。本方对产后阴虚阳浮而昏冒眩晕者用之良效。方中当归、芍药养血荣肝以奉心，合远志以宁神；何首乌滋补肾阴；尤其龟甲、艾叶炭二味，龟甲补任镇冲以滋阴潜阳，艾叶炭辛温助阳以补益中气，二物相须有阴生阳长之意；生龙骨能收敛浮越之神，且固血脱；荆芥穗炭能散血中之风；竹茹和胃调中。相合为用，共使阴阳平复，心神得养而诸证悉平。

引自：《姚树锦中医世家经验辑要》。

清魂散

组成：泽兰叶9g，高丽参3g，生甘草3g，荆芥穗（炒黑）6g，川芎4.5g，用童便、醋为引。

用法：用水1碗，连同引用童便和醋，共成3碗，煮药成1碗后服之。

主治：用于产后血晕不省人事。此是严用和之方，原为散剂，现改为汤剂，分量及配伍上有变更，但可采用。

引自：《中医妇科验案验方集》——贺庭兰。

验方1

组成：黄芪60g，党参30g，当归30g。

用法：每日1剂，水煎，1次服。

主治：用于产后血晕。症见颜面苍白、出冷汗等症。

引自：《中医妇科验案验方集》——王殿卿。

验方2

组成：当归15g，生黄芪30g，炒荆芥穗6g。

用法：水煎，或加童便煎服。

主治：产后出血过多，血晕。

引自：《陇东中医医论案验方荟萃》——杨万华。

产后虚痨

《妇科玉尺》:"或血气既亏,为风冷所搏,则不能温于肌肤,使人虚羸憔悴,饮食不消;又或风邪两感于肺,肺受微寒,喘嗽口干头昏,百节痛;又或风邪侵于营卫,流于脏腑,寒热如疟,盗汗,背膊烦闷,四肢沉重,名曰蓐劳。俗总谓之产后痨。"

啄木鸟方

组成:啄木鸟1只,当归15g。

用法:将啄木鸟去毛,焙干,粉碎成细末;将当归粉碎过80目筛。2药共炼蜜为丸。每日2次,每服10g,早晚各1次,10天为1个疗程。

主治:啄木鸟可滋养补虚,平肝开郁;当归能补血调经。对妇人产后所致虚衰之证有良好效果。

引自:《赵敬华临床医案及学术研究》。

第五节　妇科炎症

带下病

带下病是指带下量明显增多或减少,色、质、气味发生异常,或伴全身或局部症状者。带下量明显增多者称为带下过多。带下量明显减少者称为带下过少。带下量增多时应除外生理性带下,如女性在月经期前后、排卵期、妊娠期其带下量增多而无其他不适者,此为生理性带下,不作病论。对于带下过少,也要注意绝经前后白带减少而无明显不适的生理现象。

止带汤

组成:黄芪15g,党参12g,白术15g,炙甘草10g,菟丝子20g,白芍10g,白芷10g,海螵蛸15g,草豆蔻6g。

加减：湿蕴化热带下，症见带下黏稠色黄者，加黄柏 10g、车前子10g；带下日久、滑脱不止者，加金樱子 10g、龙骨 15g；寒凝腹痛者，加艾叶 5g、香附 9g；肝郁脾湿带下色青者，加白蒺藜 10g、芡实 12g；带下稀薄者，加桑螵蛸 12g、黑荆芥穗 5g；带下量多，或赤白相兼，或五色杂下者，加白花蛇舌草 20g、椿根白皮 6g。

用法：每日 1 剂，水煎，分 2 次服。

主治：健脾固肾，升阳除湿。用于带下病。方中重用白术健脾束带；黄芪、党参、炙甘草补气扶中；白芍、草豆蔻抑肝理脾化湿；白芷辛温，祛风燥湿止带，与海螵蛸、白术合用治疗妇人寒湿带下。再用菟丝子入肝肾，补阳益阴以止带。

引自：《李竣川临证经验举隅——祛风药治顽症》。

治带方

组成：煅龙骨 12g，白术 15g，黄芪 15g，煅牡蛎 12g，怀山药15g，人参 10g，茯苓 15g，薏苡仁 12g，白芍 10g。

用法：水煎，分 2 次服；忌生冷。

主治：用于白带，质薄清稀，色白或淡黄无臭味，舌淡苔薄，脉缓弱者。如带下黄稠，去人参，加黄柏、泽泻；带下赤白，加当归、生地黄炭、炒艾叶、荆芥炭、白茅根。

引自：《医林拔萃》——罗俊儒。

赤白带下方

组成：茯苓、黄柏、泽泻、苦参、苍术、牛膝、瓦松（或加赤茯苓）龙葵、白花蛇舌草（原书无用量）。

用法：水煎服。

主治：清热燥湿。用于白带多或黄带，其气腥臭；或阴部湿疹、瘙痒等症。

引自：《湖北名老中医经验选》——艾家才。

验方 1

组成：龙骨 15g，白果仁（去油）30 粒，干姜 9g，灶心土 120g。

用法：每日 1 剂，水煎，分 2 次服。

主治：用于白带。

引自：《中医妇科验案验方集》——赵世荣。

验方 2

组成：生龙骨 6g，生牡蛎 18g，海螵蛸 10g，茜草 6g，生山药 30g；白带加白术 10g，赤带加鹿角胶 6g。

用法：水煎服。

主治：赤白带下。

引自：《陇东中医医论案验方荟萃》——王贵正。

验方 3

组成：禹余粮（火煅醋淬 3 次）120g，鹿胶 60g，黑姜 60g，茯神 30g，贯仲炭 30g。

用法：以上 5 味共研细末，山药煮糊为丸，桐子大。每服 9g，每日 2 次，开水冲服。

主治：用于赤白带下。

引自：《中医交流验方汇编》——郑香亭。

盆腔炎、附件炎

女性内生殖器官（子宫、输卵管和卵巢）及其周围结缔组织、盆腔腹膜发生炎症，称为"盆腔炎"。本病是妇科常见病之一，多见于已婚生育年龄之女性；按其发病部位，有子宫内膜炎、子宫肌炎、输卵管炎、卵巢炎、盆腔结缔组织炎、盆腔腹膜炎等。炎症可局限于一个部位，也可以几个部位同时发病；临床表现可分为急性与慢性两种，急性炎症有可能引起弥漫性腹膜炎、败血症、脓毒血症，甚至感染性休克而危及生命；慢性炎症由于顽固难愈，反复发作，影响女性的健康和工作，故应予重视及积极防治。

（一）急性

清热解毒汤

组成：连翘 15g，金银花 15g，蒲公英 15g，紫花地丁 15g，黄芩 9g，瞿麦 12g，萹蓄 12g，车前子 9g，牡丹皮 9g，赤芍 6g，地骨皮 9g，冬瓜子 30g。

用法：水煎服。

主治：清热解毒，利湿活血，消肿止痛。用于急性盆腔炎属于湿毒热型者。方中连翘苦微寒，清热解毒，消痈散结；金银花辛苦寒，清热解毒，消痈肿；紫花地丁苦辛寒，清热解毒，消痈肿，善于治疗毒；黄芩苦寒，清热燥湿；地骨皮甘寒，清热凉血，退热以去气分之热；瞿麦、萹蓄、车前子清热利湿；冬瓜子渗湿排脓，消肿止痛；佐以赤芍、牡丹皮清热凉血，活血化瘀。全方重在清热毒兼能利湿，活血化瘀而又止痛。

引自:《刘奉五妇科经验》。

解毒内消汤

组成：连翘 30g，金银花 30g，蒲公英 30g，败酱草 30g，冬瓜子 30g，赤芍 6g，牡丹皮 6g，川大黄 3g，赤小豆 9g，甘草节 6g，土贝母 9g，犀黄丸（分 2 次吞服）9g。

用法：水煎服。

主治：清热解毒，活血化瘀，消肿止痛。用于盆腔脓肿属于热毒壅聚者。方中重用连翘、金银花、蒲公英、败酱草清热解毒消痈；牡丹皮、赤芍清热凉血活血；川大黄活血破瘀而又清热解毒，三者均能除败血生新血，消肿排脓；冬瓜子、赤小豆入血分，清热消肿排脓；甘草节、土贝母清热解毒消肿；另配犀黄丸以加强活血消肿、清热止痛之效。

引自:《刘奉五妇科经验》。

附件消炎汤

组成:当归 24g,败酱草 21g,黑荆芥 12g,龙骨 12g,牡蛎 12g,炒黄芩 12g,焦黄柏 6g,赤芍 15g,黑小豆 18g,土牛膝 21g。

加减:痛甚者加延胡索,胸胁痛者加香附。

用法:水煎。每剂服 2 天,经期连服 2 天。

主治:用于急性附件炎。症见月经多,发热,胸胁及少腹胀痛,口渴,口苦咽干,烦躁。

引自:《云南省老中医学术经验交流会资料选编》——袁怀珍。

(二)慢性

暖宫定痛汤

组成:橘核 9g,荔枝核 9g,小茴香 9g,葫芦巴 9g,延胡索 9g,五灵脂 9g,川楝子 9g,制香附 9g,乌药 9g。

用法:水煎服。

主治:暖宫散寒,行气活血,化瘀定痛。治慢性盆腔炎或不孕,属于下焦寒温气血凝结者。症见腰痛,少腹发凉,隐隐作痛,白带清稀;畏寒喜暖。

引自:《刘奉五妇科经验》。

清热利湿汤

组成:瞿麦 12g,萹蓄 12g,木通 3g,车前子 9g,滑石 12g,延胡索 9g,连翘 15g,蒲公英 15g。

用法:水煎服。

主治:清热利湿,行气活血,化瘀止痛。用于慢性盆腔炎属于湿热下注、气血郁结者。症见腰痛,腹痛拒按,伴有低热,带下黄稠,有时尿频。

引自:《刘奉五妇科经验》。

贯众消炎汤

组成：当归 50g，贯众 21g，败酱草 18g，小茴香 12g，牡蛎 12g，臭椿皮 21g，炮姜 12g，延胡索 12g。

加减：经少色黑，加紫丹参 50g；腰痛，加川续断 18g；月经内混有白带者，加白薇 15g（利尿止带）；下肢痛，加牛膝。

用法：水煎。以上为 2 日量，每剂服 2 天。

主治：用于慢性附件炎，腰腹痛，白带多。

引自：《云南省老中医学术经验交流会资料选编》——袁怀珍。

灌肠方

组成：鸭跖草、地锦草、蒲公英各 50g。

用法：浓煎成 100mL，滤过后加盐酸链霉素 1.5～1g，1% 普鲁卡因 20mL，排空大便后，高位保留灌肠，每日 1 次，每次尽量保留半小时，10 天为 1 个疗程。

主治：用于慢性盆腔炎。有链霉素、普鲁卡因过敏者及经期禁用。

引自：《云南省老中医学术经验交流会资料选编》——杨春绿。

子宫颈炎

子宫颈炎是子宫颈的急、慢性炎症病变，为育龄期女性的常见病。急性宫颈炎多发生于产褥感染、感染性流产，或与尿道炎、膀胱炎、阴道炎、宫内膜炎并存。慢性宫颈炎可由急性期转变而来，或因经期、性生活不洁引起，临床最为多见，约占已婚女性的半数以上，部分患者有可能诱发宫颈癌。因此，积极预防和治疗宫颈炎，对维护女性的健康、预防宫颈癌均有重要意义。本病以带下增多，色质气味异常改变为临床主要症状，故属"带下病"范畴。

清宫解毒饮

组成：土茯苓 30g，鸡血藤 20g，忍冬藤 20g，薏苡仁 20g，丹参

15g，车前草 10g，益母草 10g，甘草 6g。

加减：如带下量多，色黄而质稠秽如脓者，加马鞭草 15g、鱼腥草 10g、黄柏 10g；发热口渴者，加野菊花 15g、连翘 10g；阴道肿胀辣痛者，加紫花地丁 15g、败酱草 20g；带下夹血丝者，加海螵蛸 10g、茜草 10g、大蓟 10g；阴道瘙痒者，加白鲜皮 12g、苍耳子 10g、苦参 10g；带下量多而无臭秽、阴痒者，加蛇床子、槟榔各 10g；带下色白、质稀如水者，减去忍冬藤、车前草，加补骨脂 10g、桑螵蛸 10g、白术 10g、扁豆花 6g；每于性交则阴道胀痛出血者，加赤芍 12g、地骨皮 10g、牡丹皮 10g、三七 6g；腰脊酸痛、小腹坠胀而痛者，加桑寄生 15g、川杜仲 10g、川续断 10g、骨碎补 10g。

用法：每日 1 剂，清水煎服。

主治：清热利湿，解毒化瘀。主治子宫颈炎、阴道炎。属湿热蕴结下焦，损伤冲、任脉和胞宫，以湿、瘀、热为患而导致带下量多，色白或黄，质稠秽浊，阴道灼痛或辣痛者。子宫颈炎有急、慢性之分。从临床症状看，急性时宫颈红肿，有大量脓样分泌物，色白或黄，质稠黏而秽臭，腰及小腹胀痛，个别患者伴有发热、口渴，脉弦数，苔黄腻、舌边光红；慢性时则宫颈糜烂，带下量少、小腹胀痛，腰酸膝软，甚或性交时阴道辣痛或出血。证属湿热带下或湿瘀带下范畴。治之宜用清热利湿，解毒除秽，活血化瘀之法。本方重用甘淡平之土茯苓为主药，以利湿除秽，解毒杀虫；忍冬藤、车前草、薏苡仁之甘寒既能辅助土茯苓利湿解毒，又有清热之功，而且甘能入营养脾，虽清利而不伤正；鸡血藤之辛温，能补血行血，是以补血为主之品；益母草之辛苦微寒，能活血祛瘀、利尿解毒；丹参一味功同四物，有补有行，与鸡血藤、益母草同用，则补血化瘀之功益彰；甘草之甘，既能调和诸药，又能解毒。全方以甘、辛、苦为主，寒温并用，甘则能补，辛则能开，苦则能燥，寒则能清，温则能行。故本方有热则能清，有湿则能利，有毒则能散能解，有瘀则能化能消。

引自:《班秀文临床经验辑要》。

治宫颈糜烂方

组成:紫草根 9g,川黄柏 15g,生大黄 15g,麻油 150g。

用法:先将前 3 味药放在小铁锅内,分次倒入麻油浸泡半天,再放在火炉上炸枯去渣,待温,将油装入有盖的玻璃瓶中贮存;同时用消毒脱脂棉做成如荸荠大之棉球 10 个,并以消过毒的棉线 10 根,分别将棉球扎好,留约 1 尺长的线头,放入药油中浸泡 1 天后开始用。每晚临睡时,取浸透药油之棉球 1 个,塞入阴道深部宫颈处,留长线头在外,并用消毒棉球适量堵住阴道口,并拴上月经带就寝,翌日拉长线取出药棉球。通常连治 7～10 次可痊愈。

主治:用于宫颈糜烂,久治不愈。如用茶籽油炸药,则收效尤速。

引自:《当代名医中医临证荟萃——第一册》——查少农。

纳法方

组成:黄柏、枯矾、青黛各等分。

用法:上药为末,以消毒棉球蘸饱药粉,用线系住,纳入阴道宫颈糜烂面。晚上用药,次晨取出。如能用喷撒器撒患处尤佳。

主治:本方用于治疗宫颈糜烂效果良好,重糜亦可配合内服药治疗。方中枯矾用于痈肿疮疡、痔漏、脱肛、女阴瘙痒,外阴阴道炎、宫颈糜烂等症,与黄柏、青黛配合应用则消炎解毒之力尤著。又单以黄柏 15g、青黛 5g 制成片剂,纳入阴道内,用于化脓性阴道炎,及宫颈癌患者上镭后阴道炎性反应,以防止粘连,效果较好。

引自:《哈荔田妇科医案医话选》。

纳药法

组成:白矾 57g,乳香、没药各 9g,蛇床子 4.2g,钟乳石 13.5g,雄黄 13.5g,硼砂 1.2g,硇砂 0.9g,儿茶 10.5g,血竭 7.5g,黄丹 16.5g,梅片 10.5g,黄柏 9g,麝香 1.2g。

用法:以水 2 碗,煮白矾至沸,候略呈稠糊状,再入过 80 目细粉的乳香、没药、蛇床子、钟乳石、雄黄、硼砂、儿茶、黄柏等药，并加水3～5匙，煮沸入樟丹、血竭细粉，复加水2匙，煮沸入麝香、冰片，搅拌制成直径1.5cm、厚2cm的药锭，备用。治疗时，宫颈炎患者，可纳入阴道，贴在宫颈上，再以消毒的带线棉球固定之；盆腔炎患者则纳入左右穹窿部。每2日更换1次。如制成粉剂，用喷撒器将药直接喷撒宫颈及穹窿部效果尤佳。用药前先以温水坐浴。

主治：燥湿解毒，敛疮生肌。用于宫颈炎、盆腔炎。

引自：《哈荔田妇科医案医话选》。

阴道炎

阴道炎是指阴道黏膜及黏膜下结缔组织的炎症，是妇科常见病之一。白带增多是阴道炎最常见的症状。白带由阴道黏膜的渗出液、宫颈黏液及阴道上皮细胞和细菌组成，有生理性与病理性之分。生理性白带为白色、稀糊状黏性分泌物，无气味，量的多少与雌激素水平高低及生殖器官充血情况有关；在接近排卵期时白带增多如蛋清样，妊娠期白带也增多。病理性白带主要表现为白带的量、色、质、气味异常，应及时做妇科检查以明确诊断，并排除外阴炎、宫颈炎、生殖道肿瘤等疾病。

其中滴虫性阴道炎是阴道毛滴虫引起的阴道炎症，多见于生育年龄妇女，因其体内雌激素水平较高，阴道上皮内糖原含量增高，利于滴虫生长繁殖。滴虫病是性传染病，传播途径有二：①直接传染——经性交传播；②间接传染——通过游泳、公共浴池、浴盆、浴巾、厕所、衣物、器械及敷料等途径传播。

解毒止痒汤

组成：土茯苓30g，槟榔10g，苦参15g，忍冬藤15g，车前草15g，地肤子12g，甘草6g。

加减：如体质瘦弱、纳食不馨者，减去苦寒之苦参、地肤子，防其犯胃，加炒山药 15g、炒薏苡仁 15g，以健脾化湿；如阴道灼热、痒痛交加者，加黄柏 6g、凌霄花 9g、火炭母 9g，以加强清热化瘀之力。配用蛇床子、火炭母、首乌藤、苍耳子等药坐盆熏洗，内外并治，则其收效尤捷。

用法：每日 1 剂，水煎，分 2 次温服。

主治：清热利湿，解毒杀虫止痒。主治肝经湿热型阴痒和湿热型带下病（如霉菌性阴道炎、滴虫性阴道炎），症见阴部瘙痒，甚则痒痛，带下量多，色黄或黄白相间，质黏腻，如豆腐渣状，或呈泡沫米泔样，其气腥臭，心烦少寐，口苦而腻，脉弦数或濡数。本方为家传验方。方中以甘淡平之土茯苓解毒除湿为主药，配辛苦温之槟榔燥湿杀虫为辅，佐以甘寒之车前草利湿清热解毒，苦参味苦性寒，能清热燥湿、祛风杀虫，地肤子清热利湿止痒，忍冬藤性味甘寒，清热解毒，与土茯苓相须为用，则利湿解毒之功倍增。据现代药理学研究，槟榔、苦参、车前草、地肤子都对多种皮肤真菌有不同程度的抑制作用，苦参的醇浸膏在体外有抗滴虫作用，故本方能治疗霉菌性和滴虫性阴道炎所致上症者。

引自：《班秀文临床经验辑要》。

护宫散

组成：明雄黄 15g，煨儿茶 15g，血竭 15g，五倍子 15g，苦参15g，冰片 3g，炉甘石 20g。

用法：上药共研细末，放于瓶内贮存，用时先用止痒清阴液灌洗阴道，将药面敷在小纱布或脱脂棉球上，置于阴道内。每 4～5 日上药 1次，每次可在阴道内保留 1 天，10 次为 1 个疗程。月经期停用，治疗期间禁止房事。

主治：收敛生肌，清热杀虫。用于慢性子宫颈炎、霉菌性阴道炎、滴虫性阴道炎。

引自：《崔文彬临证所得》。

熏洗方

组成：蛇床子 15g，花椒 9g，土槿皮 15g，紫荆皮 15g。

用法：上药布包，温水中浸泡 15 分钟，煎数沸，倾入盆中，乘热熏洗、坐浴。早晚各 1 次，每次 5～10 分钟，洗后可拭干阴部，内阴部位待其自然吸收，经期停用。

主治：清热燥湿，消炎止痒。用于阴痒难忍，带下臭秽。本方用于霉菌性阴道炎效佳。

引自：《哈荔田妇科医案医话选》。

治滴虫痒难忍方

组成：鲜桃树叶 150g。

用法：将桃叶放在砂罐内，加入清水 1 000mL，放在火上煎汁，待温用。嘱患者坐浴或冲洗，每日早晚各 1 次。通常连续坐浴 3～5 天可愈。

主治：用于妇人滴虫性阴道炎。

引自：《当代名医中医临证荟萃——第一册》——查少农。

土茯苓合剂

组成：土茯苓 30g，苦参 30g，黄柏 10g，枯矾 10g，蛇床子 30g，苦楝皮 30g。

用法：上药煎取 1 000mL，置入盆中坐浴，每晚 1 次。

主治：祛湿杀虫止痒。用于阴痒，滴虫性阴道炎。

引自：《赵怀德中医世家经验辑要》。

验方

组成：枯矾 10g，蛇床子 30g，苦参 10g。

用法：共为细末，以蜂蜜适量和丸，放入阴道中，每日 1 次，连用 5 次。

主治：用于阴道滴虫。

引自：《陇东中医医论案验方荟萃》——李春想。

外阴炎

当外阴部的皮肤或黏膜发生炎症改变时称外阴炎，临床包括非特异性外阴炎和真菌性、滴虫性、过敏性、糖尿病性外阴炎，以及婴幼儿外阴炎。中医学称之为"阴蚀""阴肿"。

止痒清阴液

组成：川花椒 15g，陈艾叶 20g，防风 15g，透骨草 15g，苦参 15g，荆芥 15g，明雄黄 10g，枯矾 6g，铜绿 10g，甘草 10g。

用法：外用煎汤熏洗，每日 1 次，10 次为 1 个疗程。若外阴破溃者则去川花椒，月经期停用。

主治：收湿止痒，解毒杀虫。用于外阴瘙痒症、外阴湿疹、滴虫性阴道炎、霉菌性阴道炎、外阴白斑等，症属中医湿热下注，或外染虫蚀所为阴痒症。

引自:《崔文彬临证所得》。

熏洗方

组成：蛇床子 9g，黄柏 6g，吴茱萸 3g。

加减：带下量多，清稀，淋漓不止，可选加石榴皮、桑螵蛸、诃子、小茴香等；带下色黄、黏稠气秽，可选加苍术、蒲公英、萹草、草河车等；瘙痒剧烈，可选加枯矾、苦参、小茴香等；阴部肿痛，可选加香白芷、净苏木、刺猬皮、蒲公英、连翘、小茴香等；糜烂溃疡局部有脓性分泌物，可选加白鲜皮、虎杖、金银花、蒲公英、桑螵蛸等。

用法：上药布包，温水中浸泡 15 分钟，煎数沸，倾入盆中，乘热熏洗、坐浴。早晚各 1 次，每次 5～10 分钟，洗后可拭干阴部，内阴部位待其自然吸收，经期停用。

主治：散寒燥湿，消炎止痒。用于寒湿或湿热下注，见有带下阴痒，或阴部肿痛，或尿道感染，尿痛尿频等症。本方适用于外阴炎、外阴湿疹、急性女阴溃疡、单纯性阴道炎、滴虫性阴道炎、慢性子宫颈炎、尿道感染等疾患，症见白带量多，阴道或外阴瘙痒、红肿、灼热、疼痛或轻度溃疡糜烂等。

引自：《哈荔田妇科医案医话选》。

外洗阴痒方

组成：黄柏 30g，苦参 30g，生大黄 60g，贯众 30g，蛇床子 30g，地肤子 30g。

用法：水煎取液 2 000～3 000mL，候冷坐浴。

主治：清热解毒，除湿止痒。用于外阴瘙痒症。

引自：《胡国栋临床经验集》。

贴敷法

组成：紫荆皮、黄柏各等分。

用法：上药为末，用时以香油调成糊状，摊在布上，敷于患处。

主治：用于外阴炎瘙痒、溃疡、流水。

引自：《哈荔田妇科医案医话选》。

除湿解毒汤

组成：白鲜皮 15g，大豆黄卷 12g，生薏苡仁 12g，土茯苓 12g，栀子 6g，牡丹皮 9g，金银花 15g，连翘 12g，地丁 9g，木通 6g，滑石块 15g，生甘草 6g。

用法：水煎服。

主治：除湿利水，清热解毒。用于急性外阴溃疡，急性自家过敏性皮炎，急性接触性皮炎，下肢溃疡合并感染。

引自：《赵炳南临床经验集》。

阴蚀散

组成：犀牛黄 0.6g，麝香 0.15g，生天南星 0.45g，鲜韭菜适量。

用法：诸药共捣，做成丸药状，塞入阴户内，有生肌止痛作用。

主治：用于妇人阴户糜烂，疼痛。

引自：《单苍桂外科经验集》。

第六节　妇科杂病

不　孕

不孕症是妇产科常见病之一，亦是世界性的健康问题，涉及婚姻及家庭各方面。不孕症是指育龄夫妇性生活正常，未避孕，在一定时限内未能妊娠。不育症是指女方虽有过妊娠，但均以流产、早产、死胎或死产而告终，因而未能获得活婴者。中医对不孕症的研究源远流长，称原发性不孕为"无子""全不产""绝嗣""无嗣"，称继发性不孕为"断绪""断续"。

不孕症有绝对性不孕和相对性不孕之分，绝对性不孕是指夫妇某一方有先天或后天性解剖生理缺陷，如中医的"五不女"，即"螺""纹""鼓""角""脉"，无法纠正而不能妊娠者；夫妇某一方因某些因素阻碍受孕，导致暂时不孕，一旦得到纠正仍可能妊娠者称为相对性不孕。

（一）冲任不调

婚久不孕，月经不调，先后无定期，经量多少不一。或经前乳房胀痛、溢乳，少腹急迫或胀痛。或经前腹痛，经前烦躁易怒，精神抑郁、焦虑、紧张、悲观。善叹息。舌暗红，舌边有瘀点，脉弦细。

疏肝调经汤

组成：柴胡 8g，牡丹皮 8g，炒栀子 8g，当归 8g，川芎 8g，桃仁 6g，红花 6g，赤芍 6g，郁金 8g，香附 10g，益母草 10g。

用法：水煎服。此方于月经来潮前 1 周服 5 剂，每日 1 剂。月经后宜补，用加减毓麟汤（党参、白术各 9g，杜仲、菟丝子、当归、白芍、炙甘草各 9g，熟地黄、鹿角霜、阿胶各 15g，黄芩、艾叶各 6g），每月月经干净后第 2 天开始服 7 剂，每日 1 剂。

主治：疏肝调经。

引自：《豫章医萃——名老中医临床经验精选》——洪广槐。

调经种子汤

组成：熟地黄（或生、熟地黄并用）15～20g，当归12～20g，川芎7～12g，白芍12g，牡丹皮12g，香附12～18g，陈皮10g，延胡索12g，吴茱萸6～9g，茯苓12g，紫石英24g，生姜3片。

加减：月经后期，量少，腰酸痛，腹部时痛胀，脉沉弦细，舌苔滑润者，当归、川芎、香附、吴茱萸用大量，并可再适当加入肉桂、艾叶、续断等；月经先期量较多，脉弦稍数，舌质偏红者，可减川芎，当归、吴茱萸用小量，减熟地黄易生地黄，再酌加女贞子、墨旱莲、黄芩；痛经明显者，上方加藁本9g，并宜在经前3～5天服；若带下量多，腰酸痛明显者，可先服止带方药，待带下好转后再服用本方。

用法：每日1剂，经期连服4剂。

主治：用于冲任不调所致的不孕症。

引自：《诊余随笔》。

龟髓补益膏

组成：生龟甲2 500g，熟地黄250g，砂仁60g，猪脊髓（完整）1具，食盐少许。

用法：将生龟甲洗净，猪骨髓洗净剁碎，分别用水10kg浓煎，取汁去渣，再将熟地黄、砂仁同煎，过滤取汁，3味药液混合浓缩收膏，加食盐少许即成，瓶装备用。每次200mL，每日早晚各服1次或加热服。

主治：滋养肝肾，填精补血。用于肝肾阴亏，症见腰膝酸软，腿足肌肉萎缩，步履不便及肝肾不足之男、女不育不孕、梦遗等症。

引自：《湖北名老中医经验选》——丰明德。

姚氏资生丸

组成：党参、熟地黄、当归、黄芪、菟丝子、桑寄生、盐炒杜仲、盐炒川续断、阿胶各 90g，白术、茯苓、枸杞子、女贞子各 80g，川芎、醋炒香附、芍药、海螵蛸、墨旱莲、合欢皮、台乌药、艾叶各 60g，陈皮、甘草各 50g，生三七、熟三七各 15g。

用法：精选上等药料，研成细末，合蜜为丸，每丸重 10 ～ 15g。每日 2 次，每服 1 丸。

主治：调经种子，益血安胎。用于妇人气血虚弱，月经不调，不孕，早产，崩中漏下，赤白带下，产后虚损等。

引自：《著名中医学家的学术经验》——姚贞白。

双补毓麟丹

组成：紫河车 15g，鹿角胶（烊化）10g，淡菜 25g，人参 5 ～ 15g，蛇床子 10g，熟地黄 30g，山茱萸 10g，菟丝子 30g，全当归 15g，酒白芍 15g，枸杞子 15g，丹参 15g，砂仁 10g。

用法：每日 1 剂，水煎，分 2 次服。

主治：燮理阴阳，益肾以养胞。用于不孕症。方中紫河车、鹿角胶、淡菜皆为血肉有情之品，可峻补精血，以养肾胞，久服自有返本还元之功；人参大补先后天之气，以益肾元，蛇床子温养肾胞之阳气，以壮命火，二者皆为助阳气而生阴精之药，若无动火燥竭之弊，则不厌其多，使用时可根据阴精亏虚程度增损剂量；熟地黄、山茱萸、菟丝子、枸杞子、当归、白芍补肝益肾，生精养血；丹参养血和血，推陈致新；砂仁行药消食，以防诸药壅腻。诸药合用，相得益彰，精气得以填补，肾胞得以温养，虚损不孕久服之多可获效。

引自：《当代名医周鸣岐疑难病临证精华》。

（二）寒湿蕴阻

婚久不孕，多自青春期始形体肥胖，经行后期，稀发，常赖黄体酮通经，甚则闭经。带下量多，色白质黏无臭。头晕心悸，胸闷泛恶。而目虚浮或白。舌淡胖，苔白腻，脉滑。

暖宫促孕汤

组成：艾叶 15g，香附 10g，吴茱萸 10g，当归 10g，赤芍 15g，黄芪 15g，狗脊 15g，熟地黄 15g，续断 15g，乌药 10g，肉桂 5g，桑寄生 15g，小茴香 5g。

用法：水煎服。

主治：温肾暖宫，益养精血。肾阳虚衰，冲任不足，胞宫寒冷所致久不受孕，月经量少，血色暗淡，经期后延或闭经，小腹冷痛，性欲淡漠，腰酸腿软，舌质淡，苔白润，脉沉迟。因有温肾暖宫以利受孕之效故名。妇人不孕，病因多种，本方宗《素问·上古天真论》"女子……冲任不足，肾气虚寒，不能系胞，故令无子"。鉴于妇人不孕系在肾及冲任，重在经血，当以温肾暖宫、益精养血为治。本方乃艾附暖宫丸、四物汤加味化裁，务求气血调和，阴阳平衡，以期孕育。

引自：《谢海洲临床经验辑要》。

金匮温经汤

组成：泡吴茱萸 3～5g，党参 10g，桂枝尖 6g，阿胶（烊化，冲服）10g，姜半夏 10g，麦冬 12g，当归 10g，川芎 6g，白芍 10g，牡丹皮 6g，甘草 6g，生姜 3 片。

用法：温经散寒，暖胞助孕。

主治：温经汤方出《金匮要略》，医者皆知，方下原有"亦主女人少腹寒，久不受胎"之语，可见此方不仅温暖子脏，亦为治疗不孕症而诊。尤其用药法度，多非后人思议所能及，故一般医家都不十分相信，偶然使用，妄以己意加减，如桂枝改用肉桂、阿胶用蛤粉炒珠等，且又缺乏信心守方，自然不能达到疗效。甚或有些所谓叶派医家，视此等方如砒鸩，更不足与言矣。傅老用此方，曾得其师口传，谆嘱不可妄自加减，必须等经水来时服，三四剂后，经净即止，以后每月皆如此照服。假如经水不来，则多已受孕不必再服，听其自然发育生产。他遵师嘱用此方，每每获效，在故里颇有名望，屡有特为求子从外地来就诊者。

傅老认为，用此方时中药味数虽不可变更，而分量可稍为加减。吴茱萸必须用贵州出产者，紧小，略带青绿色，味略苦，不甚辛辣，他处出产者，多带辣味而不适用。半夏必须姜制，法制半夏无用；桂枝须用尖，嚼之有肉桂气味，桂枝木无用，药味既真，效验自更确切。

引自：《豫章医萃——名老中医临床经验精选》——傅再希。

家传秘方

组成：鹿衔草 150g，海龙 1 条，阳起石（酒淬）30g，淫羊藿 30g，巴戟天 30g，枸杞子 30g，补骨脂 30g，菟丝子 30g，肉苁蓉 30g，上肉桂 30g，附片（砂炒）60g，韭菜子 60g，当归 24g，熟地黄 24g，炮姜 18g。

用法：共研细末，每日 3 次，每服 6g，3 周为 1 个疗程。

主治：不孕症。

引自：《云南省老中医学术经验交流会资料选编》——李继昌。

祛痰种玉汤

组成：半夏 20g，茯苓 30g，淫羊藿 10～20g，桂枝 10g，砂仁 5g，香附 15g，苍术 15g，川芎 10g，干姜 5g，益母草 50g，薏苡仁 20g，橘红 10g。

用法：每日 1 剂，水煎，分 2 次服。

主治：利痰浊，清湿热。用于体虚浮胖不孕患者。症见月经后期量少，月经稀发或闭经，白带量多，绵绵不绝，倦乏身重，嗜睡头晕，舌淡苔腻，脉沉滑或濡缓。此多由久嗜肥甘厚味，脾胃呆滞，痰湿壅盛，阻遏胞宫，故难受孕。此多为内分泌紊乱之不孕。方中半夏、茯苓祛痰利湿，重剂祛邪；桂枝、淫羊藿、苍术、干姜温补宣通，化痰散浊；香附、橘红、砂仁、川芎辛燥香透，以散阴浊；益母草化瘀生新；薏苡仁利湿祛浊。

引自：《当代名医周鸣岐疑难病临证精华》。

习惯性流产

中医称为滑胎，指堕胎、小产连续发生3次以上者，亦称数堕胎。其临床特点是屡孕屡堕，每次流产往往发生于同一妊娠月，"应期而堕"。明代《景岳全书·妇人规》则提出"妊娠之数见堕胎者，必以气脉亏损而然，而亏损之由，有禀质之素弱者，有年力之衰残者，有忧怒劳苦而困其精力者，有色欲不慎而盗损其生气者，此外如跌仆、饮食之类，皆能伤其气脉"之说；并指出堕胎、小产易造成滑胎，"……又凡小产有远近，……至若犹有近者，则随孕随产矣"。景岳还认识到气血脾胃对滑胎的重要作用，"……故善保胎者，必当专顾血虚，宜以胎元饮为主而加减用之"。

调补冲任方

组成：白术9g，黄芩9g，桑寄生9g，川续断9g，党参30g，茯苓15g，莲子15g，砂仁3g，甘草9g。

加减：临床上，血虚胎漏下血者，加阿胶（另烊化，分2次服）30g、地榆炭30g，以清热养血止血；气虚小腹重坠者，加黄芪30g、升麻9g、柴胡9g，以益气升提；血虚腹痛者，加炒当归6g、黄芪30g、白芍15～30g，以补气生血、和营止痛；肾阳虚腰冷痛者，加巴戟天9g、鹿角胶（另烊化，分2次服）9g，以温补肾阳；肾阴虚腰酸痛者，加枸杞子30g、熟地黄15g，以滋补肾阴；白带过多者，加芡实15g、海螵蛸15g，以健脾祛湿、涩精止带；恶阻者，加陈皮9g、竹茹9g，以理气止呕。

用法：水煎服。自妊娠之月起，每月5剂，每日1剂，连服3剂后，则隔日1剂，服至妊娠7个月。

主治：调补冲任，安定胎元。治滑胎。方中参、术、苓、草补气益脾胃，桑寄生、川续断补益肝肾，莲子开胃进食，砂仁理气安胎，白术燥湿，黄芩清热，湿热一去，其胎自安。诸药合用，以收调补冲任、安定胎元之功。冲脉隶属于阳明，调阳明即可固冲脉；任脉隶属于少阴，"乙癸同源"，所以补肝肾就是固任脉。据 34 例观察，足月正常分娩者 29 例，无效者 2 例，中断治疗者 3 例。治愈率为 85.29%。

引自:《黄河医话》——纪翱臣。

安胎防漏汤

组成:菟丝子 20g，覆盆子 10g，川杜仲 10g，杭白芍 6g，熟地黄 15g，党参 15g，炒白术 10g，棉花根 10g，炙甘草 6g。

加减:如腰脊连及少腹、小腹胀坠疼痛，加桑寄生 12g、川续断 10g、砂仁壳 3g、紫苏梗 5g；阴道出血，量少色红，脉细数者，加荷叶蒂 12g、苎麻根 15g、黄芩 10g、阿胶 10g；如出血多色红，宜减去当归之辛温，再加鸡血藤 20g、墨旱莲 20g、大叶紫珠 10g；出血日久，淋漓暗淡，腹部不痛者，加桑螵蛸 10g，鹿角霜 20g、花生衣 30g，党参加至 30g。只要符合补养气血、固肾壮腰之要旨，自能足月产矣。

用法:未孕之前，预先水煎服此方 3～6 个月；已孕之后，可用此方随症加减。

主治:温养气血，补肾固胎。主治习惯性流产。菟丝子辛甘平，覆盆子甘酸微温，二子同用，有补肾生精、强腰固胎之功；杜仲甘温，补而不腻，温而不燥，为肝肾之要药，能补肾安胎；当归、白芍、熟地黄俱是补血养肝之品，肝阴血足，则能促进胎元的发生；党参、白术、棉花根甘温微苦，能健脾益气、升阳除湿，既有利于气血的化生，更能升健安胎；甘草甘平，不仅能调和诸药，而且能益气和中、缓急止痛。全方有温养气血，补肾益精，固胎防漏之功。

引自:《班秀文临床经验辑要》。

补肾固胎散

组成:桑寄生 30g，川续断 45g，阿胶块 45g，菟丝子 45g，椿根白皮 15g。

用法:上为细末。每服 9g，每月逢 1、2、3 日，11、12、13 日，

21、22、23 日各服 1 次。

主治：补肾安胎。主治习惯性流产属肾虚者。

引自:《刘奉五妇科经验》。

保胎方

组成：党参 15g，白术 10g，续断 10g，桑寄生 24g，菟丝子 15g，肉苁蓉 10g。

用法：水煎服，或制成蜜丸，或制成片剂用即"保胎片"。

主治：补肾，健脾，安胎。用于习惯性流产。先后治疗数十例，疗效在 80% 以上。

引自:《湖北名老中医经验选》——李鸣真。

苎麻粥

组成：苎麻根、鲜山药、炒杜仲、糯米（原书无用量）。

用法：先将苎麻根洗净泥土，同杜仲布包，鲜山药去皮切块，合糯米煮粥，熟后去药包，吃山药喝粥，每日 1～2 次，连服 15～30 天。

主治：用于习惯性流产、先兆流产。若无杜仲，可用续断代替，无鲜山药，改用干山药也可（要洗净），服药期间禁忌剧烈活动、房事。

引自:《吴少怀医案》。

验方

组成：熟地黄 9g，川芎 3g，当归 9g，鹿角胶 6g，菟丝子 12g，川续断 6g，杜仲 9g，白术 9g，山药 12g，白芍 6g。

加减：如遗尿者，加益智仁 6g、乌药 4.5g；如白带甚者，加芡实 9g、连子 12g；如见血者，加焦荆芥穗 6g、地榆炭 6g、阿胶珠 7.5g；如少腹痛者，加砂仁 3g、紫苏梗 6g、葱白 1 寸。

用法：每日 1 剂，水煎，分 2 次空腹服。

主治：用于习惯性流产。症见腰困痛，赤白带时下，少腹胀满遗尿，胎儿发育不良，到 5～6 个月时即流产。未觉胎动前，可用 1～2 剂，每月服 1～2 剂更好，能使胎安而发充盛，腰困痛及白带俱能痊愈。

此方效验多年。

引自:《中医妇科验案验方集》——师绍瀛。

输卵管阻塞

输卵管阻塞性不孕症多数因管腔粘连,或受周围瘢痕组织的牵拉、屈曲,或闭塞,使卵子无法与精子会合所致。本病可因急性、慢性输卵管炎,或慢性盆腔炎、输卵管结核,或盆腔手术后附件粘连,或子宫内膜异位症等所引起。

通管 1 号方

组成:细辛 20g,沉香 20g,没药 20g,制川乌 20g,炮甲珠 20g,皂角刺 20g,制水蛭 20g,甘草 20g。

用法:各药均研成细面,炼蜜为丸,做成 40 丸。每服 1 丸,每日 2 次,月经初见之日起服,连服 5 天。下次月经来时仍然如此服用,4 个月经周期为 1 个疗程。

主治:温经散寒,通瘀消积。用于输卵管阻塞,属于子宫虚寒、寒瘀阻滞胞络型。症见婚久不孕,中医辨证为“脾肾阳虚”,施治后诸症消失仍不妊娠而属输卵管阻塞者。

引自:《黄德临证秘验良方选》。

通管 2 号方

组成:路路通 50g,真血竭 50g,没药 50g,急性子 30g,川楝子 50g,土鳖虫 50g,炮甲珠 50g,王不留行 50g,甘草 20g,酒炒大黄 50g。

用法:各药均研成细面,装 0.5g 胶囊。每服 5g,每日 3 次,黄酒和白开水各半送下。月经来潮前 10 天开始服,一直服到下次月经来潮,3 个月经周期为 1 个疗程。

主治:清热化瘀,理气通管。用于输卵管阻塞,属于瘀热内阻、胞络不畅型。症见久婚不孕，中医辨证为"肝气郁结湿热蕴结之不孕"，施治后诸症消失仍不妊娠而属输卵管阻塞者。

引自:《黄德临证秘验良方选》。

子宫肌瘤

子宫肌瘤为良性肿瘤，由平滑肌细胞和纤维结缔组织增生构成的肿物，又称"子宫纤维瘤""子宫纤维肌瘤""子宫平滑肌瘤"。本病确切的病因尚不清楚，一般认为可能与长期、过度雌激素刺激有关。子宫肌瘤是中年女性生殖器官中最常见的良性肿瘤，多发年龄为 30—50 岁，35 岁以上女性的发病率为 20% ～ 25%，其大小不等、数目不定、单个或多个肌瘤存在，大部分为多发。子宫肌瘤最常见的类型为肌壁间肌瘤，其次为浆膜下肌瘤，再其次为黏膜下肌瘤。

妇 1 号方

组成:大生地黄、生白芍、生甘草、黄精、三棱、石见穿、蒲公英、五灵脂、威灵仙（原书无用量）。

用法:每日 1 剂，水煎，分 2 次服。

主治:凉血止血，化瘀止痛。妇 1 号方、妇 2 号方、妇 3 号方均为沈老治疗子宫肌瘤的经验方。子宫肌瘤为胞宫瘀血日久而成，大多郁而化热，且易迫血妄行而成崩中漏下。本方针对子宫肌瘤的病理特点，用大生地黄、生白芍、生甘草、黄精滋阴凉血、养血止血；三棱、石见穿化瘀消瘤；蒲公英清热解毒，能有效清化盆腔中蕴结的热毒，治疗赤白带下等症；五灵脂、威灵仙功能止痛。诸药配合看似简单，却充分体现了治疗子宫肌瘤的重要原则，即"止血不忘消瘤，消瘤兼顾止血"。临床上如能以此方为基本方，谨守治则，并根据实际情况加重化瘀消瘤或凉血止血的药力，定会取得显著的治疗效果。

引自:《沈仲理临证医集》。

妇 2 号方

组成：党参、白术、熟地黄、生白芍、生甘草、黄精、石见穿、三棱、重楼（原书无用量）。

用法：每日 1 剂，水煎，分 2 次服。

主治：健脾益肾，消瘤止崩。子宫肌瘤的形成，乃由于月经闭积，或产后余血未尽，或风寒瘀滞，久而不消，引起脏腑功能失调，气血不和，以致气滞血瘀于胞宫而成，瘀血日久化热，灼伤冲任而成崩漏，经年不愈，病邪日盛，甚则导致脾胃元气不足，肾气衰弱。此多见于严重患者，症见每月暴崩不止，血色淡红，面浮足肿，面色萎黄或㿠白，大便溏薄等，故而从傅氏固本止崩汤加减组成本方，以取脾肾同治之效。方中重楼能够收缩子宫，从而帮助制止崩漏。

引自：《沈仲理临证医集》。

妇 3 号方

组成：北沙参、天冬、麦冬、大生地黄、黄精、石见穿、三棱、半枝莲、重楼、蒲公英、海藻、生甘草、玉米须（原书无用量）。

用法：每日 1 剂，水煎，分 2 次服。

主治：滋阴清热，消瘤止血。子宫肌瘤崩冲日久，每致肝脾统藏失职而阴血亏耗，或肝肾封藏不固，相火偏亢，故而常显示出"阴常不足，阳常有余"之象。沈老说："女子属阴，以血为本，若阴血劫夺，每致变证，瘀血内结，久必化热，消灼真阴。"故而在对子宫肌瘤的治疗中，"清热存阴"为一要点。本方主治子宫肌瘤属阴虚火旺者，症见月经先期而来，经行崩冲，或漏下不止，胸中灼热，或腹内觉热，心烦易怒，乳头刺痛，经后带多赤白等。方中北沙参、天冬、麦冬、大生地黄、黄精滋阴清热、凉血止血；石见穿、三棱、半枝莲、海藻、生甘草消瘤散结，其中海藻、生甘草相反以相成，乃效仿李东垣散肿溃坚汤而设，能加强消散软坚之力；玉米须则能辅助止血。

引自：《沈仲理临证医集》。

外敷方

组成：急性子15g，阿魏10g，大黄15g，麝香0.5g，紫皮蒜10瓣。

用法：各药捣如泥状，摊在直径10cm的厚布上，贴于中极穴（在下腹部，前正中线上，当脐中下4寸；仰卧，在前正中线上，脐中与耻骨联合上缘中点的连线长度为5寸，曲骨穴上1寸即是）处。晚间睡前贴敷，第2天清晨取下。每周贴1次。

主治：祛瘀散结消瘤。用于子宫肌瘤。

引自：《黄德临证秘验良方选》收录关庆云方。

子宫脱垂

子宫从正常位置沿阴道下降，使子宫颈外口抵达坐骨棘以下水平，甚则子宫脱出阴道口外，或阴道前后壁膨出，统称"子宫脱垂"。前者为子宫脱垂，后者为阴道壁膨出。本病与产时损伤、产后调护不当等因素有关。

补中益气汤加味

组成：黄芪24g，当归12g，白术15g，升麻9g，党参24g，广陈皮6g，柴胡9g，枳壳9g。如龙骨、牡蛎、乌梅、山茱萸等也可酌情加入。

用法：水煎服。

主治：用于子宫脱垂，属中气下陷者。症见阴挺下脱，面色㿠白，身体怯寒，精神疲乏，头昏气短，大便溏薄，小溲量少，舌淡少苔，脉象虚弱。

引自：《临证心得》。

当归散加减

组成：当归30g，黄芩30g，牡蛎45g，赤芍15g，刺猬皮30g。

用法：共为细末，每服9g，食前温酒调下。

主治：用于子宫脱垂。有湿热症不太重者而兼血虚者，其人面色萎黄，形容枯瘦，头晕心悸，手心发热，脉象细数。

引自：《临证心得》。

验方

组成：黄芪 3g，党参 3g，白术 3g，茯苓 6g，桑螵蛸 3g，桑寄生 3g，白扁豆 3g，赤芍 3g，怀山药 4.5g。

用法：水煎服。

主治：用于产后子宫下坠，小便不禁。

引自：《名老中医经验汇编》——杨振藩。

熏洗方

组成：麻黄 6g，炒枳壳 12g，透骨草 9g，五倍子 9g，小茴香 6g。

加减：子宫脱垂较重者，加桑寄生、升麻、金樱子；因摩擦破溃有分泌物者，加桑螵蛸、金银花、连翘、蒲公英等；兼见白带、阴痒者，加蛇床子、马鞭草、枯矾、清半夏、刺猬皮之类药；另可用五倍子、石榴皮、生枳壳、露蜂房各等分，配成坐药给入阴中。

用法：上药布包，温水中浸泡 15 分钟，煎数沸，倾入盆中，乘热熏洗，然后将子宫脱出部分，轻轻还纳，卧床休息。

主治：祛湿消肿，通络固脱。用于子宫脱垂。

引自：《哈荔田妇科医案医话选》。

第五章　儿科效方

第一节　小儿急症

高热痉厥

发热是儿科最常见的症状，是机体受到多种感染或非感染因素刺激后产生致热原，而使产热过程增强，于是体温异常升高。高热是指腋温高于39℃，若腋温超过41℃称为极热。热度的升高与疾病的严重程度不一定成正比。小儿对发热的耐受力较好，热退后恢复也较快，但发热过久或过高，可对机体产生各种不利影响，在婴幼儿可引起惊厥，应及时处理，积极查明病因。本病最常见于中医学伤寒、温病的病程中。分为外感与内伤两类，外感高热多因外邪侵袭，内伤发热多因正气不足，治从祛邪扶正法则。

慈幼清解汤

组成：石膏30～60g，青蒿15～30g，白薇30g，桑叶10g，赤芍3～6g，柴胡6～10g，黄连1.5～6g，荆芥9g，山楂10～15g，神曲10～15g，槟榔6～9g，天花粉9～15g，大青叶15～30g。

加减：高热引动肝风，选加羚羊角、犀角、钩藤、虫壳；热入营血，选加牡丹皮、玄参、生地黄、麦冬；鼻衄，选加荷叶、白茅根、焦栀子；因湿热所致，选加黄芩、滑石；对小儿年龄不足周岁者，去石膏，视其病情缓急配用紫雪丹。

用法：水煎服。

主治：清热解毒，透邪导滞。用治小儿高热。将方药用凉水浸泡5～10分钟后文火煎煮，将药煮沸后10分钟取汁，视病儿大小给药，患儿饮药后，放至床，盖被，待病儿微汗出，用热毛巾或干毛巾擦汗，每日3～4次。方中石膏其性凉散，有透表解肌之力，为清阳明实热之圣药，故有"温病之实热，非石膏莫解"之说，其功入血分，善清血分之热，行血中之滞，使邪不凝于血分为方中主药，石膏得青蒿、白薇、桑叶之助，对高热迫血妄行者用之甚佳。大青叶清热解毒，凉血泻热，与黄连配用解毒清心热，以杜绝邪犯心主之势。柴胡、荆芥发散郁热，透营转气，引邪外出，给外邪以出路，实为本方之妙。天花粉养阴清热，顾其津液耗损，配伍山楂、神曲、槟榔消食导滞，保中土，且制约他药伐中之弊，使邪祛正安。全方诸药共奏清热解毒、透邪导滞之功，使体微汗出，大便通，枭张之热毒自去矣。

引自：《名医名方录》——王静安。

平惊丹（亦名五色丹）

组成：青黛6g，朱砂3g，生石膏30g，天竺黄30g，芦荟20g，甘草粉5g。

用法：上药除朱砂外，共为极细末，另用腊月雪水调生蜜少许，和匀作丸，每丸潮重4g，朱砂为衣，阴干收入瓷瓶内。每用1丸，研碎，煎竹叶、钩藤、灯芯草汤调服。病重的每日可2～3丸。以大便通，微微汗出为效。

主治：清热平惊。主治小儿壮热不解，突然起惊风，不啼哭，亦无泪，有时惊叫一声，手足搐搦，大便不通。

先辈认为，小儿急惊，大都由于风火痰搏结为患。火多则壮热，痰盛则窍闭，风动则惊搐，而火尤为祸首，并有由腑入脏的危害。五药入五脏以泻火，其中石膏、朱砂，寒凉重镇压热，天竺黄豁痰而定惊风，芦荟清火通腑，使火热下行，邪有出路，则风痰亦自化，而神明得安。生甘草泻火缓急，亦调和诸药。竹叶、钩藤、灯芯草，清火息风，为诸药先导。合而用之，以成清火平惊的功效。此药宜常备，应急使用，可以争取时间，获得捷效。

引自：《中国百年百名中医临床家丛书——丁光迪》。

全蝎蜈蚣剂

组成：全蝎2.4g，僵蚕2.4g，金头蜈蚣1条，蝉蜕2.4g，钩藤4.5g，天麻3g，防风6g，西牛黄0.15g，天竺黄3g，胆南星0.15g。

用法：上药研成细末，冲服。

主治：急惊风，角弓反张，颈项强，眼上翻，口角歪斜，神识昏迷，喉间痰响，气喘鼻煽。凡慢惊风，虚弱症者禁用。

引自：《云南省老中医学术经验交流会资料选编》——康诚之。

清热镇惊剂

组成：天麻4.5g，钩藤4.5g，防风6g，薄荷3g，龙脑0.15g。麝香0.03g，朱砂1.5g，甘草2.4g，青黛0.9g。

用法：研末冲服，每服适量。

主治：外感高热，内热窍闭，引起的惊风。凡久病、慢惊风者禁用。

引自：《云南省老中医学术经验交流会资料选编》——康诚之。

惊风神效散

组成：白胡椒3g，上桂30g，干姜30g，公丁香1.5g，炙黑附片30g，砂仁24g，潞党参30g，白术30g，茯苓30g，炙甘草1.5g。

用法：上药共为细末，用姜、枣煨汤，调服；1—1.5岁每服1.5g，每日3次。

主治：小儿惊风。

引自：《云南省老中医学术经验交流会资料选编》——张永坤。

镇惊丹

组成：藿香15g，炒苍术15g，川厚朴15g，陈皮15g，建神曲15g，紫苏15g，白芷15g，赤茯苓15g，桔梗15g，法半夏15g，砂仁9g，木香9g，钩藤50g，薄荷50g。

用法：共研细末。用生姜汤调服；1—1.5岁每服1.5g，每日3次。

主治：小儿风寒、食积、发热、吐泻、霍乱、惊风、水土不服、发疹、腹痛、中暑、夹湿。

引自：《云南省老中医学术经验交流会资料选编》——张永坤。

慢惊风

慢惊风病因，多为大病久病，伤及脾、肾、肝三脏之正气，正气虚损，虚风内动。

补气养血汤

组成：黄芪9g，潞参4.5g，白术（土炒）4.5g，当归身（土炒）4.5g，白芍（炒）3g，酸枣仁（炒）4.5g，冬虫夏草3g，附子片1.5g，肉桂（去皮，研）1.5g，豆蔻（研）1.5g，炮姜1.5g，法半夏3g，橘红1.5g，降香0.9g，炙甘草2.4g。

用法：核桃1个（带皮打碎）为引。

主治：小儿气虚血瘀之慢惊、急惊。

引自：《揣摩有得集》。

理中地黄汤

组成：熟地黄9g，当归6g，山茱萸3g，枸杞子9g，白术9g，党参9g，酸枣仁9g，补骨脂6g，黄芪9g，川附片12g，炮姜3g。

用法：水煎，分2次服。

主治：慢惊风，吐泻亡阴阳脱，四肢厥冷。凡阳热症者禁用。

引自：《云南省老中医学术经验交流会资料选编》——康诚之。

慢惊风方

组成：熟地黄炭9g，枸杞子9g，山茱萸9g，怀山药9g，别直参6g，黑附子3g，炮姜炭1.5g，桂心1g，炒白术4.5g，生龙骨9g，牡蛎9g，白芍2.4g，灶心土2.4g。

用法：每日1剂，水煎。

主治：本方是在王清任可保立苏汤的基础上创制而成，功专温补脾肾、逐寒镇惊。临床运用，疗效显著。

引自:《医林拔萃》——王聘贤。

验方 1

组成:熟地黄 15g,当归 6g,炒酸枣仁 6g,补骨脂 6g,茯苓 6g,党参 6g,炮姜 3g,山茱萸 3g,枸杞子 6g,肉桂 3g,炙甘草 3g,大枣 1 枚,胡桃(打碎连皮入药)1 枚。

用法:先用灶心土 90g,水煮之,澄清去渣,再将此澄清液煎药,连煎 2 次。分 3～4 次服。

主治:慢惊风。

引自:《中医交流验方汇编》——王明治。

验方 2

组成:郁金 3g,天竺黄 2.1g,怀通 3g,钩藤 3g,胆南星 1.5g,紫金丹 1.5g。

用法:另用苏合香丸塞肛门,大便即通。哺以人乳半日,即能说话。

主治:小儿惊闭,发热,昏迷不语,呼吸微细,便闭溺膜,目不转睛,两手握固,喉中痰鸣。

引自:《名老中医经验汇编》——谢庸耕。

第二节　呼吸系统疾病

上呼吸道感染

急性上呼吸道感染简称"上感",是小儿最常见的疾病,包括鼻、咽、喉部的感染。本病病原体 90% 以上为病毒,主要有合胞病毒、流感病毒、副流感病毒、腺病毒等,其余为细菌感染或病毒感染后继发细菌感染。炎症向临近器官蔓延可引起中耳炎、结膜炎、鼻窦炎、颈部淋巴结炎和咽后壁脓肿等;向下蔓延可发展为支气管炎、肺炎。婴儿可引起高热惊厥,年长儿患链球菌性"上感"后,可引起肾炎、风湿热等疾病；病毒感染性"上感"可引发病毒性心肌炎。若积极防治并发症，一般预后良好。

本病属于中医学"感冒"范畴。因风邪兼夹寒、热、暑、湿等自口鼻、皮毛而入，客于肺卫，致卫表失司，腠理开合失常，肺气失宣，卫阳被遏。又由于小儿肺脏娇嫩、脾常不足、心肝之火易动，故患本病后易发生夹痰、夹滞、夹惊之兼证。治以清热解表，发散外邪，佐治兼证。

感冒退热汤一

组成：麻黄 5g，玄参 9g，葛根 9g，生石膏 15g，山药 18g，钩藤 9g，薄荷 6g，桔梗 6g，射干 6g，柴胡 6g，生姜 3 片，大枣（劈）3 枚。

用法：每日 1 剂，水煎，分 2 次服。服第 1 次药后，约 15 分钟，饮热米汤 1 碗，取微汗。半小时后，再服第 2 次药。此方为 10 岁左右儿童用量，成人用时，需酌加量。

主治：解表退热，宣肺气，利咽喉。用于感冒流感，发热不退，头项强痛，全身酸紧，恶寒，无汗，咽痛，咳嗽等症。

引自：《刘惠民医案》。

感冒退热汤二

组成：麻黄 6g，防风 9g，生石膏 18g，炒白术 9g，薄荷 9g，羌活 9g，葛根 12g，炙甘草 6g，钩藤 12g，生姜 6g。

加减：全身痛重者加桂枝 9g、白芍 12g、山药 30g；恶寒加柴胡 9g、生甘草 6g；体温在 38℃以上者，生石膏可加至 30～45g。

用法：每日 1 剂，水煎，分 2 次服。服第 1 次药后，约 15 分钟，饮热米汤 1 碗。半小时后，再服第 2 次药，取微汗。

主治：解表退热，宣肺止咳。用于感冒或流感，发热，周身酸痛，头项强痛，咳嗽等症。

引自：《刘惠民医案》。

麻杏蒌贝剂

组成：麻黄 3g，杏仁 6g，生石膏 9g，瓜蒌壳 3g，贝母 6g，前胡

6g，桔梗 6g，桑白皮 6g，芦根 9g，竹茹 3g，甘草 3g。

用法：水煎，分 2 次服。

主治：用于重感冒发热、喘咳痰稠、便秘饮水。凡咳嗽日久、痰白色稀薄、大便溏稀、小便清长者禁服。

引自：《云南省老中医学术经验交流会资料选编》——康诚之。

香苏保和剂

组成：紫苏叶 3g，藿香 3g，厚朴 6g，白芷 6g，广陈皮 3g，法半夏 6g，苍术 6g，神曲 3g，谷芽 6g，焦山楂 6g，砂仁 4.5g，鸡内金 6g。

用法：水煎，分 2 次服。

主治：用于外感风寒内伤饮食，发热、恶寒、腹痛饱嗝不食。凡无表里症，体虚久病，面色苍白、神倦、懒食者禁服。

引自：《云南省老中医学术经验交流会资料选编》——康诚之。

咳　嗽

小儿咳嗽，相当于西医学之小儿支气管炎，是小儿常见多发病。本病一年四季均可发病，尤以冬春二季为多见。原因虽多，归纳有三：一是外邪犯肺、肺失宣降所致。小儿以外感咳嗽为多见；二是饮食不节、脾胃虚弱、痰湿内生、壅阻气道；三是身体虚弱、脏腑功能失调、影响及肺所致。后二因，一般多与外因相因而起。

症见咳嗽、咳吐痰涎或兼见其他症状。即或伴有外感或有脏腑内伤之证。临床上又根据痰的色泽、稀稠及量多少，一般又分风寒咳嗽、风热咳嗽、燥热咳嗽、痰湿咳嗽和肝火犯肺咳嗽等型。

（一）风寒咳嗽

咳嗽频作，喉痒声重，痰白质稀，鼻流清涕，咽部不红，可伴恶寒无汗，发热头痛，舌质淡红，苔薄白，脉浮紧，指纹淡红。

外感咳嗽方

组成：麻黄 3g，炒杏仁 6g，生石膏 15g，五味子 5g，干姜 5g，薄荷 6g，瓜蒌仁 6g，炙甘草 3g，山药 18g，钩藤 9g。（此方为 5 岁左右儿童的用量，成人用时需酌加量）

用法：每日 1 剂，水煎，午晚分 2 次服。

主治：止咳化痰，宣肺解表。用于外感咳嗽，发热，恶寒等症。

引自：《刘惠民医案》。

小儿咳嗽验方

组成：鱼腥草 9g，天竺子 9g，象贝母、川贝母各 4.5g，蜜炙款冬花 9g。

用法：每日 1 剂，水煎服，一般 7 天为 1 个疗程。

主治：小儿新久咳嗽。

引自：《宝山县老中医经验选编》——严放勋。

验方 1

组成：川贝母（面炒去心）9g，硼砂 3g，粉甘草 3g，朱砂 1.5g，冰糖 9g。

用法：共研成极细末，1 岁小儿，用药少许，放在舌心上，以乳吮之。2—3 岁小孩每服 1.2g，开水冲服。4—6 岁小儿每服 1.5g；7—10 岁小儿每服 3g。每日 3 次。

主治：小儿咳嗽。

引自：《中医交流验方汇编》——郑香亭。

验方 2

组成：白术 24g，紫苏子 9g，橘红 12g，清半夏 9g，炒杏仁 9g，莱菔子 9g，白茯苓 12g。

用法：共研细末，7 岁以上儿童，早晚 3g；1—6 岁儿童，每服 1.5g，开水送下。

主治：用于小儿寒痰咳嗽。生冷食物。

引自：《中医交流验方汇编》——张生旺。

（二）风热咳嗽

咳嗽不爽，痰黄黏稠，不易咳出，鼻流清涕，口干而渴，咽红疼痛，可伴发热头痛，恶风微汗出，舌质红，苔薄黄，脉浮数。

高热咳喘验方

组成：麻黄 3g，杏仁 6g，生石膏 15g，甘草 3g，天花粉 6g，桑白皮 6g，甜葶苈 26g，枳壳 6g，桔梗 3g，紫苏梗 6g，黄芩 4.5g，芦根 6g。

加减：挟食痰者去枳壳、桔梗、天花粉、黄芩，加法半夏 6g、黄连 3g、枳实 6g、全瓜蒌 9g；呕吐者加谷芽 9g、麦芽 9g、竹茹 6g、生姜 2 片。

用法：每日 1 剂，水煎 3 次，分 3 次服。

主治：幼儿感冒或秋燥，高热喘咳饮水，烦躁尿短，脉浮数，舌赤或兼黄腻者。

引自：《云南省老中医学术经验交流会资料选编》——廖濬泉。

小儿肺热咳嗽秘方

组成：前胡 2g，北沙参 2g，淡竹叶 3g，生石膏 3g，北杏仁 2g，甜桔梗 1g，川贝母 1g，川厚朴 2g，天花粉 3g，条黄芩 3g，白茯苓 2g，生甘草 5g，鲜芦根 3g，麦冬 3g。

用法：每日 1 剂，水煎，连服 5 剂可愈。

主治：用于小儿肺部郁热引起的咳嗽。

引自：《六世中医实用秘方》。

验方

组成：麻黄 3g，生石膏 15g，杏仁 9g，黄芩 9g，金银花 9g，连翘 6g，鱼腥草 12g，栀子 6g，钩藤 9g，僵蚕 9g，桔梗 6g，甘草 3g。

用法：水煎服。

主治：肺炎咳嗽（温热型）。

引自：《陇东中医医论案验方荟萃》——方鸿宾。

（三）久咳不愈

咳嗽日久，咳声无力，痰液清稀易咳，面白唇淡，气短懒言，语声低微，喜温畏寒，体虚多汗，舌质淡嫩，脉细无力。

百花膏

组成：凤凰衣（微炒）30个，麻黄30g，款冬花50g，百合50g。

用法：上药先浸一宿，文火煎熬2遍，滤出澄清，加入炼蜜60g，鲜生姜汁1匙，收成清膏，约500g，分作1周服。每日2～3次，每服1羹匙，开水调服。如为感冒引起旧疾，咳喘骤然发作的，改服汤剂，取上药1/10量，加荆芥、甘草各3g，生姜1片煎服。不用蜜姜汁。如兼有咽炎的，加鲜青果（或用藏青果3g）击破，4粒，再加白萝卜汁1杯冲服。

主治：此方宣肺止咳，顺气平喘。主治小儿咳嗽，时常发作，咽中气塞，咳甚喘急，痰不多，咯不出，春寒秋凉发病较多。小儿咳喘（痰多者名喘嗽，但非哮喘）最难治疗。它与一般咳嗽证候不同，每每是先作咳而后喘，骤然发病，来势凶猛，但治疗得法，痰爽气通，咳喘又能迅速好转。方中麻黄、款冬花，宣肺理气，止咳平喘；凤凰衣（即鸡蛋壳内白膜）能治"久咳气结"，反复发作；百合能益肺胃，治咳嗽；姜蜜辛通润降，宣和肺气，清利咽喉。合而用之，益气祛邪，平淡清灵，每能见效。

注意事项：小儿咳喘反复发作，每能成为顽固之疾，影响发育。但此病慎用补药，补之则痰气更阻，发病更剧。目前小儿，食肥腻、甜食、冷饮较多，对咳喘病很不利，所以，除药物治疗外，清淡饮食亦很重要。

引自:《中国百年百名中医临床家丛书——丁光迪》。

补肺镇咳剂

组成:沙参9g,百合9g,杏仁9g,紫菀6g,牛蒡子3g,马兜铃3g,天冬6g,百部9g,川贝母6g,炙甘草3g,枇杷叶6g,藕干6g,远志3g。

用法:水煎,分2次服。

主治:肺虚久咳,肺结核咳声不扬,百日咳中期及后期。凡风寒咳嗽、肺热咳嗽者禁用。

引自:《云南省老中医学术经验交流会资料选编》——康诚之。

咳喘方

组成:荆芥6g,白前6g,牛蒡子10g,杏仁10g,桔梗6g,陈皮6g,紫苏子6g,厚朴6g,贝母6g,紫菀10g,百部10g,款冬花6g,茯苓10g,瓜蒌仁6g,甘草6g。

用法:每日1剂,煎服,分3次服。

主治:祛风散寒,降气化痰平喘。用于小儿咳嗽频作,气促喘急,缠绵不愈,痰多色白质稀,咳出不爽。久咳者,一般坚持服药1～2个月奏效。

引自:《湖北名老中医经验选》——陈琴舫。

一味宁肺饮

组成:花生仁(生者泡去皮,打碎如泥)40粒,白冰糖12g。

用法:2味水煮,至成乳糜状液汁为度,临睡时连服渣服饮,连服3～5次。

主治:用于小儿百日咳及麻疹、肺炎后期遗留的咳嗽有燥象者。

引自:《著名中医学家的学术经验》——杨志一。

咳而安

组成:款冬花4.5g,川贝母9g,肥知母6g,麦冬9g,玄参9g,天冬9g,百合9g,粉甘草3g,粉牡丹皮4.5g,马兜铃4.5g,枇杷叶

6g，北沙参 9g。

用法：共为细末，炼蜜为丸，每丸重 1.5g。一日总量：1 岁 2 丸，3 岁 4 丸，6 岁 9 丸。咳剧加重用量。百日咳高潮期可加量 0.5～1g；减轻后再恢复一般用量。

主治：滋阴润肺，止嗽化痰。用于无表证的急性咽炎、喉炎，气管炎的剧烈咳嗽，或少痰的久咳，阴虚咳嗽或百日咳等。

引自：《何世英儿科医案》。

祛痰剂

组成：麻黄 3g，杏仁 6g，荆芥 4.5g，防风 4.5g，旋覆花 1.5g，川贝母 6g，前胡 6g，桔梗 6g，紫菀 6g，款冬花 6g，甘草 3g。

用法：水煎，分 2 次服。

主治：用于风寒咳嗽失治绵延不瘥，咳嗽痰多。凡肺虚久咳，无痰、痰间带血丝者禁用。

引自：《云南省老中医学术经验交流会资料选编》——康诚之。

验方

组成：核桃仁、蜂蜜适量，花椒少许。

用法：前 2 味共捣一处，每服 1 小匙，每日 2 次，化服。

主治：小儿慢性咳嗽。

引自：《陇东中医医论案验方荟萃》——屈俊贤。

哮 喘

哮喘是在气道高反应状态下，由于变应原或其他因素引起的可逆性的气道阻塞性疾病。临床表现为发作性咳嗽和带有哮鸣音的呼气性呼吸困难，可自行或经治疗后缓解。其发病机制复杂，发病率为0.11%～2.03%，大多在 3 岁以内起病，以 1—6 岁患病较多，随着年龄增加，患病率逐渐降低。部分患儿经合理治疗，可获痊愈；病久反复发作者，可出现桶状胸，常伴营养障碍和生长发育落后，到成年期后约50%病例症状体征完全消失，部分患者可留有轻度肺功能障碍。

本病属中医学"哮喘"范畴。由于肺、脾、肾三脏不足，痰饮留伏，复感外邪，触动伏痰，痰阻气道所致。治宗"急则治标、缓则治本"的原则，尤其重视缓解期的治疗，以图扶正固本。

（一）发作期

定吼丸

组成：南沙参、豆豉、制半夏各1 500g，杏仁、黑紫苏子、桑白皮、象贝母各2 500g，橘红、莱菔子各1 000g，白芥子、瓜蒌皮各500g。

用法：共研末，水泛为丸。每服6～9g，温开水送下。

主治：化痰降气。主治哮喘。

引自：《丁甘仁家传珍方选》。

截喘汤

组成：佛耳草15g，瘪碧桃干15g，老鹳草15g，旋覆花15g，全瓜蒌10g，姜半夏10g，防风10g，五味子6g。

用法：水煎服。

主治：降逆纳气，化痰截喘。用于咳嗽痰多，气逆喘促。

引自：《古今中医儿科病辨治精要》——姜春华。

定喘合剂

组成：全当归9g，川节9g，杭白芍9g，荆芥9g，防风9g，黄芩9g，薄荷4.5g，桂枝1.5g，连翘6g，麻黄6g，莲子9g，滑石3g，栀子3g，川大黄18g，白芷6g，玄明粉0.9g，生姜5片。

加减：处方内之川大黄及玄明粉应酌情应用，身健及服药后大便不多者，将大黄加至24g、玄明粉加至12g以上；体弱且服峻泻药者将川大黄减至9g、玄明粉减至4.5g以下。

用法：每日1剂，水煎，分2次服。

主治：用于哮喘。服药期间，须忌烟酒、肉类、荞麦面、南瓜菜、绿豆面及一切制出品如粉皮、粉条等，并忌一切生冷食品。

引自：《河南省卫生展览会资料汇辑——中医中药》——段耀祖。

麻杏射胆汤

组成：麻黄5g，杏仁10g，射干9g，桔梗6g，紫苏子9g，蝉蜕4.5g，炒僵蚕9g，制半夏9g，陈皮4.5g，鹅管石（煅、杵）12g，枳实6g、胆南星6g。

用法：水煎服。

主治：宣肺化痰，降气定喘。用于支气管哮喘急性发作期。

引自：《古今中医儿科病辨治精要》——董漱六。

小儿定喘汤

组成：①寒喘方：炙麻黄6g，苦杏仁6g，银杏果10g，苦桔梗6g，炙紫菀6g，炙款冬花10g，紫苏子6g，淡干姜3g。②热喘方：生麻黄3g，苦杏仁6g，银杏果10g，苦桔梗6g，广地龙6g，桑白皮10g，冬瓜子10g，生石膏（先煎）30g。

加减：咳重加炙百部、炙白前；喘重加用生赭石，以助药力。

用法：水煎，每日分2～3次服。

主治：宣肺降气，止咳平喘。用于小儿咳喘。本方以治疗小儿咳喘为主，病机与素有伏痰，感寒诱发，或邪热蕴肺，气机失调而发咳喘。治宜宣降肺气，化痰为主，结合临床，随症加减。方中麻黄宣肺平喘；银杏敛肺平喘，二药合用，一开一敛，标本兼治，喘平咳止；桔梗有举肺气之功，杏仁、紫苏子有降肺气之力，诸药合用，使肺气得以宣降，普化则咳喘平，肺气畅，桑白皮、地龙、冬瓜子、生石膏合用，痰除热清则咳喘平（方歌：刘氏小儿定喘汤，区别寒喘热喘方，寒喘麻杏与桔梗，紫菀冬花与银杏，再加紫苏子淡干姜；热喘去姜换地龙，再去冬花与紫苏子，加用桑白皮冬瓜子，石膏清热用之当）。

引自:《儿科名医刘韻远临证荟萃》。

（二）缓解期

止哮豆

组成:腊月猪胆不落水,黄大豆拣净抹光。

用法:取腊月新鲜猪胆三五个,吊起,防止胆汁溢出。将黄大豆（记好粒数）纳入猪胆中,装至六七成,使豆没入胆汁中,将胆囊口扎紧,悬挂于背阴通风处,待百日（最少要1个冬季）后取出,吹干（不能见阳光,否则要发臭）。用炭火加瓦上,炙焦存性,摊在地上（垫一层纸）出火气一宿,然后研成粉末,装入玻璃瓶中待用。每日1～2次,每次约10粒豆之量,3岁以上小儿加倍。用粥浆或温水调服。连服1～3个冬春,最效者仅需服1个冬春,一般服2个冬春,其哮自平。

主治:此方清热补脾,肃肺止哮。主治哮喘,无论寒热久暂都可用,尤其是麻疹或其他急性感染后所致者为良。平时喉中哮吼作声,哮喘发作则不能平卧,痰少咳不多。

祖辈相传,屡验不爽。小儿哮喘,大都由于热病后遗,肝胆留有郁热,乘土侮金,使肃降之气不行,反而上逆;又土不生金,肺气更弱,所以反复发作,为哮为喘,缠绵不已。方中猪胆汁,能凉肝脾,祛郁热;黄大豆宽中下气,补脾生金。并且采用食治方法,使患儿易于接受。这是不治喘而喘自平的方法。

注意事项:①此药应当预制,干燥保存,不能曝晒,更不能稍受湿气,防止变腐发臭。如果粉末结成块,并有臭气,是药已变质,不能服用;②药中不要加糖加盐,以免有些盐哮、糖哮的患儿不适;③服药要坚持,按冬春季节服用;药量不必增减,始终按年龄规定量即可,并不必配合汤药,尚未发现加汤药效果更佳者。

引自:《中国百年百名中医临床家丛书——丁光迪》。

哮喘夏治方

组成：制附子6g，党参12g，白术12g，茯苓12g，陈皮9g，半夏7.5g，炙枇杷叶15g，款冬花15g，甘草3g。

用法：水煎服。

主治：培补脾肾，化痰利肺。用于支气管哮喘缓解期预防发作。

引自：《古今中医儿科病辨治精要》——赵清理。

气喘膏

组成：胡椒、麻黄、明矾、细辛各等分。

用法：上方研细末，调匀，撒于太乙膏（或胶布）上敷贴背部之风门穴、肺俞穴（四季均可用之）。

主治：哮喘。自1962年至1966年，共治900余小儿及成人。

引自：《宝山县老中医经验选编》——桂覆中。

百日咳

百日咳是由百日咳嗜血杆菌引起的一种小儿急性呼吸道传染病，以气管、支气管，甚至细支气管、肺泡壁的上皮细胞坏死脱落，淋巴细胞及中性粒细胞浸润为病理基础，咳嗽逐渐加重，呈典型的阵发性痉挛性咳嗽，咳嗽终末有深长的鸡鸣样吸气性吼声等症状为其主要临床表现。发病年龄以5岁以下小儿居多，新生儿亦可发病，冬春季节多见，本病一般预后较好，有严重的呼吸道并发症和百日咳脑病患儿预后较差。病后可获持久的免疫力，很少再次发病。

本病属于中医学"温病"范畴，与古籍记载的"顿嗽""鹭鸶咳""疫咳""天哮呛"等病证相似。病属外感风邪疫疠之气，邪犯肺卫，酿液成痰，痰阻气道，肺气上逆，治宗清热、宣肺、泻肺、润肺之法。

百日咳方

组成：瓜蒌10g，贝母10g，杏仁10g，百部10g，紫菀7g，黄芩7g，葶苈子10g，大枣10g。

用法：每日1剂，水煎，分2次服。

主治：清热化痰，润肺降逆。用于百日咳。

引自：《湖北名老中医经验选》——李民杰。

百日咳膏方

组成：大蒜头50g，桂皮250g，麻黄240g，桑白皮500g，天冬300g，白及150g，生姜90g。

用法：水煎，取浓缩汁约1 000mL，加蜂蜜500g，熬成膏。每服100mL，每日2次。

主治：用于百日咳。

引自：《云南省老中医学术经验交流会资料选编》——高吉孙。

百咳灵合剂

组成：猪胆1个，罂粟壳30g。

用法：将猪胆1个，水加至500mL稀释后，取罂粟壳30g，水煎2次去渣，与胆汁相合，加蜜90g熬煎成膏。每日3～5次，每服1匙。

主治：用于百日咳。

引自：《赵怀德中医世家经验辑要》。

一味宁肺饮

组成：花生仁（生者泡去皮，打碎如泥）40粒，白冰糖12g。

用法：水煮成乳糜状液汁为度，临卧时连渣服饮，连服3～5天。

主治：用于小儿百日咳及麻疹、肺炎后期遗留的咳嗽有燥象者。

引自：《豫章医萃——名老中医临床经验精选》——杨志一。

百日咳后期方

组成：甘草3g，青竹标9g，麻黄1.5g，侧柏叶6g，鲜竹叶20片。

用法：水煎服。

主治：用于百日咳后期，肺不摄气，喷嚏咳嗽不止。服 2～3 剂即效。

引自：《云南省老中医学术经验交流会资料选编》——张永坤。

验方 1

组成：蒸百部 12g，炒车前子（包煎）12g，生甘草 6g。

用法：每日 1 剂，煎汤代茶，连服 7 天。

主治：小儿百日咳。

引自：《宝山县老中医经验选编》——龚鹤松。

验方 2

组成：炙麻黄 3g，冬瓜子 10g。

用法：用豆腐 1 块（约 50g）加冰糖适量，隔水蒸煮，服汤汁，连服 3 天有效。

主治：百日咳。

引自：《宝山县老中医经验选编》——张炳辰。

验方 3

组成：天竺子 10g，蜡梅花 5g，玉蝴蝶 3g，蒸百部 10g。

用法：上药煎汤加冰糖适量，连服 5 剂即效。

主治：百日咳。

引自：《宝山县老中医经验选编》——张炳辰。

支气管炎

支气管炎是支气管黏膜的炎症，气管常同时受累。多继发于上呼吸道感染之后，也常为麻疹、百日咳、小儿急性呼吸道传染病或肺炎的一种早期临床表现。本病以咳嗽为主要临床表现，是儿科门诊最常见的疾病之一。一年四季均可发生，尤以冬春季节或气候骤变时多见。婴幼儿及体弱儿更易发病。

本病中医称咳嗽。多由于小儿肺脏娇嫩，卫外不固，外邪乘袭，肺失宣肃所致。治宗宣肃肺气，化痰止咳之法，效果良好。

婴儿支气管炎验方

组成：麻黄2.4g，桂枝4.5g，杏仁6g，桔梗3g，法半夏6g，陈皮3g，生姜汁2滴。

加减：寒痰壅甚者，加小白附子6g、猪牙皂1.5g；惊悸者，加朱茯神9g、龙齿9g、磁石9g；气喘者，加紫苏子6g、甜葶苈26g；兼夹热痰者，加天竺黄3g、胆南星1.5g；有抽搐风象者，加全蝎2只、僵蚕6g。

用法：每日1剂，开水煎3次，每次煎成60～100mL，分2次服。2小时服1次，每剂6次服完。

主治：婴儿风寒闭肺，发热咳逆痰喘，鼻煽面青。小儿支气管炎及肺炎等。

引自：《云南省老中医学术经验交流会资料选编》——廖濬泉。

肺风丸

组成：当归（土炒）30g，白术（炒）60g，陈皮30g，胆南星30g，全蝎身30g，杏仁（去皮尖，炒）45g，没药（去油）30g，乌梅肉30g，麻黄（蜜炙）90g，石膏（煅）90g，罂粟壳（去瓤，蜜炙焦干）150g，川芎（炒）90g，生甘草30g。

用法：共为细末，用大枣蒸肉和成丸，如梧桐子大。每服9g，姜开水送下。

主治：肺经感受风寒，昼夜不眠，口吐白沫，张口气喘；或空嗽痨症，百药不效者。忌一切生冷肉食。

引自：《揣摩有得集》。

保赤丹

组成：甘遂末9g，朱砂3g，熟石膏9g。

用法：上为细末，和透，加开水1碗，用麻油滴在水面，以药末分许滴麻油上，即成丸流下。成人服 1 粒，开水送下。

主治：肺风痰喘之症。

引自：《丁甘仁家传珍方选》。

解痉散

组成：天竺黄 7.7g，川贝母 7.7g，麝香 0.3g。

用法：上药混合研匀，装瓶密封备用。每服 0.6g，温开水送服。

主治：通窍化痰。用于痰浊阻滞，气机不畅。方中川贝母化痰，天竺黄清痰解痉，麝香通窍利气，共奏缓解痰壅气阻之功。适用于痰热胶结、阻塞气道之痉挛性咳嗽或痛挛性支气管肺炎的咳嗽。配合化痰散服用，可使痰液变稀，防止呼吸道梗阻，效果更好。

引自：《何世英儿科医案》。

泻肺散

组成：瓜蒌 12g，黄连 9g，半夏 12g，贝母 12g，郁金 9g，葶苈子 15g，杏仁 15g，茯苓 12g，大黄 24g，桔梗 12g，甘草 6g。

用法：共为细面，每包 0.6g，1—7 岁每服 1 包，8—15 岁每服 2 包。

主治：气管炎、支气管喘息等。

引自：《临证实践》。

化痰散

组成：川贝母末 9g，猴枣 0.3g。

用法：上药混合研匀，每包重 1g。一日总量：1 岁 1 包，3 岁 2 包，6 岁 3 包。分 2～3 次服。

主治：清热化痰。用于恶性支气管炎、哮喘性支气管炎的迁延状态，慢性支气管炎、肺炎出现肺热理论上的痰涎壅盛等。方中猴枣清热豁痰，川贝母清化热痰、润肺止嗽。两药配合，适用于痰热阻塞气道而致咳喘憋气之证。对无喘性喉中痰鸣，单服本药，一般 2～3 天内可使痰鸣消失，唯药源稀少，常于一般治疗无效时应用。

引自:《何世英儿科医案》。

肺　炎

肺炎是由不同病原体或其他因素所致之肺部炎症，以发热、咳嗽、气促、呼吸困难以及肺部固定性湿啰音为其共同临床表现，是小儿时期的常见病、多发病。本病按病理分类有大叶性肺炎、支气管肺炎、间质性肺炎、毛细支气管炎等；按病因分类有病毒性肺炎、细菌性肺炎、真菌性肺炎、支原体肺炎、原虫性肺炎、吸入性肺炎等。临床以病毒性肺炎和细菌性肺炎多见。年长儿以大叶性肺炎多见，婴幼儿多为支气管肺炎；伴有营养不良、佝偻病和先天性心脏病的患儿往往病情较重，易迁延不愈。

本病中医称为肺炎喘嗽，由于小儿肺脏娇嫩，外邪乘袭，痰热闭肺所致，可有心阳虚衰、内陷厥阴等变证。治以宣肺平喘、清热化痰为主，对变症随症治之。

新生儿肺炎 1 号

组成：白人参 3g，麦冬 6g，五味子 6g，麻黄 0.8g，杏仁 3g，桔梗 4.5g，天花粉 4.5g，广陈皮 4.5g，川贝母 1g，甘草 3g。

用法：水煎浓缩至 20mL，频服或鼻饲。

主治：宣肺平喘，扶正祛邪。用于新生儿肺炎、憋气、喘息、发绀等，肺部啰音较多者。

引自:《何世英儿科医案》。

新生儿肺炎 2 号

组成：麻黄 1.5g，杏仁 4.5g，葶苈子 3g，紫丹参 6g，红花 6g，桃仁 4.5g，白人参 3g，麦冬 6g，五味子 3g，生黄芪 9g。

用法：水煎浓缩至 20mL，每服 5mL，每日 4 次。

主治：宣肺平喘，益气活血化瘀。用于新生儿肺炎，体质虚弱，肺部啰音少或无者。本方与新生儿肺炎1号组成大致相同，但增加黄芪，能助生脉散扶正；去桔梗、川贝母、陈皮、天花粉等，代之以清肺定喘的葶苈子，利气活血的桃仁、红花、丹参，并加重麻黄、杏仁之剂量。本方对体质低下的新生儿肺炎，见有呼吸微弱、憋气发绀、肺郁血，以致有可能影响呼吸，发生循环衰竭者，较为适宜。

引自：《何世英儿科医案》。

大叶肺炎验方

组成：麻黄3g，生石膏1.5g，杏仁6g，黄芩6g，桑白皮6g，甘草3g，瓜蒌仁6g，淡豆豉6g，葱白2寸。

加减：咳嗽不畅加枳壳6g、桔梗3g；惊悸肝风欲动者钩藤9g、僵蚕6g。

用法：每日1剂，清水煎3次，每服100mL，分3次服。

主治：幼儿感风风邪，肺有郁热，高热气喘，咳嗽面赤口渴及大叶性肺炎。

引自：《云南省老中医学术经验交流会资料选编》——廖濬泉。

泻肺定喘汤

组成：紫苏子、枳壳、黄芩、葶苈子、瓜蒌、射干各10g。

用法：水煎服。

主治：主治风热闭肺证，痰热闭肺证。

引自：《古今中医儿科病辨治精要》——王烈。

肺炎痰喘汤

组成：生麻黄1.5g，生石膏15g，玄参、葶苈子、天竺黄、瓜蒌皮各6g，金银花、连翘、杏仁各9g，生甘草3g。

加减：小儿肺炎临床常见肺蕴痰热，外感风寒的外寒里热证。本方去金银花、连翘，加桂枝2g、淡豆豉6g，以增强辛温表散之力。临床所见肥胖患儿肺炎发病率较高，因脾虚痰湿内蕴，外感后痰气交阻，临床以喘促为主。甚则张口抬肩，治疗宜泻肺豁痰平喘。予上方去金银花、连翘、玄参，加紫苏子、莱菔子、地龙、炙麻黄各6g，若肺气痹阻，心血不畅紫绀者，加桃仁6g、红花3g；喘甚痰涌大便秘结者，加猴枣散（吞服）1.5g，生大黄、枳实各6g，导痰下行，通腑泄热。

用法：水煎服。2岁以下及病轻者每日1剂，2周岁以上及病重者每日2剂。煎取80～100mL，每隔4小时服20～25mL。

主治：宣肺平喘，清热豁痰。主治：小儿肺炎，发热，咳嗽，气急喉鸣，痰黄稠不易出，面赤唇红，咽红而痛，颊躁不宁，尿黄便干，舌红苔黄腻，指纹色紫或脉滑数。小儿肺炎的病机以邪犯肺卫，肺气闭塞为主，肺气以下降为顺，一旦肺闭，则出现咳逆气促，鼻煽痰鸣等症状，因此辨证治疗上应处处顾及"开闭"。肺炎痰喘汤中麻黄用量为石膏的1/10，取小量麻黄开肺平喘，辛寒大于辛温，使之不失辛凉宣肺之效，外邪闭肺，炼液为痰，痰阻气道，使肺闭加剧，故在宣肺的同时必须祛痰，用葶苈子、天竺黄清肺豁痰；麻黄、石膏与葶苈子、天竺黄配伍，一宣一降，促使肺气通畅为本方组成的关键；配合银翘轻清入肺经以解肺卫邪热，瓜蒌皮、玄参清润化痰。全方共奏宣肺平喘、清热豁痰之功。

小儿肺炎多由外感引起，临床以风热者为多，这是因为小儿疾病传变迅速，风寒之邪常即化热，因此小儿肺炎多为风热闭肺或痰热闭肺型。本方组成药性偏寒，旨在清宣开闭，符合小儿病理特点，临床运用数十年疗效满意。

引自：《浙江名中医临床经验选辑（第一辑）》——马莲湘。

第三节　消化系统疾病

口角流涎

流涎是婴幼儿时期常见的一种现象，中医称"滞颐"，欲称"流口水"。临床以口角流涎，缠绵不愈为特征。中医学认为，导致流涎的原因多为脾胃虚寒和脾胃积热。

滞颐方

组成：生天南星60g。

用法：将生天南星研细末加入适量面粉，用醋调成糊状作成圆饼，贴于涌泉穴（男左、女右；或双侧亦可），用纱布覆盖固定，每日换药1次。

主治：有麻醉、收敛、消炎的作用。用于小儿口角流涎（滞颐）。此药有毒不可入口。

引自：《湖北名老中医经验选》——张效丞。

醒脾丹

组成：木香、法半夏、茯苓、白术各30g，青皮、陈皮各12g，炮姜10g。

用法：共为细末，每日1～2次，每服2g，温开水送下。

主治：小儿流涎。

引自：《陇东中医医论案验方荟萃》——刘太吉。

验方

组成：焦白术1.5g，炮姜1.5g，青皮1.5g，半夏3g，广木香3g，公丁香3g。

用法：共研细粉，米汤为丸，如粟米大。1岁小儿，每服10丸。成人9～12g，服4～5次。

主治：用于小儿流口涎。忌猪肉、荞面。

引自：《中医交流验方汇编》——曹天明。

腹　泻

腹泻是由于不同病因引起的以腹泻为主症的综合征。临床上以大便次数、数量增多，粪质稀薄或如水样为特征，是小儿时期最常见的疾病之一。本病以 3 岁以下的婴幼儿最为多见，年龄愈小，发病率愈高。本病虽四时均可发生，但以夏秋季节较多，南方冬季亦可发生，且往往引起流行。由于小儿具有"稚阴稚阳"的生理特点和"易虚易实"的病理特点，且腹泻易于耗伤气液，故常可发生伤阴、伤阳等变证。婴幼儿腹泻在临床上不仅较成人容易发生，而且症状也较成人复杂多变。

（一）寒湿腹泻

大便次数多，泻下清稀多泡沫，色淡黄，腹部切痛，肠鸣辘辘有声，喜按喜暖，常伴鼻塞流清涕，微恶风寒，或有发热，唇舌色淡，舌苔薄白或腻，脉象浮紧，指纹淡红。

小儿止泻散

组成：苍术 180g，羌活 120g，车前子 90g，生熟大黄各 30g，制川乌 30g，生甘草 30g。

用法：上药共为末，过细筛，贮瓶备用。6 个月以内，每服 1g，6 个月至 3 岁，每服 2g，3 岁以上每服 3g。每日 3 次。

主治：健脾燥湿，升清降浊。用于小儿急慢性腹泻及痢疾。小儿腹泻病因不一，临床表现复杂，但总以"脾为主脏，湿为主因"。脾虚既能生湿，湿盛亦可困脾，两者相互影响，均能致泻，而外邪是导致泄泻的诱因。临床常表现表里同病，寒热错杂，虚实夹杂，但其病机多由脾胃功能失调所致。前人有"泄泻之本无不由于脾胃"之说。小儿止泻散源于《验方新编》（清代梅启照撰），为治成人水泻、痢疾的验方。止泻散以苍术健脾燥湿，羌活祛风胜湿，车前子清热利尿以实大便，三者相伍，使湿从上、中、下分消，湿除则脾运得健，泄泻自止；大黄熟用健脾和胃，清热除湿，生用苦寒专于下行，能泻热通腑，荡涤积垢；川乌辛温，温养脏腑，散寒止泻，与大黄配合，一温一寒，不但可治热实积滞，也用于寒实积滞，积滞去则肠胃洁而升降复，实含"通因通用"之意；甘草调和诸药，解毒缓急。全方有寒有热，能疏能清，健脾之中补消兼施，和中之内兼散风寒暑湿之邪，故对小儿湿热泻、风寒泻、伤食泻、脾虚泻，均有显著疗效。对于湿热、寒湿、积滞之小儿痢疾也有一定疗效。

引自：《浙江名中医临床经验选辑（第一辑）》——马莲湘。

运脾利湿方

组成：木香1.5～3g，砂仁1.5～3g，制半夏3～5g，焦山楂6～20g，茯苓6～10g，肉桂1.5～3g，通草3g。

用法：煎汤15～20mL，顿服，药后3小时再煎服1次（为1日量），可连服2天。

主治：运脾利湿。用于小儿泄泻。小儿泄泻多与"脾""湿"攸关，有因饮食伤脾，湿自内生者；有因暑湿伤中，温从外入者。其治总以运脾利湿为主，方中木香、砂仁芳香运脾，山楂消食化滞，广陈皮、半夏理气燥湿，肉桂、茯苓、通草化气利水，共奏燥湿健脾、利水止泻之效。

引自：《医学存心录》。

肠胃炎验方1

组成：藿香4.5g，公丁香1.5g，法半夏6g，白术9g，全蝎2只，灶心土50g。

加减：乳食积滞加麦芽9g，脘痛加草芨1.5g。

用法：用灶心土烧红渍水澄清煎药，每日1剂，煎3次，每次煎成60～100mL，分2次服，共作6次服完。

主治：寒邪侵入，脾胃受伤，吐泻交作得。

引自：《云南省老中医学术经验交流会资料选编》——廖濬泉。

小儿受寒水泻不止方

组成：白胡椒5粒，炮干姜1g，肉桂1g，炒雄黄粉1g。

用法：以上各药，共碾成极细粉，用脱脂棉薄裹如小球状备用。将药棉球放在患儿脐孔中，外用胶布贴紧，并用手指在胶布外面对准脐孔按一下。通常上午贴后，下午腹泻即可逐渐减少次数，晚间即停止泄泻。次晨即可将所贴之药去掉。

主治：用于小儿受寒后泻泄。

引自：《当代名医中医临证荟萃——第一册》——查少农。

止泻 3 号

组成：藿香 4.5g，大腹皮 6g，白术 6g，茯苓 6g，泽泻 6g，厚朴 3g，苍术 3g，白芷 3g。

用法：水煎，1 日分 4 次服。

主治：芳香化湿，燥湿健脾。用于肠炎性消化不良（湿热泄泻，湿重于热者）。本方中藿香、苍术、白芷、厚朴芳香化湿；茯苓、泽泻、大腹皮、白术利湿健脾。脾恶寒湿而喜芳香温燥，本方芳香温燥，正为脾所喜，故婴幼儿肠炎性消化不良属于脾湿泄泻者宜之。

引自：《何世英儿科医案》。

（二）湿热腹泻

起病急骤，泻势急迫，便下稀薄，或如水样，色黄而气味秽臭，或夹黏液，肛门灼红，发热烦闹，口渴喜饮，腹痛阵作，恶心呕吐，食欲减退，小便黄少，舌质红，苔黄腻，脉象滑数，指纹紫滞。

止泻 2 号

组成：葛根 3g，川黄连 1.5g，黄芩 4.5g，六一散 6g。

用法：水煎，1 日分 4 次服。

主治：苦寒清热，淡渗利湿。用于肠炎性消化不良（湿热泄泻，热重于湿者）。本方由葛根芩连汤合六一散而成，重点在于清利湿热，适用于湿热蕴脾，协热下利之泄泻，症见粪色深黄，同时伴有身热、纳呆、舌苔黄腻，脉象滑数者。服用本方应中病即止，若过服苦寒，恐伤脾胃，易生枝节。

引自：《何世英儿科医案》。

加味小陷胸汤

组成：大瓜蒌 30g，清半夏 9g，川黄连 5g，风化硝 3g。

用法：水煎待凉后，少量频服。如无呕吐或吐止后，可以顿服。

主治：清热化痰，宽胸散结。用于急性胃炎等具有痰热互结、胸中痞满、呕吐等症。方中黄连、半夏、瓜蒌有清热、涤痰、开郁之效。加风化硝一味，能导胸中痰热积滞外出，共奏清热化痰，宽胸散结之功。本方是治疗急性胃炎的有效方。既可用于痰热阻于中焦、出现脘胀痛难忍、呕吐、大便干燥者，也可用于小儿肺炎邪气留恋、肺胃实热、肺中物理证多日不消者。

引自：《何世英儿科医案》。

肠胃炎验方 2

组成：粉葛根 9g，黄芩 4.5g，益元散 6g，吴茱萸 1.5g，黄连 3g，炒薏苡仁 12g，杭白芍 6g，谷茅、麦芽各 9g，砂仁 4.5g，荷顶 2 个。

加减：呕吐甚者加法半夏 6g；腹泻尿短少者加茯苓 9g、车前草 6g。

用法：每日 1 剂，水煎 3 次，分 3 次服。

主治：急性肠胃炎，高热饮水无汗，腹痛泄泻烦躁，舌苔黄腻，脉滑数者。

引自：《云南省老中医学术经验交流会资料选编》——廖濬泉。

（三）腹泻日久

病程迁延，时轻时重或时发时止，大便稀溏，色淡不臭，夹未消化之宿食，每于食后即泻，多食则脘痞、便多，食欲不振，面色萎黄，神疲倦怠，形体消瘦，舌质淡，苔薄白，脉缓弱，指纹淡。

久泻六神剂

组成：天生黄 1.5g，补骨脂 9g，肉豆蔻霜 3g，诃子 3g，公丁香 1.5g，木香 1.5g，炮姜 6g，大枣 3 枚，罂粟壳 6g，胡桃 1 枚。

用法：水煎，分 2 次服。

主治：用于久泻、久痢不止，便泻脱肛。泻痢初起者禁用。

引自：《云南省老中医学术经验交流会资料选编》——康诚之。

益黄健脾剂

组成：公丁香1.5g，诃子3g，肉豆蔻霜3g，广陈皮3g，木香3g，党参9g，白术9g，茯苓9g，法半夏9g，炮姜3g，大枣3枚。

用法：水煎，分2次服。

主治：脾胃虚弱久泻不止，大便下完谷，天明鸭溏。凡热泻、泄泻初期者禁用。

引自：《云南省老中医学术经验交流会资料选编》——康诚之。

致和汤

组成：北沙参、生扁豆、石斛、陈仓米各12g，麦冬、竹叶各6g，木瓜3g，生甘草2g。

用法：水煎服。

主治：泄泻脱下，宜补脾生津，如七味白术散之类。若脾胃阴亏而致热泻，或兼津液不足而见咽干舌燥者，可用王孟英之致和汤，服之立效。

引自：《豫章医萃——名老中医临床经验精选》——胡澎群。

验方

组成：高丽参3g，白术9g，肉豆蔻6g，龙骨6g，牡蛎6g，当归6g，芡实9g，山药9g，莲子9g，薏苡仁9g，扁豆9g，大枣2枚，猪肝1具。

用法：水煎服，每日1剂。小儿用量酌减。

主治：用于小儿久泻，面黄肌瘦，消化不良，目不明，成人亦可用。又治妇人产后口烂，泄泻，消化不良，肌肉消瘦无力，贫血，连服5～6剂。

引自：《中医交流验方汇编》——赵甲科。

厌食、伤食

厌食是指小儿较长时间不思进食，厌恶摄食的一种常见病证。发病原因主要由于饮食喂养不当而导致脾胃不和，受纳运化失健。本病以1—6岁的儿童最为多见，城市儿童发病率明显高于农村。本病一年四季均可发生，但夏季暑湿当令，易于困遏脾阳，常使症状加重。

香橘饼

组成：土藿香、橘皮、制苍术、炒车前子、焦山楂各等分，焦神曲、六一散，用量加倍。

用法：上药除神曲外，共为细末。另用青荷叶一张，扯碎，同神曲煎成稀糊，去荷叶，和药末，用印板刻成薄饼，如小棋子大，每用1～3个，压碎，粥浆调服，或煎汤服。

主治：正气和中，健脾化湿。用于小儿时感发热，伤食泄泻；或不发热，大便色青，尤其夏季多见。不贪乳食，神色萎靡。先辈认为，小儿稚阳，多湿多积，此病以调和肠胃为主。正气则阳气开展，脾健则湿积自化，而诸症亦自平。此药宜常备，是夏令的多发病常用药，或方便群众。

引自：《中国百年百名中医临床家丛书——丁光迪》。

益肺健脾方

组成：辛夷10g，苍耳子10g，玄参10g，板蓝根15g，山豆根5g，枳壳10g，郁金10g，青皮、陈皮各5g，半夏5g，焦三仙各10g，鸡内金10g，香稻芽10g。

用法：水煎服。

主治：主治肺气失和所致的厌食症。

引自：《古今中医儿科病辨治精要》——刘弼臣。

小儿卫生丸

组成：酒炒黄芩、酒洗川芎、酒蒸大黄、酒炒黄柏各81g，飞滑石、赤芍、连翘、炒黑牵牛（去头尾）各 54g，炒枳壳、薄荷各 4.5g，槟榔 67.5g。

用法：研细末，炼蜜为丸，如芡实大。3 岁每服 10 丸，8—15 岁每服 20 丸，成人每服 30 丸，每日 2～3 次，食后服。

主治：脾胃虚弱，食少，腹胀等。

引自：《单苍桂外科经验集》。

厌食方

组成：佛手 10g，山楂 10g，麦芽 10g，白芍 10g，石斛 10g，龙胆 5g，九香虫 10g，石菖蒲 5g，苍术 10g，枳壳 10g。

用法：每日 1 剂，水煎服。

主治：疏肝理气，养阴开胃。主治肝脾不和型厌食症。

引自：《古今中医儿科病辨治精要》——王烈。

橘饼扶脾丸

组成：陈皮、焦白术、怀山药、芡实各 30g，焦山楂 15g。

用法：共研末，做成饼状。陈米汤送下。

主治：一切伤食。

引自：《丁甘仁家传珍方选》。

验方

组成：生白术 6g，茯苓 6g，川厚朴 1.5g，广陈皮 1.5g，砂仁 3g，生益智仁 3g，炮姜 1.5g，神曲 6g。

用法：水 1 小碗，煎至半碗，分数次服。

主治：用于小儿消化不良、久泻。

引自：《中医交流验方汇编》——彭泰振。

疳 积

疳积又名疳症，是小儿常见的一种慢性功能性消化系统疾病。各年龄皆可发病，尤以 1—5 岁小儿为多。多因喂养不当、乳食不节、损伤脾胃，而致营养不良所致。或由积滞、久病后失调发展而成。

症见全身虚弱、羸瘦、面黄、发枯、食欲欠佳或生长发育缓慢等。

和胃消积散

组成：炒陈皮、炒青皮各 15g，巴豆霜 3g，炒神曲 15g，炒大黄 9g，炒枳实 3g，炒鸡内金 15g。

用法：上药共研细末，3 岁小儿，每服 2.5g，白开水送服。

主治：用于小儿食积发热、腹胀。

引自：《悬壶集》。

小儿疳积神效方

组成：人乳拌茯苓 15g，胡黄连 15g，制半夏 15g，淡吴萸 1.5g，川黄连（共浸）15g，鸡内金 15g。

用法：共为细末，神曲溶化和丸，每日 3 次，每服 4.5g。

主治：小儿胃纳呆滞，乳食不化，腹胀如鼓，身热形瘦，两目羞明等症。中医谓之"疳证"。

引自：《宝山县老中医经验选编》——严放勋。

鸡疳散

组成：煅石决明 120g，炉甘石 72g，青黛 36g，胡黄连、赤石脂各 60g，朱砂 48g。

加减：久病泄泻者，配以健脾补气；夏季热多饮多尿者，配以清暑益气汤、金匮肾气丸等方，亦有明显效果。

用法：共研极细末，再擂至无声为度。每服 2g，用鸡肝 1 具或猪肝 50g，拌药蒸服，亦可用肝汤冲服药末。单纯疳积，只需按法服 4～5 次，即或见效。如病情复杂，则于辨治方中，加用此方，疗效可靠。

主治：小儿疳积。此病现症复杂，初起多见夜盲，继则形体消瘦，腹大青筋，嗜食异物，或热渴多尿，或泄泻流连，症状不一。

引自：《豫章医萃——名老中医临床经验精选》——胡澎群。

治疳蛋粉散

组成：吉林参 9g，胡黄连 4g，白术 15g，使君子 12g，茯苓 9g，山楂 9g，川黄连 4.5g，芦荟 6g，干蟾蜍 1 只，炙甘草 9g。

用法：上药共研细末，装瓶备用，用时将鸡蛋一端打一小孔，去蛋清、留蛋黄，将药粉 1g 倾入蛋内与蛋黄搅匀，用湿纸封蛋孔放入炭火中掩埋闷烧，香熟后取出服用。1 岁，每日吃 1 枚鸡蛋；2 岁吃 2 枚，3 岁者每日吃 3 枚，分 3 次服食。连服 7～15 天可愈。

主治：杀虫健脾。用于脾胃久虚，运化失司所致大便溏薄面色萎黄之疳积症。

引自：《湖北名老中医经验选》——丰明德。

疳消散（又名子药）

组成：大蟾蜍 3 只（重 10～13g 的最佳），砂仁（连壳杵碎）30g，胡黄连（研碎）30g。

用法：先将蟾蜍分养，每只喂五谷虫 6～10g，然后放入瓮中，饿 1 周，使腹中物净，取出，将砂仁、胡黄连末分作 3 份，塞入蟾口，填腹中（塞药末时要戴手套、口罩，捏住蟾头，防喷浆伤人），用线扎住。另用黄泥湿和，每只分别封固，泥厚一指半，阴阳瓦煨煅，至泥赤裂便成。放土地上，出火气，候冷掼开，取蟾蜍和药炭，研细末，收入瓶中，待用。用量视蟾蜍大小，每料分作 60～80 份。每日 1 份，重 1～2g（年幼小儿，病情较轻，每用 1g。年龄较大儿，病情较重，每用 2g）。每份用鲜草鸡蛋 1 枚，同药末打和，加些少食盐，干蒸发透，食用。色黄、气香、味鲜，很受患儿欢迎，往往不尽剂而病愈。如余药，密封收藏，经年不坏；或者让给其他患儿服用。

主治：消疳积，和气血。主治小儿疳积，食少形瘦，腹中癖块（脾大），久久不消。或异嗜多食，肚腹胀大，青筋绽露。头大骨出，发肤枯黄。喜饮冷，掌中热。啼哭少泪，睡中露睛。大便溏泄，食不消化，或色白，或干结，或脱肛。又治疳痢不止，百药无效的。

先辈认为，小儿疳积，脾胃先伤，气血俱损，属于劳怯。不宜多用汤药，否则病未得益，苦先伤中；亦不宜用丸药，脾胃已不能消化。最好是采用食治方法，引起胃喜，才能奏效，此药就是从这个认识制方的，收到很好效果。蟾蜍消疳解毒，具有特效。疳证多郁热生虫，胡黄连能清热驱虫，两者亦是虫草相互作用，其功更为全面。砂仁开胃进食，鸡子两补气血，具有"药以祛之，食以随之"的功效。

引自：《中国百年百名中医临床家丛书——丁光迪》。

牛黄散

组成：牵牛、大黄各等分为末。

用法：治疳积，每日每岁 0.5～2g，服 7～10 天，停 1 周，再照服。如此 2～3 个疗程可愈。治食伤，每日每岁 2～3g，使之缓泻，服 1～2 次即止，不可尽剂。治纳呆，每日每岁 0.5～1g，服 1～2 天便可愈。

主治：消食导滞，祛积化疳，健脾调中。用于疳积、食伤、纳呆等。本方使用时，用量不同，药理作用也不同。大量每日每岁 2～3g，可攻坚祛滞、荡绦胃肠；中量每日每岁 1～2g，能清热泻火，宽中消食；小量每日每岁 1g 以下，则健脾止泻，清热厚肠。小儿腹泻多为饮食不节、食滞不消而作，以小量牛黄散健脾消食，调中和胃，宿食得消，腹泻可止。大黄推陈出新，调中化食，疳积食伤，非其不治；牵牛子治一切壅滞、胸膈食积。

牛黄散一药，药方峻猛，最易伤人，服后以大便稍增为度，勿令大泻，特别是体弱及先天发育不良之患儿，更应慎用。先生谓牛黄散可驱虫，吾未置信。后在临证中以牛黄散治疳积，屡听家长言病儿服药后下虫数条云云，方忆先生言之不谬。以牛黄散驱虫，每日每岁 1～2g，分 3 次服以缓泻为度，虫即下。疗程 3～5 天，停药 1 周再服第 2 个疗程，3～4 个疗程可愈。

引自：《黄河医话》——王瑞五。

肥儿丸（初名化积丸）

组成：牵牛子炒焦黄，研取头末，各100g，大麦芽炒黄，研细末，200g。

用法：二药和匀。另用生山药500g，最好是新挖出土的，洗净，捣净汁，和药末，捏成小丸，如小绿豆大，晒干，轻放，防碎成粉。每服3～5g，每日2次。一般3～4天即能见效；服后矢气多的，见效更快。

主治：调和脾胃，理气化滞。主治小儿食积不化，腹大形瘦，见食即厌，多饮水，二便不调，矢气异臭，时自太息，睡不安，或惊叫。面色晦黄，舌苔腻。有时肢凉，有时掌心热。亦治食少，厌食，面黄肉软，大便时涩的。

先辈认为，小儿脾胃多旺，贪吃易饥，但食过其所，又易停滞，脾胃反钝，所谓"易虚易实"。但积滞毕竟为有余之证，应该早与消导，不能含糊；扶中宜重升运，阴阳兼顾，不必重补，胃和则正气自复，这是小儿病的特点。方中牵牛子炒黄，善能行气，通降肠胃气机，恢复运化之常。大麦芽开胃消食，尤能升运中气。伍以山药汁，则阴阳兼顾，消补相协，最能调和脾胃的。

引自：《中国百年百名中医临床家丛书——丁光迪》。

肥儿杀虫丸

组成：苦楝根皮30g，雷丸15g，鹤虱12g，使君子肉30g，槟榔15g，百部12g，花椒10g，乌梅肉12g，胡黄连10g，大黄12g，神曲10g，鸡内金15g。

用法：上为细末，炼蜜为丸，每丸重6g。1岁内小儿每服半丸，每日2次；5岁内小儿每服1丸，每日2次；7岁以上小儿每服1丸半，每日2次。

主治：杀虫，健脾，增进食欲。用于虫积，面黄消瘦，肚胀腹痛，厌食，大便不调。

引自：《赵心波儿科临床经验选编》。

腹　痛

腹痛是指胃脘以下，脐之两旁及少腹以上部位疼痛，小儿常见的一种病症。由于腹腔中有肝、胆、脾、胃、大肠、小肠、肾及膀胱等重要脏器，又有足三阴、足少阳、足阳明、冲脉、任脉等经脉循行，因此腹痛病症非常复杂。凡这些脏腑经脉有病变均可引起腹痛。这里所指的腹痛主要为腹部受寒或乳食停滞及虫积腹中，而引起的腹痛，不包括外科急腹症特征的腹痛。

暖脐止痛膏

组成：乌药，为末5g，丁桂散3g。

用法：先将乌药末在锅中炒热，喷少量黄酒湿润，趁热与丁桂散和匀，敷小儿脐上，盖以暖脐膏（如一时无此膏，改用一般伤湿痛橡膏亦行）。大人手掌摩热按脐上，使药气易于入腹。1～2小时后痛缓得小便，疲乏入睡为效；如症状不减，再制前方敷之。

主治：暖脐温中，止痛止泻。主治小儿腹痛惊啼，突然发作，腹皮急，不能按，按之惊啼益甚，不肯乳食，腹不鸣，二便不利，额汗出，手足凉的急症；又治小儿肠鸣如雷，水泻如注，并吐乳食，形体骤消，神色萎靡。

先辈认为，小儿腹暴痛惊啼，古人名为"中恶"。又治肠鸣水泻，因为洞泄寒中，在病因病机上，有相同之处，所以此方均可治疗。方中用乌药，顺气温中，善治中恶心腹痛，对小儿尤宜。丁桂散温中止痛，而且桂能抑肝扶脾，丁香温中祛寒。三者合用，尤善化气通阳，于小儿稚阳之体为最洽，所以其病亦每从小便通利得解。但须注意，小儿腹痛，要排除肠梗阻、肠套叠等，中医称为"盘肠"之症，急需手术治疗，不能延误病机。

引自：《中国百年百名中医临床家丛书——丁光迪》。

脱 肛

脱肛是指肛管、直肠外翻而脱垂于肛门之外的病证。中医学又称为"人洲出""截肠痔""重叠痔"。本病相当于西医学中的直肠脱垂、直肠黏膜脱垂。本病多见于2—4岁小儿，5岁以后则少见。

益气润肠汤

组成：当归15g，党参15g，白术9g，茯苓9g，柴胡4.5g，升麻3g，白芍9g，陈皮6g，乌梅9g，肉苁蓉9g，大麻仁15g，炙甘草3g。

用法：每日1剂，水煎，分2次服。

主治：补中益气，滋肾润肠。用于脱肛。症见大便不调，多结或溏，便时肛门下坠，直肠脱出，脉寸口微弱无力。

引自：《柯与参医疗经验荟萃》。

小儿脱肛秘方

组成：石榴皮（剔去蒂部）1个，红糖10g。

用法：上药水煎服，每日1剂，早晚空腹服，神效。

主治：小儿脱肛。

引自：《六世中医实用秘方》。

验方1

组成：白头翁9g，枇杷叶6g，连翘6g，杭菊花6g，冬桑叶6g，杏仁泥6g，桔梗6g，陈枳壳（生）3g，条黄芩4.5g，粉甘草3g。

用法：渍水煎服。

主治：用于小儿脱肛，服升提药反剧者。

引自：《中医交流验方汇编》——梁席儒。

验方2

组成：鳖头1个。

用法：将鳖头焙干研粉。早晚白开水空心送服9g，约2天服完。

主治：用于脱肛。忌辣椒、烧酒、苋菜。

引自:《中医交流验方汇编》——姚德仁。

验方 3

组成:生枳壳 150g（炒者无效）。

用法:每日取 30g，水煎，早晨空腹服。5 天如法服完。

主治:用于脱肛下血。

引自:《中医交流验方汇编》——赵增堃。

第四节　泌尿系统疾病

水　肿

水肿是指体内水液潴留，泛溢肌肤，引起眼睑、头面、四肢、腹背甚至全身水肿的一种病症。严重者可伴有胸腔积液、腹水。《丹溪心法·水肿》将水肿分为阴水、阳水两大类，指出:"若遍身肿，烦渴，小便赤涩，大便闭，此属阳水。""若遍身肿，不烦渴，大便溏，小便少，不赤涩，此属阴水。"这一分类方法对指导临床辨证有重要意义。关于水肿治则，早在《素问·汤液醪醴论》就指出:"平治于权衡，去菀陈莝，微动四极，温衣，缪刺其处，以复其形，开鬼门，洁净府。"即开鬼门、洁净府、去菀陈莝三条基本原则。

泄洪饮

组成:麻黄 10g，制附片 15g，细辛 5g，陈皮 10g，茯苓皮 30g，大腹皮 15g，桑白皮 15g，生姜皮 10g，紫苏梗 15g，白术 10g。

加减:寒邪束表者，表闭较甚，兼恶寒、无汗、脉紧者，麻黄增至15g，另加桂枝、杏仁各 15g；寒湿郁表，兼全身酸痛困重者，加羌活、独活各 15g；脾阳不运，兼纳呆、口淡、吐清水者，加干姜 15g；肾阳虚衰较甚，兼腰膝冷痛、脉微者，附子增至 50g，另加肉桂 5g，干姜10g；水邪壅盛，形肿腹满者，加防己 10g、椒目 10g、葶苈子 15g、生大黄5g。

用法：每日1剂，水煎，分2次服。

主治：用于水肿。方中麻黄宣肺气，开腠理，通毛窍以启上焦之闭而助水津布散；附子暖命门，壮元阳以助三焦气化流行而复脏腑用清排浊之功；白术健脾除湿以助水液运化吸收；五皮行气利水，专走皮里膜外而导浊阴下行；紫苏梗芳香行气，亦宣亦降，既可助麻黄开启毛窍，又可助五皮直走膜腠，还可通行三焦气机而导浊下趋；细辛走窜三焦，深入命门，最能拨动肾中机窍，促进元气流行，附子得之而命门真火立壮，麻黄得之而表卫毛窍顿开，五皮得之而膜腠气液流行。全方肺、脾、肾三脏并调，扶正与祛邪兼顾，发汗与利水同施，实为治疗水肿的最佳配伍。

引自：《临证解惑——陈朝祖教授学术经验研究》。

廓清饮

组成：陈皮、枳壳、厚朴、茯苓、泽泻、大腹皮、莱菔子、白芥子（原书无用量）。

加减：头面肿胀重者去白芥子，加紫苏梗、炒杏仁；胃脘胀满去白芥子，加生白术、砂仁；腿足胀重者去白芥子，加防己、牛膝、木通；湿重尿少者加猪苓、炒车前子。

用法：每日1剂，水煎，分2次服。

主治：湿热肿胀，足胀腹大，色不变，适用于三焦壅滞之实症。

引自：《吴少怀医案》。

鸭蒜汤

组成：老母鸭1只，陈大蒜头120g。

用法：水煮浓汁不放盐，缓缓饮之。也可用鲤鱼配大蒜，或鲤鱼配赤小豆，服法相同。

主治：用于水臌、水肿久治不愈，小便不利者。

引自：《著名中医学家的学术经验》——杨志一。

消肿鱼

组成：乌鱼（即鳢鱼，亦名黑鱼）1条，重在 250～500g。牵牛子 10g，研碎，腹胀甚，加 1 倍量。花椒 7 粒，如小便少的，改用椒目 7g。

用法：乌鱼不去鳞，剖腹去肠杂，不下水，将牵牛子末、花椒纳入鱼腹中，扎好。另用黄泥湿和，包裹全鱼，泥厚一指余，待少干，放炭火上阴阳瓦煅，泥干燥裂即成。放地上，出火气，掼开，鱼肉即出，食其肉，一次吃完，鱼腹中药不吃。一般连吃 4～5 天即见效，胃口香，矢气多，小便利，继续吃，待肿消为止。此方对成人肾性水肿亦有用。

主治：以水利水，行气消肿。主治小儿身肿，反复发作，不贪食，二便涩，腹胀，欲得矢气乃宽。面色萎黄，舌苔薄白。

先辈认为，小儿身肿不退，是水气停滞之故。以水生之物，入水病之乡，导水下行，则肿可自消。乌鱼能下大水，十种水气，尤佳。丹溪曾谓："诸鱼在水，无一息之停，皆能动风动火。"用此可使停滞之水，能够流动。同时，牵牛子行气，合花椒（或椒目）能直达命门，使真阳来复，则火旺阴消，这就是临床见功的所在。

引自：《中国百年百名中医临床家丛书——丁光迪》。

蟾蜍散

组成：蟾蜍 2 只，巴豆 14 粒。

用法：用蟾蜍 2 只，口内各装 7 粒巴豆，焙干后轧细面。以上共分 4 天服用，为 13 岁儿童用量；13 岁以下酌减。

主治：解毒利水。用于尿毒症合并腹水者。蟾蜍性味辛凉微毒，功专解毒破癥，主治腹中冷癖，水谷阴结；巴豆性味辛热有毒，善逐水退肿，与蟾蜍配合，能疏气机之痞塞，通三焦之壅滞，故可收利水消肿之功。

引自：《何世英儿科医案》。

血 尿

血尿是指尿中红细胞排泄异常增多，是泌尿系统可能有严重疾病的信号。离心沉淀尿中每高倍镜视野 ≥ 3 个红细胞，或非离心尿液超过 1 个或 1 小时尿红细胞计数超过 10 万，或 12 小时尿沉渣计数超过 50 万，均示尿液中红细胞异常增多，则称为血尿。

小儿尿血方

组成：益元散 15g，侧柏叶 9g，车前草、车前子各 9g。

用法：秋用生藕节，春、夏、冬三季用白茅根肉 90g，煎汤送服有效。

主治：小儿尿血、刺痛。

引自：《宝山县老中医经验选编》——严放勋。

肉眼血尿方

组成：阿胶 9g，仙鹤草 9g，蒲黄炭 9g，汉三七末（冲服）4.5g。

用法：水煎服。其中三七末用汤液分 3 次冲服。

主治：育阴化瘀止血。用于肾炎血尿明显者。方中仙鹤草收敛止血，三七、蒲黄炭祛瘀止血，阿胶育阴止血。在止血方面，三七可取速效，配以阿胶可以巩固。收敛止血与化瘀止血药同用，行瘀而不破血、止血而不留瘀。

引自：《何世英儿科医案》。

镜下血尿方

组成：生地黄 12g，小蓟炭 18g，白茅根 30g，粉牡丹皮 9g。

用法：水煎服。

主治：凉血止血。用于肾炎血尿隐匿者。方中诸药皆有清热凉血之功，其中生地黄、白茅根清热凉血；牡丹皮凉血散瘀，能清血中之伏热。

引自：《何世英儿科医案》。

迁延性血尿方

组成：生地黄 18g，阿胶 9g，生玉竹 9g，牡丹皮 9g，墨旱莲 9g，汉三七末（冲服）3g。

用法：水煎，分 2 次服；每次冲服三七末 1.5g。

主治：滋肾育阴止血。用于肾炎迁延，尿化验红细胞不断者。肾炎迁延，尿化验红细胞不断者，证属肾阴虚损、虚火灼伤络脉。本方生地黄、阿胶滋阴清热、凉血止血，佐以玉竹滋阴，牡丹皮、墨旱莲凉血止血，三七化瘀止血，服此方症状改善后仍需服用若干日，以巩固疗效。

引自:《何世英儿科医案》。

遗　尿

遗尿症，也称尿床，是指睡中小便自遗，醒后方觉的一种病症。以大脑皮质及皮质下中枢的功能失调，睡眠较深，不易唤醒，每夜或隔日发生尿床为其主要临床表现。发病年龄在 3 周岁以上，男多于女。疾病预后，无器质性疾病者，治愈率高。若反复发作，可影响患儿身心健康与生长发育。

本病属于中医学"遗尿"范畴，即古籍记载的遗溺、尿床症。病属脏腑虚寒，膀胱失约。治宗温补肾阳，益气健脾，清肝泻火，清心滋肾之法。

柿蒂固脬汤

组成：柿蒂 30g，石菖蒲 10g，黄连 5g，桑螵蛸 12g，益智仁 12g，熟地黄 12g，补骨脂 12g，升麻 2g。

用法：水煎服。本方剂量适用于 12—14 岁少年。

主治：遗尿。遗尿的成因多由于虚。即由膀胱不约所致，盖肾司二便，肾与膀胱又为表里，每因肾气虚弱则影响膀胱之气化，膀胱气虚则不能制约其水液，故小便自行排出。方中以柿蒂为主药固脬止遗，配石菖蒲味辛，具有开通心窍的作用，再佐善清心火的黄连，相辅相成，醒脑清神。桑螵蛸固肾，益智仁补肾，二药缩小便都有卓效。熟地黄、补骨脂皆入肾。前者滋肾养阴，后者温肾暖胯。升麻善升，能升举清阳，现代医学认为，其对膀胱括约肌麻痹有效，但用量不宜过大，以3g上下为妥，过量可使肌肉松弛，并有发汗和催吐的不良反应。综观全方，补肾暖胯，醒脑清神，固缩小便，使肾得所养，膀胱自固。

柿蒂固胯汤系笔者多年临床所得，方中柿蒂治遗尿之功效，系吾祖父所授。取柿蒂20～60g（少年量）水煎，每日1剂，早晚2次温服，连服数日，可单用于遗尿轻证有效。足见其有固胯止遗之功。

引自:《黄河医话》——亢殿鸿。

缩尿方

组成：桑螵蛸、益智仁、覆盆子、补骨脂（原书无用量）。

用法：每日1剂，水煎，分3次服。10天为1个疗程。

主治：补肾固涩缩尿。用于小儿遗尿，老人多尿。

引自:《湖北名老中医经验选》——董玉衍。

五味益智汤

组成：五味子10g，益智仁10g，炙麻黄10g。

加减：神疲乏力或夜间睡眠深沉不易叫醒者，加生晒参6g。

用法：每剂煎2遍和匀，午晚分服，连服2～3周。5—8岁每日2～3剂，9—14岁每日1剂。小儿肾气未充，睡时阳气内收，不能约制膀胱，故尿床。予五味子功专补肾固精；益智仁补肾缩小便，治夜间多尿。麻黄的主要成分为麻黄碱，药理研究表明其能兴奋大脑皮质及皮质下中枢，使精神振奋，对膀胱括约肌有明显的兴奋作用。合而用之能使沉睡者易醒，小便频数者减少，故对夜间遗尿有效。

主治：用于小儿尿床多年，经久不愈者。

引自:《陈树森医疗经验集粹》。

小儿遗尿方

组成:覆盆子、山药、条参、当归、桑螵蛸、党参、茯苓、龙骨、葛根、益智仁、制龟甲(原书无用量)。

用法:水煎服。

主治:补肾缩尿,小儿遗尿症。

引自:《湖北名老中医经验选》——艾家才。

黑白散

组成:补骨脂 30g,萆薢 15g,附子 6g。

用法:将上药 3 味,共为细末,每晚临睡时,用黄酒或淡盐水冲服 6g。

主治:温补肾阳,佐以固摄肺气。用于小儿尿床。

引自:《赵怀德中医世家经验辑要》。

验方

组成:鸡内金适量。

用法:焙干,研细末,适量开水冲服。

主治:用于小儿尿麻或饥瘦。

引自:《中医交流验方汇编》——薛维旌。

第五节　传染疾病

流行性腮腺炎

流行性腮腺炎是一种以腮腺非化脓性炎症为主要病理改变的急性呼吸道传染病。以腮腺体周围组织水肿和腺体管腔因上皮脱落而阻塞为病理基础;发热,以耳垂为中心的腮部肿胀,边缘不清楚等症状为其主要临床表现。任何年龄均可发病,以学龄期儿童多见,好发于冬春季节,疾病的预后一般良好,并发睾丸炎后可发生睾丸萎缩,但很少引起不育症。

本病属于中医学"温病"范畴,属风温邪毒,壅阻少阳经脉,气血受阻,治宗清热解毒,佐以软坚散结之法。

湿毒发颐方

组成:金银花15g,连翘10g,生石膏(先煎)30g,板蓝根20g,马勃6g,牛蒡子10g,玄参10g。

加减:发热较重者,加柴胡10g、地骨皮10g、白薇10g;大便干燥者,加生大黄(后下)8g。10岁以下儿童用量酌减。

用法:水煎服。

主治:清热解毒,消散颐肿。症见发热头痛,两侧或一侧耳下温肿疼痛,用力切齿其痛加重。本方适用于温毒发颐之症,临床上常见于流行性腮腺炎见上述症状者。本方以清热解毒为主。方中金银花、连翘、板蓝根、马勃、牛蒡子清热解毒,以清温毒;生石膏清热泻火,玄参降火利咽,以消颐肿。

引自:《杂病证治辑要》——王焕禄。

腮腺炎外用方

组成:生魔芋适量,桐油、麦面少许。

用法:将生魔芋捣碎,加桐油、麦面少许调匀,敷患处。

主治:清热解毒,化瘀消肿。用于腮腺炎。

引自:《湖北名老中医经验选》——熊济人。

消颐散

组成:生大黄、赤小豆、白及、生地榆(原书无用量)。

用法:共为细末,每次取适量,用水、醋各半煮沸,乘热伴药末如糊状敷之,每日更换2次。

主治:痄腮。有清热、解毒、收敛、消肿等作用。

引自:《吴少怀医案》。

痄腮方

组成：紫花地丁 6g，薄荷 2.4g，连翘 6g，牛蒡子 9g，软柴胡 2.4g，山慈菇 6g，川贝母 9g，昆布 6g，赤芍 9g，牡丹皮 6g，金银花 6g，夏枯草 9g，黛蛤散 9g。

加减：湿痰重者加半夏、陈皮各 4.5g；发热退后加牡蛎 12g、玄参 9g，去牛蒡子、半夏、柴胡。

用法：取海蜇皮 60g、荸荠 20 枚煮水，煎上药，每日 1 剂。

主治：腮腺炎。本方清热解毒，疏风凉血，化痰散结，是自制经验方，临床屡治屡效。

引自：《医林拔萃》——王聘贤。

青黛散

组成：青黛适量。

加减：亦可选用鲜马齿苋、鲜蒲公英或鲜野菊花三者之一捣烂和匀同敷，可加强消肿止痛之功。

用法：用醋、水各症调匀外敷局部。如容易干落，用蜂蜜调敷亦可，每日敷 1～2 次。

主治：用于流行性腮腺炎。本品为大青叶的制成品，有清热解毒、抑制病毒之功，外敷抗炎消肿甚佳。

引自：《陈树森医疗经验集粹》。

验方

组成：麝香 0.9g，红糖 9g，藤黄 9g，陈醋 6g，龙眼肉 9g，五倍子（另捣细末）9g。

用法：捣上药和醋如膏状，纱布上，方 2 寸大。另放麝香在膏药中心撒方寸大。然后将膏药贴患处，3～4 天可愈。

主治：腮腺炎。

引自：《中医交流验方汇编》——吴永良。

麻 疹

麻疹是由麻疹病毒引起的急性出疹性传染病，以病毒血症为病理基础。临床主要表现为发热、咳嗽、喷嚏、流涕、眼结膜充血，口腔黏膜（第一臼齿处）可见麻疹黏膜斑，全身布发麻粒样大小斑丘疹，皮疹消退可见糠麸样脱屑，并留有棕色色素沉着。发病年龄以 6 个月至 5 岁小儿为多，一年四季均可发生，冬春季节发病多见。由于我国拥有自制麻疹减毒活疫苗，小儿普遍进行预防接种，控制了麻疹的大流行。一般患麻疹后可获得特异性抗体而终生免疫。

本病属"温病"范畴，古代医家视为"四大要证"之一。麻疹名称，按当地习惯，四方各异，如川广呼为麻子，北方称为疹子，江浙一带名为子、痧子，也有称为糠疮、肤疮等，均以皮疹的形态和特点而命名，现统一称为麻疹。麻为阳毒，郁于肺脾，由里出表，治宗透疹、清热、养阴之法。本病重在护理，加用中医辨证治疗，可缩短病程，减少并发症发生。

（一）麻疹初起

从开始发热至皮疹出现，3～4 天。发热咳嗽，喷嚏流涕，目赤畏光，泪水汪汪，稍烦纳呆，咽红口干，小便短赤，起病 2～3 天，口腔两颊部黏膜近臼齿处可见细小灰白色麻疹黏膜斑。舌质偏红，舌苔薄黄，脉象浮数，指纹浮紫。

透疹汤

组成：升麻 10g，粉葛根 10g，蝉蜕 10g，金银花 20g，连翘 15g，桑叶 10g，薄荷 10g，牛蒡子 10g，白茅根 15g，芦根 15g，荆芥穗 5g，甘草 5g。

加减：若肺胃热盛、高热汗出、烦渴者，加生石膏 20g、知母 10g、沙参 10g；若疹出不红、稀疏隐隐者，加西河柳 10g、芫荽 10g；

若大便干结者，加麻子仁 10g、瓜蒌仁（打碎）10g；若高热生风、神昏抽搐者，加服紫雪散，每服 0.5g，每日 3 次；若咳嗽喘促者，加杏仁 10g、桔梗 10g；若纳呆腹胀者，加麦芽 15g、神曲 10g；若麻疹已出齐，口燥咽干者，减去荆芥穗、薄荷、牛蒡子，加入沙参 10g、麦冬 10g、玉竹 10g。

用法：每日 1 剂，水煎，分 2 次服。忌食鱼腥等发物。

主治：清热解毒，发表透疹。用于小儿麻疹。麻疹将出未出之时，用本方治之。

引自：《黄德临证秘验良方选》收录王希庚方。

验方 1

组成：黄芩 1.5g，前胡 1.5g，木通 1.5g，桔梗 1.5g，牛蒡子 1.5g，荆芥 1.5g，青皮 1.5g，白芍 1.5g，葛根 1.5g，甘草 0.9g，生姜少许。

用法：水煎服。本方为半岁小儿剂量，年长者可加倍。

主治：用于麻疹初期。

引自：《中医交流验方汇编》——王世英。

验方 2

组成：葛根 6g，僵蚕 3g，蝉蜕 1.5g，桔梗 2.4g，山楂肉 6g，薄荷 2.4g，生甘草 4.5g，灯芯 1 尺。

用法：水煎服。疹出后，去山楂肉，再服 2 剂。

主治：用于麻疹初起，尚未见点。疹出后如并发肺炎，可注射青霉素 1～2 支。

引自：《中医交流验方汇编》——张亚夫。

（二）麻疹透发不畅

从皮疹出现至麻疹出齐，3～4 天。壮热不退，起伏如潮，烦躁不安，口渴欲饮，咳嗽痰黄，目赤眵多，疹点始见于耳后发际，布发颜面、胸背腹部，渐及四肢、手心、足心，以至于鼻准见疹，皮疹稠密，疹色暗红，疹点凸起，触之碍手，舌质红绛，苔黄少津，脉数有力，指纹紫滞。

透疹四紫汤

组成：紫浮萍 1.5g，紫花地丁 6g，紫草 6g，紫菀 3g，桑叶 4.5g，芦根 6g，蝉蜕 3g，连翘 4.5g，淡豆豉 4.5g，栀子皮 4.5g。

用法：每日 1 剂，水煎，分 2 次服。此方为 3 岁儿童用量。

主治：透疹解毒。用于麻疹出疹期。麻疹开始透标或尚未出齐时，发热，烦躁，咳嗽。方中紫浮萍、紫花地丁、紫草、紫菀四味皆入血分。浮萍专门透疹；紫花地丁、紫草解疹毒；紫菀止咳。这组药为透疹四紫汤的主药。桑叶、蝉蜕、淡豆豉协助透疹；连翘散结热；芦根清热生津；栀子清热利溲，栀子皮能走皮肤，故治麻疹用其衣。

引自：《临证医案医方》。

扶正托表剂

组成：黄芪 9g，防风 6g，升麻 3g，粉葛根 6g，白芷 6g，川芎 6g，前胡 6g，红小米 9g，荔枝壳 3g，甘草 3g，桔梗 3g。

用法：水煎，分 2 次服。

主治：用于麻疹发热多日，疹子隐约，出不透，四肢疹点稀少，颜色淡红，便泻溏稀。凡血热毒重，体温高，疹色紫红，气喘鼻煽，咳嗽痰阻，大便结、尿赤者禁用。

引自：《云南省老中医学术经验交流会资料选编》——康诚之。

验方 1

组成：玄参 9g，麦冬 6g，荆芥 3g，玉竹 3g，炙甘草 1.5g，天花粉 3g，川贝母 3g，桔梗 3g，牛蒡子 3g，马兜铃 3g。

用法：水煎服。

主治：麻疹未透，余热不退，咳嗽。

引自：《中医交流验方汇编》——袁守先。

验方 2

组成：炒黑芝麻 6g，酒大黄 3g，连翘 6g，芫荽子 6g，柏皮 6g，牛蒡子 6g，西河柳 9g，防风 1.5g。

用法：水煎服。外用芫荽子 18g，用白新布扎，以小碗加水酒少许，置芫荽子包放酒内，隔水炖热，于小儿头面、颈部往上乘热推之，陷麻即出，喘促立平。

主治：用于小儿麻疹忽陷，点形尽收，气促喘急，危在顷刻。余经验数年，屡获大效，活儿甚多，请试用之。

引自：《名老中医经验汇编》——张绍嘉。

验方 3

组成：犀角 3g，鲜生地黄 9g，牡丹皮 4.5g，金银花 6g，连翘 6g，当归尾 3g，红花 2.4g，紫草 4.5g，杏仁 6g，葶苈子 2.4g，桑白皮 3g，芦根 6g，川贝母 6g，大黄 3g。

用法：水煎 2 次，每隔 4 小时服 1 次，分 4 次服。

主治：用于小儿麻疹透发太过，上肢星棋密布，下肢透不出来。

引自：《名老中医经验汇编》——黎崧灵。

（三）后期余毒未净

从皮疹透齐至疹回完毕，1～2 周。麻疹出齐，皮疹依序收没（先出先没），疹回处皮肤可见糠麸样脱屑及棕褐色色素沉着，体温下降，精神转佳，或低热乏力，咳嗽痰少，咽红纳呆，舌质红赤，苔薄少津，脉象细数，指纹淡滞。

养阴解毒汤

组成：玄参 6g，石斛 5g，麦冬 9g，紫花地丁 5g，金银花 5g，连翘 5g，栀子 1g，竹叶 1g。

用法：每日 1 剂，水煎，分 2 次服。此方为 3 岁儿童用量。

主治：养阴解毒。用于麻疹退后，阴液耗伤，余毒未净。症见口咽干，口唇裂，鼻干无涕，手足心热，烦躁，夜间汗出，食欲不振，大便干，小便黄。方中以玄参、石斛、麦冬养阴生津；紫花地丁、金银花、连翘解余毒；栀子、竹叶清热并可引热自小便排出。

引自：《临证医案医方》。

验方 1

组成：玄参 4.5g，杏仁 3g，桑白皮 3g，赤芍 4.5g，连翘 3g，牛蒡子 3g，黄芩 3g，瓜蒌仁 3g，川贝母 2.4g，葶苈子 3g，蝉蜕 8 只，木通 3g，生栀子 2.4g，生甘草 1.5g。

用法：清水煎服，每日 2 次，每隔 4 小时服 1 次，饮后服最宜。

主治：凡麻疹已敛，发热咳嗽，气喘，唇红，口燥。

引自：《名老中医经验汇编》——廖日升。

验方 2

组成：枇杷叶（去毛，另煎）15g，阿胶 6g，柿霜 6g。

用法：阿胶、柿霜煎汤与枇杷叶汤合服。

主治：用于麻疹后遗留咳嗽。

引自：《名老中医经验汇编》——廖保华。

痢 疾

中医称痢疾为"肠澼""滞下"。小儿发病率远较成人为高。一年四季均可发病，但多流行于夏秋季节。多因饮食不洁、湿热蕴伏肠胃；或复感风寒暑湿、天行热毒所致。

症见发热、腹痛、腹泻、里急后重、赤白相兼，或脓血样大便等。

三花汤

组成：扁豆花紫、白花各 10 串，金银花 10g，鲜益母草花兼取嫩茎叶 10g，六一散（包煎）10g，乌药 6g。

用法：水煎服，只取头道，小量频饮。如胃口不开的，另用扁豆花和鸭血烧汤，滴麻油作点心吃。或者用扁豆花、黑木耳等量，加调料包馄饨煮食。

主治：清暑治痢。主治小儿夏秋季湿热痢疾，赤白杂下，日数十行，腹痛，里急后重；甚者兼发热，口渴欲饮，干恶不欲食。

先辈认为，小儿夏秋季痢疾，主要是暑湿热邪为患，伤气者多，宜用薄味药，不要贸然与导滞消积，更伤脾胃。扁豆花、金银花、益母草花均能清暑解热，善治下痢；六一散合乌药，理气化湿，调和肠胃。合而用之，为适应小儿特点的轻灵治痢方法。

引自：《中国百年百名中医临床家丛书》——丁光迪。

小儿痢疾方

组成：川乌（去皮，用面粉包裹煨透）、甘草（炒微黄）各25g，川羌活15g，杏仁30g，制川厚朴30g。

用法：共研细末，每服4.5g，婴儿酌减。白痢姜汤送服，红痢灯芯草汤送服。

主治：小儿痢疾。

引自：《宝山县老中医经验选编》——严放勋。

泻痢分解丹

组成：白芍15g，神曲15g，炮姜6g，枳壳10g，焦楂10g，川黄连3g，槟榔10g，黄芩10g，木香5g，鸡内金10g，当归6g，制大黄10g。

用法：上药按比例制成丸剂服用。

主治：主治泄泻腹胀，厌食溺少，痢疾便频，口苦肢倦。

引自：《古今中医儿科病辨治精要》——赵心波。

久痢方

组成：益母草30～60g，乌梅肉（炙炭)3～6个，炮姜5～10g，炙甘草3～6g，大枣6～12枚。

用法：上药浓煎1小时，只取头道，滤清，加红糖1小匙，再两沸，频频饮。如脱肛为甚，加川芎 3～6g，陈粳米 100 粒。随小儿年龄大小酌量用药。

主治：和营止痢。主治小儿痢疾久久不愈，或反复发作，脓血垢冻杂下，后重脱肛，小溲少，不欲食，形体消瘦痿黄。或疳痢，口舌生疮，肛门不收等症。

先辈认为，小儿久痢，虽为滞疾，但既不能导，又不能涩，易虚易实之故。只能和营以理血，苦辛以调气，酸甘微温以和脾胃，使清浊升降复常，则痢白止而气血亦和。此方大人久痢亦效。

此方已流传于家乡民间，有时单用益母草一味，加入几枚大枣煎服，亦能见效。

引自:《中国百年百名中医临床家丛书》——丁光迪。

诃壳散

组成：诃子肉 6g，罂粟壳 6g，炮姜 3g，陈皮 6g，广木香 3g，黄连 6g，白术 6g，白芍 6g，甘草 6g。

用法：用汤剂水煎 2 次，每次取 100mL，两煎混匀，1—7 岁每服 20～30mL，8—15 岁每服 30～50mL；用散剂研细面，每包 0.6g，每服 1 包，每日 3 次。

主治：慢性痢疾、肠炎。

引自:《临证实践》。

验方

组成：白头翁 12g，木槿花 12g。

用法：上药水煎服，或加红糖调匀亦可。每日分 3 次服，成人可加至 18g。

主治：痢疾。

引自:《中医交流验方汇编》——李鸿玺。

鹅口疮

鹅口疮是由白色念珠菌感染所致的口腔炎。临床特征是在口腔黏膜上出现白色块状物，状如鹅口，故名"鹅口疮"。

野蔷薇根汁

组成：野蔷薇根（俗称"乔妹妹刺根"）。

用法：野蔷薇根适量，洗净泥土，捣烂，压取其汁，净瓶盛贮。先用消毒纱布蘸米泔水（即淘米水），轻轻拭去口内白屑见红，然后点上此汁，每日数次。

主治：解毒消疮，清热生津。用于小儿鹅口疮（雪口）。用本方治疗鹅口疮原系民间验方，也是我家传治小儿雪口良药。但本药在清以前方书中未载，至清代赵学敏所辑《本草纲目拾遗》始载本药："野蔷薇根治肺痈、吐脓痰，酒煎服；口疮煎汤漱口。"米泔水有清热生津作用，常用于清洗口疮、口糜。小儿鹅口疮因心脾积热、熏发于口所致，用本方外治，常参奏效。

引自：《医学存心录》。

验方

组成：硼砂 3g，甘草 3g，黄连 1.5g。

用法：煎汤，洗刷患处。

主治：小儿鹅口疮。

引自：《浙江中医秘方验方集——第一辑》——李国春。

寄生虫

因感染寄生虫而引起的一系列病证称为寄生虫证。常见的人体寄生虫有蛔虫、钩虫、绦虫等。

蛔虫病是由于误食沾有蛔虫卵的生冷蔬菜、瓜果或其他不洁之物而引起的。蛔虫寄生在小肠内，扰乱脾胃气机，吸食水谷精微。由于蛔虫具有喜温，恶寒怕热，性动好窜，善于钻孔的特性，故当人体脾胃功能失调，或有全身发热性疾病时，蛔虫即易在腹中乱窜而引起多种病症。若蛔虫钻入胆道、阑门，或蛔虫数量较多，在肠中缠结成团，则出现多种病变及症状。

钩虫病由于人体皮肤接触含有钩蚴的泥土，钩蚴从皮肤钻入，最后移行至小肠发育为成虫而导致钩虫病。其主要的病理为扰乱脾胃气机，吸食及耗费人体血液，因而出现胃肠失调及气血亏虚的病变。

绦虫病是人吃了未煮熟的、含有囊虫的猪肉或牛肉，囊虫进入体内吸附在肠壁上，颈节逐渐分裂，形成体节，经2～3个月而发育为成虫。成虫虫体脱节，从肛门排出体外，故可在内裤或被服上发现白色的虫体节片，节片随大便排出则可见粪便中有虫体节片。绦虫所致的病变，主要是吸食人体水谷精微以及扰乱脾胃运化，从而引起腹胀、腹痛，甚至消瘦、乏力等症。

（一）蛔虫诸症

蛔虫病是指蛔虫寄生于人体小肠或其他器官内的一种最常见的寄生虫病。小儿感染后表现为轻度消化道功能异常，轻者无症状。但有时可引起胆道蛔虫症、肠梗阻等严重并发症。我国蛔虫感染普遍且较严重，农村尤为多见，儿童发病率高于成年人，无明显季节性。

追虫丸

组成：牵牛子炒黄，研取头末，各50g，花槟榔100g，太子参100g（如多便秘，改用当归，同量）。

用法：上药均为细末，和匀。另用苦楝根皮150g，煎浓汤泛丸，如小绿豆大。农历月初、月中各连服3天，临卧、清早各服1次。1—2岁每服20丸；3—4岁每服30丸，以后每增长1—2岁加10丸。紫苏汤下，姜汤亦可。如蛔虫多的，每服另加炒香使君子肉15粒，与丸药同服，效更佳（如使君子肉吃多了见呃逆的，勿怪，用使君子壳煎汤解之）。

并治小儿暴肿，面肿目不能睁，腹胀，二便秘涩的，俗名气胀。用量加倍。另煎浮萍草或桑白皮，或冬瓜皮汤送下。此药服后腹鸣矢气多的。见效亦佳。

主治：行气驱虫，治标顾本。主治小儿虫积腹痛，反复发作，偏嗜贪食，形体瘦削，烦躁多饮，大便不调，或时色白。寐中惊叫，多汗蚧齿。

先辈认为，小儿虫积食积，积多滞气，气郁又能生湿生热，所以出现上述种种症状。行其气，通其滞，"盛者夺之"，祛邪即所以扶正；否则过于姑息，养痈遗患，奄缠难愈。又，此方对于蛔虫效佳，对绦虫、姜片虫、寸白虫等，亦有一定疗效。

引自：《中国百年百名中医临床家丛书——丁光迪》。

胆道驱虫汤

组成：槟榔24g，枳实12g，生花椒9g，使君子（冲服）21g，苦楝根皮15g。

用法：浓煎。以上为2日量。

主治：用于胆道蛔虫症。

引自：《云南省老中医学术经验交流会资料选编》——袁怀珍。

金蝉消疳剂

组成：鹤虱6g，苦楝根皮6g，雷丸6g，槟榔6g，干蟾粉3g，芦荟0.6g，胡黄连1.5g，吴茱萸3g。

用法：水煎，分2次服。

主治：疳积，腹大筋青。吃土炭，吐、下蛔虫。

引自：《云南省老中医学术经验交流会资料选编》——康诚之。

苍术化虫散

组成：苍术9g，雷丸9g，吴茱萸3g，木香1.5g，云黄连1.5g，榧子 6g，槟榔 6g，怀山药 15g，扁豆 15g，白芍 6g，小枣 10 枚，甘草 3g，银柴胡 6g，乌梅 6g。

用法：水煎服。配合外用苦蒿煎汤熏洗肛门，或苦蒿叶 250g 煎水过滤后，保留灌肠。

主治：肠蛔虫、蛲虫。

引自：《云南省老中医学术经验交流会资料选编》——吴俊卿。

使君子丸

组成：使君子 90g，天南星（姜汁制）15g，槟榔 60g。

用法：共研细末，炼蜜为丸，每晨砂糖水送服。蚘厥者加服仲景"安蚘丸" 9g。

主治：小儿虫积诸症。

引自：《宝山县老中医经验选编》——严放勋。

（二）钩虫诸症

钩虫病是十二指肠钩虫或美洲钩虫寄生于人体小肠引起的一种肠道寄生虫病。以贫血、营养不良、胃肠功能失调等症状为主要临床表现。严重者可出现心功能不全和发育障碍。小儿年龄愈大，发病率愈高，成人高于儿童，南方高于北方。

本病与古籍记载的黄胖、懒黄病相似。病属气血不足，脾虚湿困。治宗"急则治其标，缓则治其本"的基本原则。驱虫为根本治法，若患儿脾胃受损，气血虚甚，应先调补脾胃气血，继以驱虫。

马齿苋汤

组成：马齿苋 100g（鲜品 200g）。

加减：如第 1 个疗程后 10 天大便复查虫卵仍阳性，进行第 2 个疗程时，另加雷丸粉 90g，分成 6 包，每包 15g，每服 1 包，晨起和睡前各服 1 包，连服 3 天。如贫血严重时，驱虫后可服参地补血汤补血。

用法：煎汤，早晚各 1 次分服，连服 3 天为 1 个疗程。

主治：用于钩虫病，可能为古之"伏虫"，南方农村常见之"黄胖病""桑叶黄"等。《开宝本草》谓马齿苋"杀诸虫"，药理研究认为其主要对十二指明肠钩虫敏感性较高。《神农本草经》谓雷丸："杀三虫"，其中含蛋白分解酶（雷丸素），为杀虫有效成分，用于驱绦虫效果较好，对钩虫、蛔虫亦有效。本方合而用之则可提高驱除钩虫的疗效。

治疗时驱虫必须彻底，纠正贫血。

引自：《陈树森医疗经验集粹》。

验方

组成：使君子 6g，雷丸 4.5g，槟榔 9g，厚朴 9g，乌梅 9g，乌药 9g，广木香 3g，干姜 9g，杏仁 9g。

用法：每日 1 剂，水煎，分 2 次服。直到检查大便不见钩虫卵为止。

主治：用于钩虫病。根据经验，最少的服药 3 剂好愈，最多的服药 5 剂好愈。

引自：《河南省卫生展览会资料汇辑——中医中药》——新乡市新华区人民医院。

（三）蛲虫诸症

蛲虫病是蛲虫寄生于人体回肠下段、盲肠或结肠等处引起的一种寄生虫病。临床上以肛门周围和会阴部夜间瘙痒及睡眠不安为特征。发病年龄以幼儿居多，集体生活者多于散居者。蛲虫的寿命一般为 20～30 天，如不重复感染能够自愈。

蛲虫方

组成：百部 10～15g，槟榔 10～15g，苍术 10～15g，青黛 3g，黄柏 6g，青皮 6g。

用法：每日 1 剂，浓煎。睡前服用，连服 1 周，并配合以下外用药：①黄连、青黛膏，每晚洗净后外涂肛门；②百部 30～60g，浓煎灌肠；③雄黄散（雄黄、肉桂粉）各等分白酒调匀，外涂肛门，先洗后用药。

主治：用于蛲虫症。见面黄消瘦，食纳不振，肛门周时有痒感，午夜尤甚，睡眠不安，时有夜啼发惊，在女孩可有阴道瘙痒，尿频等症状。

引自:《儿科名医刘韻远临证荟萃》。

歼蛲膏

组成：生百部细末 30g，雷丸粉 9g，麝香 0.15g。

用法：上药研极细面和匀。加凡士林 1 倍搅拌成膏。每睡前棉签蘸药膏，涂抹在肛门周围，并涂入肛门少许。

主治：杀灭蛲虫。本药有麝香，可将雄虫引诱出来一同杀灭。用上药一般 3～4 次，最多 1 周后，患儿即不再感到肛门瘙痒。

引自:《何世英儿科医案》。

椒矾栓

组成：花椒 150g，枯矾 150g。

用法：将花椒焙干，与枯矾共研极细末，加入熔化的黄蜡内，制成栓剂。晚间纳肛内。

主治：杀虫止痒。用于蛲虫症。

引自:《王嘉麟医案医话》。

百部液

组成：百部 50g。

用法：浓煎取 30mL，成人 50mL。用时每晚保留灌肠。

主治：解毒杀虫。主治蛲虫。

引自:《王嘉麟医案医话》。

验方 1

组成：使君子仁 6g，牡丹皮 6g，甘草 6g，槟榔 6g。

用法：每日 1 剂，水煎，分 2 次服。

主治：用于小儿蛲虫。此方为 5—8 岁儿童用量。

引自:《中医交流验方汇编》——彭泰振。

验方 2

组成：使君子仁、雷丸、蛇床子、鹤虱各等分。

用法：上药研为细粉，蜂蜜为丸，如枣核大，临睡前纳入肛门 1 丸坐用。

主治：小儿蛲虫。

引自：《中医交流验方汇编》——刘荣勋。

（四）姜片虫诸症

姜片虫病是姜片虫寄生于人体肠道而引起的一种寄生虫病，因生食含有姜片虫囊蚴的食物所致，以经常腹痛、大便不调及营养不良为主要表现。发病年龄以学龄期儿童感染率最高，好发于 7～9 月水生植物收获季节，其流行与种植水生植物有密切关系。疾病预后良好，但病程长者有不同程度生长发育障碍。

槟榔煎剂

组成：槟榔 60g。

加减：如大便秘结或服药后 6 小时不解大便者加玄明粉 10～15g，温开水和服。

用法：将槟榔切片或打碎，加水 300～400mL，用砂锅或搪瓷锅煎煮 1 小时，浓缩到 100mL 左右，早晨空腹 1 次服下，连服 3 天为 1 个疗程。

主治：用于姜片虫病。槟榔驱虫，对多种肠道寄生虫有驱杀作用，对姜片虫疗效可靠，并有通便作用。

引自：《陈树森医疗经验集粹》。

（五）绦虫诸症

绦虫病是绦虫的成虫寄生于人体小肠引起的一种肠道寄生虫病。猪绦虫病及牛绦虫病分别由猪绦虫及牛绦虫的成虫寄生于小肠所致。以轻微的胃肠道症状及大便中排出白色带状节片为其主要临床表现。猪绦虫的幼虫寄生于人体称囊虫病，以囊虫侵犯皮下组织产生结节，或囊虫侵犯脑部而产生癫痫、头痛等症状为其主要临床表现。发病与饮食习惯有关，主要分布在畜牧地区。本病感染率小儿较成人低，随着年龄的增长而升高。

南瓜子槟榔汤

组成：槟榔200g，玄明粉15g，南瓜子（去皮）140g。

用法：先将南瓜子捣如泥状，加水煮成粥，空腹时吃下去。隔3小时，再将槟榔水（槟榔加水750mL，熬成200mL）喝下去；3小时后再将玄明粉用水冲服。

主治：驱绦杀虫。本方药量虽大，但无不良反应。关键是要忍住大便，使虫体一次排出。

引自:《黄德临证秘验良方选》收录张寿臣方。

驱绦汤

组成：槟榔62.5g，雷丸15.6g。

用法：水煎，两煎合一，不少于100mL。清晨空腹顿服，服药2小时后排虫。

主治：驱绦，用于肠绦虫病。本方适用于6—10岁的儿童，用后效果显著。

引自:《何世英儿科医案》。

验方

组成：雷丸（研细）108g。

用法：每日3次，早午晚空心开水送服。每服12g，轻则服1天，重则服2～3天，绦虫即可打下来。

主治：用于绦虫症。忌生冷等食物。

引自:《中医交流验方汇编》——姚德仁。

第六节　其他诸症

夜　啼

夜啼俗称"夜哭"。是婴幼儿一种常见病症。致因复杂，归之有四，即脾胃虚寒、气机凝滞；心火过盛、邪热扰心；乳食积滞、内伤脾胃；惊骇恐惧、心神不安、生活护理不当，如饥饿、寒热失调、虫咬、尿布潮湿、包扎过紧等。以上均可引起小儿夜啼。

症见每晚定时啼哭，甚至通宵达旦。若兼面赤的多属热，面白、手冷、曲腰多属寒，面赤兼青、睡中突然惊啼的多属惊吓。但小儿偶尔夜啼，非属病态，是一种生理活动形式的补充。

新加安神汤

组成：生黄芪10g，太子参10g，白术7g，怀山药10g，白茯神7g，朱砂5g，麦冬5g，五味子3g，白芍7g，炙甘草3g，龙齿（先煎）7g，寒水石（先煎）7g，珍珠母（先煎）10g。

加减：上述新加安神汤用量为5—10岁患儿的剂量，10岁以上或5岁以下患儿，酌情增减用量。食少纳呆者加炮鸡内金、山楂曲，蚧齿寐差者加僵蚕、蝉蜕，尿频遗尿者加桑螵蛸、益智仁，汗多不止者加莲须、山茱萸。

用法：上药加清水过药面，浸泡30分钟，煎煮2次，每次30分钟，合并2次药汁，过滤，浓缩至300mL，分3次口服，每次100mL，每日1剂。

主治：益气养阴，安神镇惊。小儿夜惊，梦游症，或夜啼，或惊惕，或自汗，或盗汗等。新加安神汤是由清代陈复正《幼幼集成》十味安神化裁而来。原方用人参、茯神、麦冬、山药、龙齿、朱砂、寒水石、甘草、冰片、金箔等，用"治神虚惊惕，至夜则啼"。笔者以原方去金箔、冰片加黄芪、太子参、白术、山药为君，益气健脾；以麦冬、五味子、白芍、炙甘草为臣,甘酸养阴;佐以茯神、朱砂、龙齿宁心安神、寒水石、珍珠母镇惊定志;再以甘草为使,调和诸药。上药共奏益气养阴、安神镇惊之功,临床证因剀切,屡试不爽。小儿夜惊、梦游症,为儿科常见病、多发病,多见于2—10岁小儿。夜惊症即患儿入睡后,突然坐起惊恐哭叫,所言均是日间嬉玩受惊之事,白天安然。有的患儿除夜惊外,还伴有梦游症。患儿常有多汗、盗汗、胃纳不香、倦怠乏力、面色不华等表现。中医学认为,小儿生理上"稚阴稚阳",病理上"易虚易实"。患儿多因禀赋虚弱,脾胃娇嫩,平日偏食,胃纳不振,营养摄入不足而阴虚;再因小儿生性活泼喜动,运动量过大,易消耗过多而伤气;抑或遇热病后体虚,抑或过于贪玩疲惫,以致气阴耗伤,心神虚怯,辄在夜间出现惊惕、梦游之症。

引自:《名医名方录》——周朝进。

新生儿夜啼方

组成:僵蚕10g,蝉蜕10g,天竺黄10g,甘草6g。

用法:上药共为细末,装瓶备用。每服0.3g,每日3次。

主治:祛风镇痉。用于新生儿夜间哭闹不安。

引自:《赵怀德中医世家经验辑要》。

夜啼方

组成:橘络1.5g,何首乌6g,炙甘草6g,茯神15g。

用法:水煎服。

主治:小儿夜啼。

引自:《云南省老中医学术经验交流会资料选编》——吴镜波。

验方1

组成:蝉蜕5g。

用法:蝉蜕去头,共研末,每服0.5g,每日1次,薄荷汤送下。

主治:小儿夜啼。

引自:《陇东中医医论案验方荟萃》——杨积茂。

验方 2

组成：蝉蜕 7 个，地龙 1g，薄荷 1g。

用法：蝉蜕去头足与地龙共研为细末，分 2 包，每晚睡前用薄荷泡茶冲服 1 包，连服 3 晚。

主治：小儿夜啼、惊恐或抽搐等。

引自：《陇东中医医论案验方荟萃》——李玉柱。

胎　毒

中医将婴幼儿疮疖、疥癣、痘疹等病统称胎毒。见《幼幼集成》："凡胎毒之发，如虫疥、流、丹、湿、疮、痛、疖、结核、重舌木舌、鹅口口疮，与夫胎热、胎寒、胎搐、胎黄是也。"其病因是由于孕妇恣食辛热，甘肥厚味，或生活调摄失宜，遗毒于胎，或郁怒悲思等因素使生子是病证。胎毒即父母遗传到子女身上抵抗疾病发生的病毒，因胎儿在母腹中时，皆从胎元肚脐摄取一切，故名胎毒。

胎毒药膏

组成：紫草、大黄各 15g，黄蜡、白蜡各 120g，麻油 250g，灰罗钙适量。

用法：将诸药放在麻油中炼枯，去渣，待温兑入黄蜡、白蜡和灰罗钙，搅匀即成。外涂，每日 1～3 次。

主治：小儿胎毒所致头皮溃烂。

引自：《单苍桂外科经验集》

二号化毒丹

组成：牛黄 1.5g，轻粉 3g。

用法：先将牛黄研细，再加轻粉研细，以不见星为度，装瓶密封。量儿大小，每服 0.15～0.3g，蜂蜜少许调服。

主治：清化解毒。用于胎毒，胎瘢疮（婴儿湿疹），头面热毒，疖肿，大便干秘者。服药期间，忌食鸡蛋、花生、鱼腥发物。

引自：《朱仁康临床经验集》。

胎毒散

组成：五倍子（焙黄）9g，白芷 9g，花椒（去子）9g，枯矾 3g。

用法：共研细末。香油调搽。

主治：治小儿胎毒，浑身湿烂。

引自：《揣摩有得集》。

新生儿黄疸

新生儿由于胆红素代谢的特殊性，在出生后约有一半可出现不同程度的黄疸。新生儿黄疸分生理性和病理性两类。前者是指新生儿出生后 2～3 天出现，4～5 天达高峰，7～10 天消退的黄疸，早产儿可延迟到 3～4 周。足月儿血清胆红素不超过 205μmol/L（12.9mg/dL），早产儿不超过 255μmol/L（15mg/dL）。一般无临床症状，个别可出现轻度纳差和嗜睡。生理性黄疸一般不需要治疗。病理性黄疸是指黄疸出现早、黄疸程度重、黄疸进展快、黄疸持续时间长者。病理性黄疸临床表现常见有黄疸、贫血及肝脾大。

消黄汤

组成：茵陈 15g，川黄柏 6g，栀子 6g，黄芩 6g，黄连 3g，生川大黄 1g。

用法：水煎浓缩至 20mL 频服。

主治：清热利湿，解毒消黄。用于新生儿黄疸、新生儿败血症。本方用于先天母体素蕴湿热遗于胎儿，或后天感受湿热病毒所致黄疸病，症见面目周身黄染、色鲜明者。

引自：《何世英儿科医案》。

验方

组成：茵陈 3g，黄柏 3g，栀子 3g，黄芩 3g。

用法：水煎服。

主治：小儿出生时，眼黄、身黄、面黄。

引自：《名老中医经验汇编》——方召南。

脑积水

脑积水是指多种原因导致的颅内积液量过多产生高压，致头颅异常增大的一种疑难病症。

脑积水属于中医学"解颅"范畴，大都认为是由肾虚所致，故治法亦多以补肾为主。还有因后天失调，脾胃虚弱，运化失常，以致清阳不升，浊阴不降，饮邪上犯，停聚颅内，导致颅缝开解；也可因外感风热，热毒炽盛，挟肝火或痰热上冲于脑，以致肝热内壅，阻塞窍络，气血不能下行，气血郁结，水液停聚，发为解颅。

目前西医对该病尚缺乏理想的治疗方法，而中医药治疗脑积水确有疗效。一般认为本病皆因先天肾气不足，脑髓失充，加之后天脾胃失养，湿聚水停颅内所致，故治疗的总原则是补肾健脾治其本，化湿行水解其标，标本兼顾，攻补兼施。

解颅验方

组成：六味地黄丸 500g，川牛膝、猪苓、石菖蒲、茺蔚子、当归、鹿角胶、黄芪各 45g。

用法：上药先研粉后加水共熬成膏，3 岁儿每服 1 小匙，每日 2～3 次。

主治：解颅（脑积水）。解颅是小儿囟部突起如土堆，囟门应合不合，反而宽大，头缝开解，头颅逐渐增大，白睛上翻等为特征的一种病症。予认为病由先天不足，肾气亏虚，命门火衰所致。因为肾主水，主骨生髓，脑为髓海。如精伤髓亏，脑髓空虚，或后天失养，气微骨弱，则颅囟难以闭合，肾虚不能化气行水，水湿停聚，蓄于颅内，故头颅渐大。予治之尝用此方，其效甚佳。

曾治王某，男，2岁，住遂平县石寨铺乡王平庄，1973年3月诊。患儿先天不足，时常有病，头大颅解。发热咳喘或腹泻食衰，交替无宁日。望诊：色黄神衰，指纹淡。当用培补脾肾而赞化育法。予上药1剂，月余后，体壮食增，诸症渐失，解颅亦渐闭合。现已上学，智力良好。(《河南省秘验单方集锦》，河南省卫生厅编，河南科技出版社1983年10月版)

引自:《张鹳一医案医话集》。

脑积水方

组成：大熟地黄6g，怀山药3g，鹿角胶（烊化，兑服）9g，川牛膝3g，茯苓9g，山茱萸3g，当归3g，猪苓3g，茺蔚子3g，牡丹皮3g，车前子（布包煎）9g。

用法：水煎服。

主治：补肾健脑，行水化瘀。用于先天性脑积水。本方是六味地黄丸去泽泻，加猪苓、车前子渗湿利水，鹿角胶、茺蔚子补益肝肾，当归和血，牛膝引浊下达。诸药协同，共奏补肾健脑、行水化瘀之功效。盖婴幼儿先天性脑积水，多属先天不足或后天亏损所致。肾气不足，髓海不充，脑之循环代谢失常而清阳不升，浊阴不降，导致囟门扩大，发为解颅。本方用于先天性脑积水，近期即可取得效果。

引自:《何世英儿科医案》。

鸡　胸

鸡胸是指胸骨向前明显突出，而两侧肋骨向下向内倾斜下陷，致使胸部变成像鸡、鸽、鸟类胸骨一样的形态，故名"鸡胸"。鸡胸多为小儿佝偻病所致，即身体内缺乏足够的维生素 D，使钙磷吸收发生障碍，出现骨软化症，胸部肋骨与胸骨相连处内陷，使胸骨前凸，形成鸡胸。这种畸形往往在 1 岁左右形成，而实际上我们所看到 2—3 岁以后的鸡胸则为小儿佝偻病的后遗症期，患儿除了鸡胸外，往往还有其他畸形，如方颅、"X" 形腿、"O" 形腿等。

补肺清金饮

组成：怀山药 9g，北沙参 9g，麦冬 6g，杏仁 6g，瓜蒌皮 9g，茯苓 6g，橘红 3g，川石斛 9g，毛燕 6g，莲子（去心）10 粒，大贝母 6g。

主治：主治小儿鸡胸、龟背，脉虚数，身热少食者。

用法：水煎服。

引自：《马培之医案》。

金水平调散

组成：麦冬 6g，茯苓 6g，女贞子 9g，料豆 9g，玉竹 9g，当归 4.5g，毛燕 9g，怀牛膝 4.5g，墨旱莲 4.5g，北沙参 9g，怀山药 6g，桑寄生 9g，大枣 3 枚。

用法：水煎服。

主治：鸡胸龟背，内无痰热，足弱不能站立。

引自：《马培之医案》。

脐 风

脐风指以强直性痉挛，牙关紧闭，角弓反张，面呈苦笑状为特征的儿科疾病。多于出生后 4～7 天发病，系因新生儿断脐不洁，受感染所致，是新生儿期危重疾病之一，病死率高。本病即西医的新生儿破伤风。治疗以宣通经络、祛风止痉为主。

撮口脐风散

组成：白扁豆（炒）3g，法半夏1.5g，豆蔻（研）0.9g，木香0.9g，干姜0.3g，附子片0.3g，肉桂（去皮，研）0.3g，小茴香（炒）0.9g，生甘草0.9g。

用法：水煎服。

主治：温中止痛。主治小儿初生为风寒所侵，肚痛难忍，遂至聚唇撮口，眼闭口噤，啼声如鸦，或声不能出，或口吐白沫，或痰多气喘，甚者舌强面青，腹胀青筋，抽搐天吊。

引自:《揣摩有得集》。

验方1

组成：艾绒球如豆大。

用法：灸之。患此症者肚脐上有青筋。当青筋未冲上心口时，用艾绒连续在筋头上灸之，此筋即消。如牙根上有疮，用棉纸擦破可愈。

主治：小儿出生后6～7天内，患脐带风。

引自:《中医交流验方汇编》——成中炎。

验方2

组成：胆南星、天竺黄、全蝎、羚羊角、僵蚕、犀角各3g，钩藤9g，蜈蚣（微炒）半条。

用法：水煎，频频少量灌之。

主治：小儿脐风。

引自:《陇东中医医论案验方荟萃》——刘太吉。

验方3

组成：生天南星、防风各9g。

用法：研末，加黄酒调糊状，敷脐上。

主治：小儿脐风。

引自:《陇东中医医论案验方荟萃》——刘太吉。

烂　脐

本病又称脐炎。脐带切口应保持清洁，如果进入细菌，就容易发生感染，肚脐受到感染称脐炎，局部会发红，有分泌物或脓，继续下去会波及周围，而引起门脉炎或败血症。

乳婴腹部疮毒外敷秘方

组成：黄芩 10g，黄柏 10g，黄连 10g。

用法：上药研为极细末，拌蜜调匀敷患处。

主治：用于乳婴儿腹部疮毒。

引自：《六世中医实用秘方》。

小儿肚脐溃烂秘方

组成：川黄连 5g，生甘草 2.5g。

用法：共研细末，敷于患处，3 日换药 1 次。

主治：用于小儿烂肚脐。

引自：《正一家传伤科秘方》。

马齿苋散

组成：马齿苋适量。

用法：将马齿苋晒干，烧成灰（存性），研成细粉备用。用时将细粉外敷肚脐上，每日 1 次。

主治：用于小儿烂脐、流水。

引自：《悬壶集》。

婴幼儿湿疹

婴儿湿疹中医称"奶癣"。通常在出生后第 2 或第 3 个月开始发生。好发于颜面及皮肤皱褶部，也可累及全身。一般随着年龄增加而逐渐减轻至痊愈。但也有少数病例继续发展至儿童期甚至成人期。临床常分为渗出型湿疹和干燥型湿疹。

婴儿湿疹病因比较复杂，有先天的体质因素，也有后天营养失调。营养过多、消化不良、衣着不当、外部刺激等都是本病的好发因素。患者常是先天性过敏体质，约有 3/4 的患者父母双方或单方有过敏性疾病病史。

小儿化湿汤

组成：苍术 6g，陈皮 6g，茯苓 6g，泽泻 6g，炒麦芽 9g，六一散（包煎）6g。

用法：水煎服。

主治：健脾化湿。用于婴幼儿湿疹。方中苍术、陈皮健脾燥湿；茯苓、泽泻、六一散渗湿清热；炒麦芽消食和中，用于儿童湿疹，而有消化不良、纳食不多、乳积之证。

引自：《朱仁康临床经验集》。

湿疹膏

组成：青黛 60g，黄柏末 60g，氧化锌 620g，煅石膏末 620g，麻油 620g，凡士林 930g。

用法：先将青黛入乳钵内研细，加入黄柏末研和，加氧化锌研和，加煅石膏研和，最后加入凡士林、麻油调和成膏。薄涂皮损上。

主治：收湿止痒。用于婴儿湿疹，或亚急性湿疹，渗水不多者。

引自：《朱仁康临床经验集》。

小儿湿疹验方

组成：①内服方：金银花 6～9g，连翘 6～9g，地肤子 6～9g，生地黄 6～9g，青黛 1～3g，白鲜皮 6～9g；②外用药：轻粉 3～6g（或雄黄面 3～6g 代替），枯矾 10g，松香粉 20g，煅石膏 20g。

用法：内服方上药用水煎，每日 1 剂，煎 2 次混合后，分 2～3 次温服。外用药共为极细面，加入梅片（或冰片）10g，混合研细面后装瓶备用。①湿性湿疹：先将局部用棉棒蘸芝麻油或蛋黄油擦洗干净，然后将药粉局部涂敷，每日2～3次；②干性湿疹：用同样方法处理患处，然后将配妥药粉用芝麻油调成糊状，再用棉棒蘸药涂敷，每日2～3次。

主治：用于小儿湿疹，包括干性、湿性两种。

引自：《儿科名医刘韻远临证荟萃》。

消疹汤

组成：地肤子15g，白鲜皮15g，刺蒺藜15g，蝉蜕10g，苦参20g，地榆15g，野菊花10g，生薏苡仁20g，车前草10g。

用法：上药1剂，加水1 000mL，煎成500mL，温洗患处，并可作湿敷（每日2次，5天为1个疗程；如皮损范围较大，肢体皆有，可加大药物剂量和用水量，洗浴全身，每日2次，每次15～20分钟）。

主治：疏风利湿，清热解毒。用于湿疹（奶癣）。方中地肤子、白鲜皮、刺蒺藜、蝉蜕祛风止痒；苦参、地榆、野菊花清热解毒；生薏苡仁、车前草利湿泄热。

引自：《医学存心录》。

参黄散

组成：生黄柏、苦参各等分。

用法：共研极细末，备用。用时以蜂蜜水调搽患处，黄水特多者以干粉撒布患处。

主治：除湿解毒止痒。用于婴儿湿疹。本方治婴儿湿疹效好而安全，若湿热重者，可加大黄柏用量则效果佳。

引自：《文琢之中医外科经验论集》。

蛋黄油

组成：鸡蛋3～4枚。

用法：将鸡蛋煮熟去壳及蛋白，将铜勺内加入少许麻油。烧滚，加入蛋黄。文火煎熬，炼枯去渣，取油收贮备用。但不宜久置。临用以油搽患处。

主治：润肺生肌。用于奶癣、乳头破碎等。

引自：《外科名家顾筱岩学术经验集》。

夏季热

夏季热是婴幼儿时期特有的一种发热性疾病。临床以夏季长期发热不退，口渴多饮，多尿无汗为特征。中医认为，本病的发生是由于感受暑热之邪，灼伤津液所致。

四叶汤

组成：丝瓜叶 2 片，南瓜叶、苦瓜叶各 4 片，荷叶 1/4 叶，冰糖适量。

用法：水煎服。

主治："四叶汤"系许老治疗小儿夏季热的经验方。全方具有清暑益气，生津止渴之功。主治暑热耗气伤津，身热烦躁，口渴多饮，多尿，汗闭或少汗等症。服本方 3～7 剂后，可使体温逐渐下降。体温正常后仍需再服数剂，以巩固疗效。在炎暑季节，本方亦可作暑热病的预防。若在方中加入梨皮 15g、西瓜皮 30g，效果更佳。

引自：《豫章医萃——名老中医临床经验精选》——许寿仁。

小儿夏季热秘方

组成：青蒿穗 3g，生荷叶 10g，粉葛根 5g，川厚朴 5g，川黄连 3g，条黄芩 5g，赤芍 5g，广陈皮 5g，炒谷芽 10g，炒麦芽 5g，广木香 3g，生甘草 5g。

用法：每日 1 剂，上水煎服，连服 3～5 剂可愈。

主治：暑热熏蒸，肺胃热盛，长期发热，口渴多饮，唇干咽红，烦躁不安，脉搏浮滑。若日久不愈，可见脾肾两虚之证。

引自：《六世中医实用秘方》。

清暑解热汤

组成：鲜金银花（干者亦可）1 握，鲜冬瓜皮、西瓜皮（片约厚

0.5cm，每片约掌心大）各 5～10 片，鲜稻穗 2 具（或生谷芽 10g），鲜荷叶 1 角。

用法：上药加水约 500mL，煎 5～10 分钟，煎成后稍加食盐、葡萄糖粉，俟冷，频频喂服。

主治：清暑解热，养胃生汝。用于小儿夏季热。本方仿《温病条辨》"清络饮"之意，药用金银花（甘寒、清暑解毒）、西瓜皮（含西瓜翠衣）、冬瓜皮（甘寒，清热利水）、稻穗（甘平，养胃生津）、荷叶（苦平、泄热解暑），五味均用鲜品，其清热解暑之效更著。"夏暑发自阳明"，荷叶与稻穗同用，又有清养胃气之义。是方对小儿夏季热，较为对证。

引自：《医学存心录》。

清凉饮子

组成：太子参 5g，麦冬 5g，五味子 2g，生黄芪 5g，青蒿 3g，炒香豉 5g，黑栀子 5g。一日量。

用法：水煎服（每煎取 100mL 即可），服时冲露水 1 匙（露水最好取荷叶上或稻叶上的，以净瓶承取，当日用，隔日效差）。此药亦可蒸露服，小儿更易接受。蒸露后仍须合露水用，否则效差。

主治：清金保肺，益气消暑。主治小儿疰夏，夏季发热，不贪乳食，神色萎靡，骨瘦肉软，热甚惊搐，多饮多尿，小溲清白，舌苔薄白、薄滑，奄缠不愈。

先辈认为，此病应清金益气为主，不能徒治其热，因小儿肺肾先虚，水不胜火，所以疰夏发热者，此方是治本顾标的方法。

引自：《中国百年百名中医临床家丛书——丁光迪》。

验方

组成：仙鹤草 15g，大枣 7 枚。

用法：在夏至前后准备 7 剂，每日 1 剂，煎服，分 2 次服。

主治：小儿疰夏。

引自：《浙江中医秘方验方集——第一辑》——董浩。

过敏性紫癜

过敏性紫癜是一种毛细血管变态反应性疾病，以广泛的小血管炎症为病理基础，皮肤紫癜、消化道黏膜出血、关节肿痛和肾炎等症状为其主要临床表现。发病年龄以学龄期儿童居多，男性多于女性，冬春季节多见。疾病的预后与肾脏受累程度有关。

本病属于中医学"血证"范畴，与古籍记载的"斑毒""葡萄疫""紫癜风"等病证相似。病属邪热伤络，血溢脉外，治宗祛风、凉血、化瘀、养阴之法。

二果汤

组成：大枣 60g，焦山楂 30g。

加减：初病血热妄行者，加水牛角、赤芍、生地黄、白茅根、酒炒大黄等以凉血消癜；久病血虚者，加四物汤、荆芥炭、茜草、大黄炭等以养血祛瘀；腹痛者，加白芍、熟大黄；尿血，加小蓟、白茅根。

用法：每日 1 剂，水煎，分 2 次服。

主治：用于过敏性紫癜。方中大枣益中气、调营卫，原为治疗过敏性紫癜的单方，但疗效不显，故佐以山楂具酸泄酸敛之性，生者长于化滞敛营，焦者功撤消瘀退癜。二果合用健脾和营，一补一消，俾外溢之血得以消散，内虚之血得以化生，使血循故道，则血不外溢，紫癜自消。

引自：《疑难病诊治探幽》。

蝉蜕防风汤加味

组成：犀角 3g，生地黄 15g，牡丹皮 10g，赤芍 10g，白芍 10g，蝉蜕 10g，防风 10g，紫草 15g，玄参 15g，乌梅 10g，五味子 10g，紫珠草 15g。

用法：水煎服。

主治：用于治疗过敏性紫癜。

引自：《蔡友敬临床经验集》。

消风宁络饮

组成：炒防风 10g，炙黄芪 15g，炒赤芍 10g，大生地黄 15g，炒牡丹皮 10g，牛角鰓 15g，生槐花 15g，炙甘草 5g，大枣 10 枚。

主治：消风宁络，凉血散瘀。主治过敏性紫癜之风热伤络型。

引自：《古今中医儿科病辨治精要》——曹向平。

凉血解毒汤

组成：连翘 30g，生地黄 15g，紫草 15g，炒槐米 12g，徐长卿 12g，大枣 10g，甘草 10g。

用法：儿童酌减。10 剂为 1 个疗程。

主治：凉血解毒，祛风通络。主治皮肤型过敏性紫癜。

引自：《古今中医儿科病辨治精要》——郑祥光。

椒梅抗敏方

组成：黄连 6g，炒黄芩 10g，干姜 6g，党参 10g，白芍 30g，川花椒 10g，乌梅 30g，姜半夏 10g，炒枳实 10g。

主治：泄热敛肝，健脾和中。主治腹型过敏性紫癜。

引自：《古今中医儿科病辨治精要》——潘焕鹤。

脱敏化斑汤

组成：金银花 30g，白茅根 30g，牡丹皮 10g，紫草 15g，赤芍 15g，桂枝 10g，栀子 15g，石膏（先煎）20g，黄芩 10g，全蝎 7.5g。

主治：凉血止血，清热脱敏。主治过敏性紫癜。

引自：《古今中医儿科病辨治精要》——王怡。

血小板减少性紫癜

血小板减少性紫癜是与免疫有关的小儿最常见的出血性疾病。以自发性出血、血小板减少、出血时间延长和血块收缩不良、骨髓中巨核细胞的发育受到抑制为其主要临床表现。临床常分为急性型和慢性型两种，病程在6个月以内者称为急性，6个月以上者称为慢性。本病女性多于男性。春季多见。疾病的预后一般较好，如发生颅内出血则预后较差。

本病属于中医学"血证"范畴，与古籍记载的"紫癜""肌衄""葡萄疫"等病证相似，病属邪热伤络，迫血妄行，血溢脉外，或脏腑虚损，气不摄血，血液离经外溢，治宗清热、凉血、化瘀，益气养阴温阳之法。

参芪紫癜汤

组成：炒白术9g，党参15g，黄芪20g，当归9g，生白芍9g，生阿胶（烊化）6g，茜草6g，陈皮6g，甘草3g。

加减：若口干唇燥、鼻腔时衄者，加炒栀子6g、生地黄9g；大便溏泄、食欲不振者，加炒山药9g、砂仁6g。

用法：水煎服。连服6剂，停药1天，后连服10～15剂，紫斑可消退。

主治：健脾益气，养血归经。用于血小板减少性紫癜、过敏性紫癜。

引自：《中国百年百名中医临床家·张珍玉》。

养血止衄汤

组成：生地黄炭15g，醋鳖甲30g，全当归12g，生杭白芍15g，川芎10g，炙黄芪20g，肉苁蓉20g，醋龟甲20g，粉牡丹皮10g，醋艾叶炭10g，贡阿胶（烊化，分3次冲服）10g，炙甘草6g。

加减：气虚甚者，可加党参12g、焦白术10g、云茯苓10g，去牡丹皮、龟甲；离经之血滞留于体内而成瘀血者，加红花10g、桃仁10g；伴有肝郁火旺者，加醋柴胡10g、龙胆12g。

用法：水煎服。

主治：养血滋阴，清热止衄。用于阴血亏虚，或血去气伤，所引起的血小板减少性紫癜症。

引自:《崔文彬临证所得》。

补气凉血汤

组成：黄芪 15g，党参 15g，鱼鳔胶（炒珠）15g，生地黄 30g，牡丹皮 10g，鲜白茅根 30g，大蓟、小蓟各 15g，茜草 12g，仙鹤草 15g，龟甲胶 10g，阿胶 10g。

加减：心慌，加茯神 12g、柏子霜 10g；大便潜血，加海螵蛸 12g、五倍子 10g、三七粉（冲服）3g、白及（冲服）3g。

用法：每日 1 剂，水煎，分 2 次服。

主治：清热，凉血，补气。用于气虚型血小板减少性紫癜。症见出血点，其色暗淡，面色苍白，心慌气短，精神萎靡，舌淡苔白，脉软弱。气虚者，脾气虚也。脾虚不能统血，则血不归经而外溢，故血点遍于全身。虽为气虚，亦有火热寓于其中，故本病以气不摄血为本，血热妄行为标。方中党参、黄芪大补元气，摄血以固本；生地黄、牡丹皮、白茅根、大小蓟、仙鹤草、茜草清热止血，以治标；鱼鳔胶、龟甲胶、阿胶既能补血又能止血，且能升血小板；尤其鱼鳔胶可使血液凝聚，不致疏散。多年来临床实践，鱼鳔胶配何首乌、枸杞子升血小板效极佳。其用法为先将鱼鳔胶用滑石粉炒成珠，再与群药同煎，或将鱼鳔胶用香油炸酥单吃，但必须嚼烂而后咽之。

引自:《肘后积余集》。

小儿健脾汤

组成：白术 5g，糯稻根 9g，怀山药 9g，布渣叶 9g，麦芽 12g，炒扁豆 12g，生薏苡仁 10g，莲子肉 10g。

主治：健脾益气摄血。主治特发性血小板减少性紫癜反复发作者。

引自:《古今中医儿科病辨治精要》——郭绍卿。

健脾生血汤

组成：黄芪 15g，白茅根 15g，仙鹤草 15g，小蓟 15g，黄精 12g，党参 10g，白术 10g，当归 10g，黄芩 10g，黄柏 10g，甘草 6g。

主治：健脾生血，益气养阴。主治血小板减少性紫癜。

引自:《古今中医儿科病辨治精要》——万力生。

自拟验方

组成：黄芪 15g，党参 15g，白术 12g，柴胡 9g，升麻 5g，陈皮 3g，炙甘草 5g，黄精 12g，仙鹤草 30g，何首乌 15g。

用法：每日 1 剂，水煎，分 2 次服。

主治：益气养血。用于血小板减少症。

引自:《邓铁涛医学文集》。

第六章　五官科效方

第一节　眼部疾病

睑缘炎

睑缘炎是睑缘的一种慢性炎症。可因细菌、脂溢性皮肤炎或局部的过敏反应所引起，且常合并存在。导致睑缘表面，睫毛，毛囊及其腺组织的亚急性或慢性炎症。

养血防风汤

组成：当归9g，酒白芍、天花粉各6g，荆芥1.5g，甘草3g。

用法：每日1剂，水煎，分2次服。

主治：养血除风。用于血虚受风，干涩而痒，睫毛根部有皮屑附着者。方中当归补血而润燥，白芍养血而敛阴；天花粉清热生津而润燥，荆芥疏风解热而退赤，且能引诸药以达肌表，润泽皮毛；甘草补中而益脾胃，配芍药酸甘化阴，敛阴和营。

引自：《张皆春眼科证治》。

祛风除湿汤

组成：焦白术9g，茯苓6g，炒薏苡仁9g，甘草1.5g，荆芥3g。

用法：每日1剂，水煎，分2次服。

主治：健脾除湿，疏风散邪。用于风湿偏重，微痛而痒，红轻烂重，糜烂胶着，睫毛成束者。方中白术、茯苓、炒薏苡仁、甘草健脾除湿，炒薏苡仁且有消肿排脓、清除黏着物的功能；荆芥疏散风邪。

引自：《张皆春眼科证治》。

八宝眼药软膏

组成：制炉甘石30g，飞月石6g，珊瑚6g，琥珀6g，飞朱砂3g，飞黄丹 1.5g，荸荠粉 9g，冰片 1.5g。

用法：上药精制，各研极细末，用极细筛筛过，然后逐个混合，再研使均匀。次将白凡士林 150g、椰子油 75g 放入瓷瓶内，隔水在文火上烊，然后放入上药，搅拌均匀，待冷却，便成软膏。

主治：用于睑缘炎。

引自：《眼科名家姚和清学术经验集》。

一叶绿洗方

组成：地肤叶 60g，铜绿少许。

用法：上 2 味用纱布包好（药包要松），滚开水浸之，待温度适宜，以药液洗眼。每日 1 剂，共洗 3 次。

主治：用于睑缘炎。

引自：《张皆春眼科证治》。

睑腺炎

睑腺炎，是指睑板腺或睫毛毛囊周围的皮脂腺受葡萄球菌感染所引起的急性化脓性炎症。以局部红肿、疼痛，出现硬结及黄色脓点为主要临床表现。中医学称其为土疖或土疡，俗称"针眼"，是一种普通的眼病，人人可以罹患，多发于青年人。此病顽固，而且容易复发，严重时可遗留眼睑疤痕。

解毒排脓汤

组成：金银花 12g，连翘 6g，天花粉 9g，白芷 3g，薏苡仁、赤芍各 9g，甘草 3g。

加减：患者体质虚弱，病势不重，当去天花粉、连翘，恐寒凉过甚，加黄芪补气、当归补血以扶其正，避免疖肿连续发生。

用法：每日 1 剂，水煎，分 2 次服。

主治：方中金银花、连翘清热解毒、消肿散结，意在清除余邪使疖肿更加局限。天花粉、白芷、薏苡仁消肿排脓，薏苡仁且能补中，配甘草，意在邪祛而不伤正。

引自:《张皆春眼科证治》。

急性子南星糊状油剂

组成：急性子、生天南星各等分。

用法：上药研极细末混合，并用麻油适量调和均匀，使成糊状。用时将糊状油剂涂在纱布上，敷贴患处，每日1次。并用热手巾或热水袋敷患处，每日3次，每次15～20分钟。

主治：软坚散结。用于胞生痰核。

引自:《眼科名家姚和清学术经验集》。

上睑下垂

上睑下垂又称睢目、睑废、睑皮垂缓等。其特点是上胞不能提起，掩盖部分或全部瞳仁而影响视力。单侧或双侧均可发生，有先天与后天之别。

轻者上睑半掩瞳仁，重者遮盖整个黑睛、无力睁开。患者为了瞻视，常需借额肌之牵引而睁眼，日久则额皮皱褶，眉毛高耸。双侧下垂者影响瞻视更甚，每需仰首张口，使眼珠轻度下转，甚至需用手指拉起上睑方能视物。

加味补中益气汤

组成：炙黄芪12g，当归9g，炒白术6g，力参3g，陈皮1.5g，炙甘草6g，白芍9g，升麻、柴胡各1.5g，生姜3片，大枣5枚。

用法：每日1剂，水煎，分2次服。

主治：补中益气，养血润筋。用于中气下陷型上睑下垂。症见起病较缓，上胞缓慢垂下，逐渐加重者，治宜补中益气，养血润筋。方中补中益气汤调补脾胃，益气升阳。白芍敛阴和营，补血养筋。当归配白芍养血之力更大，甘草配白芍和营之力更雄。

引自:《张皆春眼科证治》。

祛瘀四物汤

组成：酒生地黄、当归尾、赤芍各 9g，川芎 3g，益母草 6g，刘寄奴 9g，红花 1.5g。

用法：每日 1 剂，水煎，分 2 次服。

主治：行气活血，祛瘀生新。用于外伤引起的上胞下垂。方中用四物汤意在补血调血，而用当归尾、赤芍不用白芍、当归身是为增强其活血之力。益母草活血通经，有祛瘀生新之效，刘寄奴专主跌仆损伤，有破血行瘀之功。

引自:《张皆春眼科证治》。

沙　眼

沙眼是由于沙眼衣原体引起的慢性传染性眼病。自觉症状一般轻微，甚至无症状，体检时被发现。少数有痒感、异物感、烧灼和干燥感。临床所见通常为慢性炎症，睑结膜弥漫充血，乳头肥大，滤泡形成，瘢痕和角膜血管翳。常并发睑内翻倒睫、角膜溃疡、眼干燥症和泪道阻塞。影响视力，甚至致盲。

解毒活血汤

组成：金银花 9g，连翘 6g，赤芍、牡丹皮、酒黄芩、天花粉各 9g，荆芥、防风、枳壳各 3g。

加减：热邪偏盛，血滞较重，胞睑肿硬者，可加酒大黄 6g 以清胃火，加红花 3g 以活血通络。

用法：每日 1 剂，水煎，分 2 次服。

主治：清热解毒，活瘀除风。用于沙眼。方中金银花、连翘清热解毒散结；酒黄芩、天花粉清除胃中积热，赤芍、牡丹皮活血凉血，祛瘀通络；枳壳行脾胃之气。

引自：《张皆春眼科证治》。

蒲公英四季青眼药水

组成：蒲公英 30g，四季青 30g，黄芩 30g，野菊花 30g。

用法：上药放在纱布袋内，加入蒸馏水 1600mL，加热，文火煮沸 1 小时，取药液，过滤。之后，再加水 800mL，加热，煮沸半小时，取药液，过滤。将 2 次过滤液合并，放在冰箱内 3 天，过滤，去除沉淀，再入冰箱冷藏，再过滤去沉淀，如此反复多次，反沉淀滤去。再加热浓缩至 320mL，再用 10% 氢氧化钠调整 pH 到 8 左右，再过滤 1 次，然后高压消毒后备用。用时滴眼，每隔 2 小时 1 次。

主治：清热解毒，退赤消肿。用于天行赤眼、聚星障、花翳白陷。

引自：《眼科名家姚和清学术经验集》。

验方

组成：白矾 6g，龙胆 9g，芒硝 6g，杏仁 7 枚，乌梅 5 枚，枯矾 3g，菊花 60g，炉甘石 6g。

用法：水煎去渣，每日洗 5～6 次。

主治：一切新老沙眼痒甚。

引自：《中医交流验方汇编》——张明远。

胬肉攀睛

胬肉攀睛指有一三角形脂膜胬起如肉，由眼珠眦角横贯白睛，攀侵黑睛的慢性外障眼病。多生于大眦，生于小眦或两眦同时发生者较少见。病变进程缓慢，往往经过数月或多年始侵入黑睛，并逐渐遮盖瞳仁，也有停止进展者。本病相当西医之翼状胬肉。

加减导赤泻白散

组成：生地黄 9g，木通、瞿麦各 6g，桑白皮 9g，桔梗 6g，酒黄芩、赤芍各 9g，当归尾 6g，蝉蜕 3g。

加减：若胬肉黄厚者，加薏苡仁 9g 以除脾经湿热；苦胬肉赤紫者，加郁金 6g 以解心中郁火。

用法：每日 1 剂，水煎，分 2 次服。

主治：清心泻肺，通脉散结。用于心肺火邪壅盛型。症见胬肉肥厚，色赤，头嫩白而尖厚，发展较快，壅塞刺痛，结眵黏稠者。方中生地黄、木通、瞿麦清心泻火，木通且能导湿热下行兼通血脉。桑白皮泻肺利水，能除白睛之赤肿。桔梗宣肺散结，能祛肺中之滞气，酒黄芩除中、上二焦之湿热。赤芍活血凉血以退赤。当归尾活血通络以引血下行。蝉蜕轻浮宣散以退翳。

引自：《张皆春眼科证治》。

滋水退翳汤

组成：酒生地黄、玄参、麦冬各 9g，炙桑白皮、桔梗各 6g，蝉蜕 3g，瞿麦 6g。

用法：每日 1 剂，水煎，分 2 次服。

主治：滋阴降火退翳明目。用于阴虚火炎型。症见胬肉薄而色淡，发展缓慢，或红筋乍起乍退，微觉涩痒者。方中酒生地、玄参滋补肾阴以降虚火。麦冬清心润肺。桑白皮泻肺利水，用蜜炙者，一则缓其泻肺之力，一则增其润肺之功。桔梗宣肺利气散结，蝉蜕、瞿麦退翳。炙桑白皮、麦冬、桔梗合用，取桔梗之宣散，采桑白皮之清润，用麦冬生津液。使郁邪疏散，虚火清降，正气得复。可解肺中虚火郁滞，金盛则水生，水生火自息，所以重在治肺。

引自：《张皆春眼科证治》。

胬肉散

组成：白矾 30g，黄丹 36g，没药 3g，乳香 3g，白丁香 4.5g，血竭 1.5g，轻粉 1.5g，麝香 0.6g，硼砂 1.5g。

用法：各药精制，研极细末，先将白矾加蒸馏水少许，在锅内微微加热，使化成汁，乃入黄丹，用玻璃棒拌匀，再入乳香、没药，微微加热，用玻璃棒不断搅拌，令枯干为粉。待冷，研极细末，细筛筛过，后入白丁香等药，共研极细，再用细筛筛过。然后加入适量石蜡油，调成糊状，再加白凡士林 60g 调和均匀，消毒后应用。用时以玻璃棒挑药少许，涂入眼内，每日 3 次。

主治：消肿散结，退翳明目。用于胬肉攀睛。

引自：《眼科名家姚和清学术经验集》。

验方

组成：蛇蜕（麻油炒黄）1 条，绿豆（炒）90g，白糖适量。

用法：水煎，空腹服。并外用青浮萍入冰片少许打糊贴眼上。

主治：用于胬肉攀睛。

引自：《浙江中医秘方验方集——第一辑》——贾日华。

流泪症

流泪症非指明哭泣泪下，乃指明不自主的眼泪流出。《审视瑶函》虽有迎风冷泪、迎风热泪、无时冷泪、无时热泪之别，但总不外冷泪、热泪两种。

缩泉汤

组成：熟地黄、枸杞子各 12g，山茱萸、酒白芍各 9g，五味子 3g，巴戟天 9g，细辛 1.5g，车前子 9g。

加减：若兼风邪可加防风 3g，以疏散风邪。

用法：每日 1 剂，水煎，分 2 次服。

主治：补肝肾，助肾阳。用于肝肾不足，泪泉不固，不时泪下，肾阳不足，流泪清冷者。方中熟地黄、山茱萸、酒白芍、五味子滋补肝肾，以固泉敛液。巴戟天、枸杞子温补肾阳，以化寒水。细辛通泪窍，以疏泪液环流之道。车前子利水湿，以引水液下行。

引自:《张皆春眼科证治》。

疏风通窍汤

组成：全蝎 6g，荆芥 5g，蝉蜕 9g，玄参 9g，麦冬 9g，石菖蒲 6g，甘草 6g，决明子 15g。

加减：迎风热泪频流，口渴便秘，小便短黄，舌红少津，脉弦数有力者，加菊花 12g、蔓荆子 9g、青葙子 10g、夏枯草 15g，栀子 6g 等以疏风热、泻肝火；无明热泪，眦部磣痛，窍道阻遏者，加菊花 14g、蔓荆子 10g、黄芩 6g 等以滋阴清热疏风；遇风则冷泪频流，形体消瘦，面色无化，其症是肝血不足，风寒乘虚而侵，寒邪凝滞遇风则动所致，加防风 6g、白芷 9g、羌活 5g、当归 12g、白芍 9g 等以养血祛风；无明冷泪绵绵，眼目昏眩，瞻视不明者，乃肝肾阴虚，阴血耗伤，阴损及阳所致，加枸杞子 15g、生地黄 9g、何首乌 12g、五味子 6g 以温养肝肾。

用法：每日 1 剂，水煎，分 2 次服。

主治：疏风泄热，平肝止泪，养阴生津。用于流泪症。方中全蝎平入肝经，有良好的祛风通络作用；荆芥散风热，清头目；蝉蜕疏肝经风热，对风热目赤，多泪疗效较好，三味合用，有疏风热、通络止泪的作用。决明子清热平肝；石菖蒲通丸窍，明耳目，治头风泪；玄参、麦冬养阴清热。

引自:《李竣川临证经验举隅——祛风药治顽症》。

珍珠散

组成：珍珠粉 0.9g，朱砂 0.9g，干姜 0.6g，紫贝齿 5 枚。

用法：贝齿用炭火煅后研极细末，余药如法精制后研极细，混合令匀，以细筛筛过，使成散剂。用时将药粉撒入或滴入眼内下睑内眦角，点后闭眼 10 分钟，每日 3 次。

主治：收敛止泪。用于流泪症。

引自:《眼科名家姚和清学术经验集》。

止泪散

组成：制炉甘石 3g，海螵蛸 0.9g，冰片 0.5g。

用法：上药精制，各研极细，逐个混合，再研令匀。

主治：收敛止泪。用于流泪症。

引自：《眼科名家姚和清学术经验集》。

结膜炎

结膜炎是眼科的常见病，但是其发病率目前尚未确定。由于大部分结膜与外界直接接触，因此容易受到周围环境中感染性（如细菌、病毒及衣原体等）和非感染性因素（外伤、化学物质及物理因素等）的刺激，而且结膜的血管和淋巴组织丰富，自身及外界的抗原容易使其致敏。俗称红眼病。

表里双解汤

组成：薄荷 6g，荆芥 3g，桑白皮 9g，金银花 18g，酒黄芩、石膏各 12g，酒大黄 6g，赤芍 9g，牡丹皮 6g。

用法：每日 1 剂，水煎，分 2 次服。

主治：内清外解。用于风热并重，白睛红赤肿胀，高出风轮，胞肿如桃，痛痒间作者。主中薄荷、荆芥驱散在表之邪；桑白皮、金银花、酒黄芩、石膏清泻肺中之实热；用酒大黄，意在通泻大肠，导热下行；赤芍、牡丹皮凉血活血以退目中之赤肿。

引自：《张皆春眼科证治》。

连冰乳剂

组成：黄连 3g，冰片 0.5g，人乳 20mL。

用法：先将黄连、冰片置入消毒容器内，倾入人乳浸泡 2 小时即可。用时将消毒吸管吸取药液滴眼。

主治：清热凉血，疏风散热。用于急性结膜炎、急性角膜炎等眼疾。疗效确切有效率达 90% 以上。

引自:《湖北名老中医经验选》——丰明德。

复方三黄眼药水

组成:川黄连 6g,黄芩 6g,黄柏 6g,龙胆 6g,连翘 6g,秦皮 6g,黄菊花 6g,桑叶 6g,黄精 6g(也可用硫酸黄连素 0.5g 或盐酸黄连素 0.25g 代替生药黄连)。

用法:上药用蒸馏水加热煮沸半小时,取出药液,过滤,再加水煮沸半小时,取出药液,过滤,并将 2 次过滤之药液合并,加热浓缩至 600mL,加适量之硼砂,调节酸碱度至 7～8,再 2 次过滤,然后隔水加热消毒。用时每隔 2 小时滴眼 1 次。

主治:主治各种急、慢性结膜炎,单纯性角膜炎。

引自:《眼科名家姚和清学术经验集》。

黄连西瓜霜眼药水

组成:川黄连 5g,西瓜霜 5g,硼砂 0.2g,硝苯汞 0.004g,蒸馏水 100mL(也可用硫酸黄连素 0.5g 或盐酸黄连素 0.25g 代替生药黄连)。

用法:先将川黄连放在水内加热煮沸半小时,过滤后加入西瓜霜等药,再加热,待烊后过滤,再加水至 100mL。用时每日滴眼 3～4 次。

主治:用于沙眼、急性结膜炎、慢性结膜炎(本方为姚氏家传秘方)。

引自:《眼科名家姚和清学术经验集》。

验方 1

组成:黄连 9g,黄芩 9g,龙胆 12g,生地黄 9g,没药 6g,乳香 6g,柴胡 6g,菊花 9g。

用法:水煎服,白糖为引。

主治:用于火眼疼痛红肿。忌生冷。

引自:《中医交流验方汇编》——张明远。

验方2

组成：黄连3g，荆芥1.5g，川花椒10粒，生姜3片，明矾0.9g。

用法：上药共置于净药锅内，加水1大碗，煎去少半，去滓，再将药水置瓷碗中，露一宿，取澄清液装瓶。用时以棉花蘸洗之（勿加温）。

主治：急性眼炎。

引自：《中医交流验方汇编》——刘仁哉。

角膜云翳

清肝除风汤

组成：柴胡6g，大青叶12g，酒黄芩9g，川黄连3g，赤芍9g，茺蔚子6g，荆芥3g，秦皮4.5g。

加减：本病日久，耗伤阴液者，可加生地黄、玄参各9g，以滋肾养阴。

用法：每日1剂，水煎，分2次服。

主治：清肝泻火，活血除风。方中柴胡、大青叶、酒黄芩清肝泻火，柴胡且有疏肝之力，酒黄芩且有清肺之功。川黄连清心而明目，此处用之有母实泻子之意。赤芍、茺蔚子活血通络，能散血中之风。荆芥疏风解热，还有退赤之功。秦皮清肝明目而退翳。

引自：《张皆春眼科证治》。

珠黄散

组成：制甘石30g，硼砂6g，珊瑚6g，琥珀6g，黄丹1.5g，朱砂4.5g，珠粉1.5g，牛黄1.5g，冰片1.5g。

用法：各药精制研根细，逐个混合，再研均匀，并加入适量石蜡油，调成薄糊状，然后再与白凡士林60g混合调匀。用时挑药少许，涂入眼内，每日3次。

主治：用于角膜云翳。

引自:《眼科名家姚和清学术经验集》。

灵飞散

组成:制炉甘石30g,朱砂3g,琥珀3g,珍珠粉3g,犀牛黄3g,熊胆3g,灵药6g。

用法:各药精制,研极细末,逐个混合,再研使均匀。如作眼膏,可加入适量石蜡油,调成薄糊,再与等量之白凡士林调和均匀,消毒后应用。如为散剂,可用玻璃棒挑药少许,撒入眼内。如为眼膏,则挑药少许,涂入眼内,每日3次。

主治:退翳明目。用于红障白翳、久年翳膜、钉翳。

引自:《眼科名家姚和清学术经验集》。

退云散

组成:珍珠0.6g,朱砂0.6g,琥珀0.6g,牛黄0.6g,麝香0.6g,冰片0.6g,熊胆0.6g,硇砂0.6g,炉甘石粉0.6g,芒硝0.6g,硼砂0.6g。

用法:共碾极细面,瓶内贮存。用玻璃棒蘸凉水,再蘸药面,夹角膜处,合目休息,每日点2次。

主治:角膜云翳。

引自:《临证实践》。

暴　盲

暴盲是指素无眼病、外不伤及轮廓、内不损及瞳神、忽然目盲不视,谓之暴盲。多因情绪紧张、怒气伤肝所致。症见双目突然失明。

逍遥散

组成:当归身9g,焦白术6g,甘草3g,柴胡6g,牡丹皮6g,茯苓12g,焦栀子6g,白菊6g,白芍9g,枸杞子9g,石菖蒲10g。

加减:表邪已解,亦无低热,可去薄荷;药后大便溏稀,可去栀子、菊花，加党参益气健脾而扶正。

用法：水煎服。

主治：疏肝解郁，清热养血，平补肝肾。七情内伤所致肝郁气滞型，或温热病后，玄府郁闭而致双眼失明，如球后视神经炎、视神经萎缩、皮质盲（近似中医青盲），或突然失明，如急性球后视神经炎、视网膜中央动脉阻塞（1 日内）、视网膜中央静脉血栓形成、视网膜静脉周围炎所致玻璃体出血（近似中医暴盲）。方中柴胡疏肝解郁；当归身、白芍养血柔肝而和脾；茯苓、白术、甘草健脾燥湿和中；牡丹皮、栀子清热、凉血而泻郁火；菊花平肝明目；枸杞子清肝、益肾明目；石菖蒲芳香开窍明目。本方用于眼科上述疾病，不但有疏肝行气解郁之功，且有平肝、益肾明目之效。"木郁达之"，玄府通利，则目得濡养而神光充沛。

引自：《韦文贵眼科临床经验选》。

理气活血汤

组成：柴胡 6g，杭白芍、当归尾、牡丹皮、香附各 9g，青皮 3g，炒栀子 6g。

用法：每日 1 剂，水煎，分 2 次服。

主治：疏肝解郁，理气活血。用于暴怒气逆，气血郁闭型暴盲。症见目珠胀痛，转动则牵引作痛，胁痛善怒，脉弦有力。方中柴胡、香附、青皮疏肝理气；白芍、当归尾、牡丹皮活血、柔肝、祛瘀，少佐以炒栀子清心泻火，以防肝郁化火耗损肾阴。诸药合用，共奏疏肝解郁、理气活血之功。

引自：《张皆春眼科证治》。

血府逐瘀汤加减

组成：生地黄、当归各 9g，桃仁 6g，红花 3g，枳壳、赤芍各 6g，柴胡 3g，白芷 1.5g，川芎 3g，牛膝 6g，甘草 3g。

用法：每日 1 剂，水煎，分 2 次服。

主治：祛瘀通络，活血明目。用于气滞血瘀，经络阻塞型暴盲。症见精神抑郁，面色晦暗，舌上有红点、瘀斑，忽然失明者。方中桃仁、红化、赤芍、川芎活血祛瘀，配合当归、生地黄活血养血，使瘀血祛而又不伤正；柴胡、枳壳疏肝理气，且能助行血之力；牛膝破瘀通经，引血下行；白芷芳香透达引药上行空窍；甘草缓急，通百脉以和诸药。

引自：《张皆春眼科证治》。

夜　盲

对弱光敏感度下降，暗适应时间延长的重症表现。多因维生素 A 缺乏所致，也有先天夜盲者。主要症状为白天视觉几乎正常，黄昏时光线渐暗则视物不清。因麻雀等某些鸟类系先天夜盲，故又名"雀目""雀盲""雀目眼"。

苍车四物汤

组成：当归、熟地黄各 12g，酒白芍 9g，川芎 3g，车前子、苍术各 9g。

用法：每日 1 剂，水煎，分 2 次服。

主治：养肝明目。用于肝虚血少，胆阳不足型夜盲症。症见神光细弱，头晕目眩，身体瘦弱，面色晦暗，毛发不泽，肢体麻木，脉弦细。方中四物汤补养肝血；苍术健脾燥湿，明目除障，对夜盲疗效尤著；车前子养肝固肾而明目。诸药合用，共奏养肝明目之功。

引自：《张皆春眼科证治》。

滋肾复明汤

组成：熟地黄 15g，枸杞子 9g，桑葚 12g，菟丝子、女贞子、车前子、肉苁蓉各 9g，肉桂 3g，青盐少许。

用法：每日 1 剂，水煎，分 2 次服。

主治：温补肾阳。用于肾阳不足型夜盲。症见夜盲，兼见视力逐渐减退，或见神光受截，面色㿠白，腰膝酸软、阳痿、早泄、遗精，脉沉弱。方中熟地黄、桑葚、女贞子大补肾阴以填精；枸杞子、菟丝子、肉苁蓉阴阳双补以温肾，阴生阳长，神光自足；车前子利水道固肾窍，既防诸药腻膈伤胃，又不伤阴；青盐乌发明目，且能引诸药顺达肾经。

引自：《张皆春眼科证治》。

验方 1

组成：苍术、夜明砂各 15g，猪肝 100g。

用法：苍术、夜明砂水煎服汁，用药汁煮猪肝，食猪肝，每日 1 次，10 天为 1 个疗程。

主治：用于夜盲症。方中苍术健脾燥湿，含丰富的维生素 A；夜明砂能明目，用猪肝间在取其以肝补肝。肝寒假在目，肝强则目明，故本方对夜盲症有良好的治疗作用。

引自：《赵敬华临床医案及学术研究》。

验方 2

组成：羊苦胆 120g，苍术 15g，谷精草 3g。

用法：置砂锅内用米泔水煎煮，去药渣，吃肝喝汤，每日 1 次，连服 1 周。

主治：用于夜盲症。

引自：《陇东中医医论案验方荟萃》——刘自敏。

验方 3

组成：石决明 9g，夜明砂 9g。

用法：同猪肝蒸吃。

主治：用于夜盲。

引自：《名老中医经验汇编》——曾光辉。

青光眼

青光眼，中医称"缘风内障"，是一种顽固性眼病。多因精神紧张、受过度刺激，或思虑过度、肝胆之火上炎，或外感风热、诱动内因等而导致气血不和、脉络受阻，终致房水瘀滞、眼压增高、瞳孔散大，或房劳过度，真阴耗损而致肝肾阴亏、目失所养所致。

症见初起患眼剧痛，或视力急骤下降、瞳孔散大、眼睑水肿、视野渐渐缩小、视力障碍逐渐加重，仅有光感至晚期失明。

回光汤

组成：玄参15g，知母10g，龙胆10g，荆芥10g，防风10g，僵蚕6g，白菊花10g，细辛3g，川芎5g，半夏10g，车前子20g，茯苓20g，羚羊角0.3～1g（可用山羊角15g代替）。

用法：每日1剂，水煎，分2次服。（可用5～10次的总量一起分次兑服）

主治：搜肝清热，利湿化痰。用于外感外寒引动内生痰火，上扰清窍。症见眼珠胀痛，牵连眼眶，头额、鼻颊作痛，视灯火有虹彩圈，恶心呕吐，气轮浑赤，抱轮尤甚，风轮如雾状，瞳神散大，其色淡红，眼珠变硬，脉弦滑有力。

引自：《三湘医粹——医论》——张怀安。

加味龙胆泻肝汤

组成：黄芩10g，栀子10g，泽泻10g，龙胆10g，生地黄30g，当归10g，柴胡10g，酒大黄10g，木通10g，羌活10g，防风10g，车前子10g，甘草5g。

用法：每日1剂，水煎，分2次服。

主治：清肝泄火。用于怒气伤肝，气郁化火，气火上逆，发作急，来势猛，循经上窜目窍。症见头痛如劈眼珠胀痛欲脱，耳鸣耳痛，口苦咽干，心中烦扰，气轮浑赤，抱轮尤甚，风轮如雾状，瞳神散大，其色淡绿，眼珠坚硬如石，小便黄赤，舌苔薄黄，脉弦数有力。

引自:《三湘医粹——医论》——张怀安。

平肝潜阳汤

组成：磁石 20g，石决明 20g，珍珠母 20g，天麻 10g，山茱萸 10g，钩藤 10g，熟地黄 30g，枸杞子 10g，白菊花 20g，泽泻 10g。

用法：每日 1 剂，水煎，分 2 次服。

主治：平肝潜阳。用于肝肾之能不足，阳气亢逆升腾，或因郁怒焦虑，气郁化火，内耗阴血，阴不制阳，随经上窜，神水受伤。症见头晕耳胀，耳鸣耳聋，失眠多梦，肢体震颤，眼珠胀痛，瞳神气色不清或散大，舌红绛，脉弦细数。

引自:《三湘医粹——医论》——张怀安。

明目地黄汤加减

组成：生地黄 30g，熟地黄 30g，山茱萸 10g，白菊花 10g，麦冬 10g，石斛 10g，五味子 6g，石决明 20g，茯苓 10g，枸杞子 10g。

用法：每日 1 剂，水煎，分 2 次服。

主治：补肝滋肾。症见头晕耳鸣，胁痛，腰膝酸软，口苦咽干，五心烦热，颧红盗汗，男子遗精，女子月经量少，目干涩昏花，瞳神气色不清或散大。

引自:《三湘医粹——医论》——张怀安。

第二节　鼻部疾病

鼻窦炎

中医称鼻窦炎为"鼻渊"，又名"脑漏"。多因风邪外袭、寒闭腠理、肺气不和；或阳明经火上客鼻窍；或胆移热于脑；或风寒上扰，郁滞鼻窍所致。

症见鼻流浊涕，或清或黄，有腥味或清稀不臭。经年累月不止、时轻时重、易感冒，常伴头痛头晕。感冒后鼻塞、流涕、头痛加重。临床所见，涕黄而臭多属热，涕清稀不臭属虚寒或风寒。

鼻渊合剂

组成：苍耳子 10g，辛夷 6g，鸭跖草 10g，薄荷 6g，桑叶 6g，芦根 30g，白芷 6g。

加减：如头痛严重、滋出浓黄厚浊者，加夏枯草、菊花，甚至龙胆；如鼻塞不通及嗅觉障碍者，加石菖蒲、路路通；涕清白而多者，加诃子肉、石榴皮；涕中挟血者，加茜草、赤芍；发现有鼻息肉者，最好手术摘除。

用法：每 2 日 1 剂，水煎，分 4 次服，每日 2 次。如病情严重，每日用 2 日量，效果更佳。

主治：疏风清热，排脓消炎。用于慢性鼻窦炎急性发作、急性鼻窦炎。对慢性鼻窦炎，虽有疗效，但不稳定。本方以《三因极一病证方论》之苍耳子散中的苍耳子、薄荷、白芷、细辛四味为基础。治疗急性鼻窦炎的疗效是经得起考验的。再加《千金要方》苇茎汤中的芦根，用以清肺胃、化痰逐瘀。鸭跖草润肺清热来消除化脓性炎症。《黄帝内经》素有"胆热移脑"之说，用桑叶以清肝胆风热，更引药入经。

引自：《干祖望医书三种》。

苍耳煎剂

组成：苍耳 230g，辛夷 10g，细辛 3g，白芷 10g，生石膏（先煎）30g，金银花 15g，黄芩 10g，川芎 10g，生甘草 6g。

加减：热重加大生石膏用量，加蜂房 10g；头痛重者，加细辛至 4g，无细辛可用藁本代替。

用法：水煎服。

主治：清热散风，通窍止痛。用于鼻塞不通，流黄浓涕，头昏头痛，嗅觉迟钝。本方适用于急慢性鼻窦炎而见上述症状者。特别注意的是,有些患者长期头晕、头痛,日久不愈,或有鼻窦炎病史,或原因不明,可以用指压法来诊断。用拇指按压患者巨髎穴、攒竹穴及太阳穴,全部压痛明显或一两处压痛明显,均可诊为"风热头晕""风热头痛"提示邪热之所在,投以苍耳煎剂均可获效。方中苍耳子、辛夷散风通窍;细辛、川芎、白芷散风止痛;石膏、黄芩、金银花、生甘草清热解毒降火。细辛虽为辛温之物但与石膏、黄芩同用且配伍苍耳子、辛夷有力地加强了通窍之作用。

引自:《杂病证治辑要》——王焕禄。

加味苍耳散

组成:苍耳 12g,辛夷 12g,白芷 12g,荆芥 12g,防风 12g,菊花 12g,薄荷 12g,生地黄 12g,牡丹皮 12g,黄芩 12g,川芎 12g,桔梗 12g。

用法:每日 1 剂,水煎,3 剂后可酌加麻黄 6g。

主治:清肺泻热。用于鼻炎、副鼻窦炎。

引自:《胡国栋临床经验集》。

慢性颌窦炎方

组成:苍耳子 10g,辛夷 10g,菊花 15g,茜草 15g,金银花 30g。

用法:每日 1 剂,水煎,分 2 次服。

主治:用于慢性颌窦炎。

引自:《吕学泰医论精粹》。

验方 1

组成:丝瓜根 3 个,藿香 30g。

用法:共研细末,开水送下,饭后服,每服 6g。

主治:鼻渊。

引自:《名老中医经验汇编》——陈岐鸣。

验方 2

组成:藿香 120g,猪胆 2 个。

用法：先用藿香搅拌猪胆汁，研为细末，炼为蜜丸，每丸重 6g，每服 1 丸，每日 2 次。

主治：鼻渊。

引自：《陇东中医医论案验方荟萃》——郭维新。

变应性鼻炎

变应性鼻炎又称过敏性鼻炎。多反复发作，缠绵难愈。在临床上较为多见。多因肺虚气弱、寒邪侵袭，而致营卫不和、腠理郁闭、上客鼻窍；或因接触某些变应原而诱发。

症见鼻黏膜潮湿、水肿（多呈蓝灰色），致使鼻塞、妨碍吸气，并流涕、喷嚏、咳嗽，类似伤风感冒。多反复发作，经久不愈。

脱敏汤

组成：紫草 10g，茜草 10g，墨旱莲 10g，蝉蜕 3g，干地龙 10g。

用法：每日 1 剂，水煎，分 2 次服。

主治：凉血疏风，脱敏止嚏。作为一般变应性鼻炎的常用方。对重症及病证复杂者，力不能及。方中茜草"凉无病之营，活已伤之血"；紫草活血凉血，止一切瘙痒；墨旱莲活血解毒；三草之作用，仅茜草以凉血为主，充其量可制止鼻中作痒。蝉蜕疏风，地龙镇静，俱有良好的脱敏作用。

引自：《干祖望医书三种》。

鼻塞通茶

组成：麻黄 6g，防风 6g，苍耳子 6g，芦根 15g，茯苓 15g，杏仁 9g，远志 9g，白芷 9g，桔梗 12g，菖蒲 12g，薄荷 3g。

用法：上药共研粗粉（过 20 目粗筛）装茶袋（袋泡茶包装），每袋 10g；如有饮茶习惯也可加细茶叶 10g，共 20g 装茶袋均可。开水泡服。

主治：宣肺通窍，抗敏消炎。用于变应性鼻炎，慢性鼻炎，副鼻窦炎。长期饮用可预防鼻过敏，防止鼻腔堵塞。方中麻黄能扩张血管，使鼻腔通畅，另加苍耳子散（苍耳子、白芷、薄荷等）治鼻，又加抗过敏之防风，有御风之意，这种过敏与一般花粉过敏有不同之处，据我观察，绝大部分患者包括儿童，均由贪凉饮冷所致，因之用辛温之麻黄为主药，菖蒲开窍，茯苓、远志化痰，芦根、杏仁、桔梗宣肺，鼻为肺窍，窍机通，自然鼻塞得解矣。本方为谢老于1993年在马来西亚临诊时所制，该地炎热潮湿，每逢11月起进入雨季，患上感鼻塞者甚多。本品为茶剂（袋泡茶），携带方便，唯需热水沏服，经数百人试用，确有疗效。

引自：《谢海洲临床经验辑要》。

蝉蜕防风汤加味

组成：蝉蜕6g，防风10g，黄芪15g，乌梅15g，五味子10g，辛夷花6g，苍耳子10g，白芷10g，甘草3g。

用法：水煎服。

主治：用于治疗变应性鼻炎。

引自：《蔡友敬临床经验集》。

鼻通膏

组成：鱼脑石5块，硼砂7.5g，牛黄2.1g，冰片1.5g。

用法：共研极细粉，用凡士林10g，甘油20mL，混匀，调入上药粉，调匀。以棉棒蘸油膏塞鼻腔中，左右交替，每日2次。

主治：清热，消炎，透窍。用于变应性鼻炎、慢性鼻炎、鼻窦炎等。

引自：《刘惠民医案》。

鼻　炎

鼻炎属中医学"伤风""鼻窒"范畴，是临床常见多发病。多因外感风寒、风热所致。若急性失治，迁延日久，脉络受阻、气血壅滞鼻窍而成慢性。亦可因肺脾虚弱、肺气失宣、脾失健运、气血壅滞鼻窍而成。

症见病有急、慢性之分。急性鼻炎，以鼻塞、流涕、喷嚏为主，严重者鼻塞加重、脓性黏稠分泌物较多。慢性鼻炎，以鼻塞为主，涕多、色稠黄或稀、嗅觉减退，常伴有头痛、头胀、说话有鼻音等。又因临床表现不同，常分为慢性单纯性鼻炎、肥厚性鼻炎和干燥性鼻炎3种。

验方1

组成：七叶一枝花15g，陈皮15g，郁金9g，苍耳草15g。鸭跖草30g。

用法：每日1剂，煎汤服，连服3～7剂有效。

主治：慢性鼻炎。

引自：《宝山县老中医经验选编》——李咫威。

验方2

组成：鲜大葱1根，人乳适量。

用法：取鲜大葱连根茎（注意不要坏裂），留12cm长，扯断上端，灌入人乳，扯断处用线扎牢，放入碗或钵中，然后在蒸笼或高压锅中蒸煮，待水沸后，捞出大葱，剖开趁热将人乳服下，每日1次。

主治：小儿鼻炎。

引自：《薛氏祖传秘方》。

鼻　衄

鼻衄又称鼻出血。临床上较为常见。多因肺有伏热，或外感风热，或饮酒过度，或过食辛辣之物，或阴虚火旺、气逆于肝、肝火偏旺、木火刑金、热灼肺络、血随鼻腔溢出所致。或由外伤鼻部所致。

症见鼻出血。临床表现不一，或偶尔出血，或如注不已，或时作时止，反复发作。

綦龙汤

组成：羚羊角粉（冲服）、生牡蛎、沙参、麦冬、石斛、夏枯草、川贝母、茜草根、荆芥炭、薄荷炭、牛膝、白茅根、藕（原书无用量）。

加减：潜镇滋降去羚羊角、沙参、川贝母，加生石决明、玄参；降逆安冲去羚羊角、川贝母、薄荷炭，加紫苏子；凉血散瘀去生牡蛎、薄荷炭，加赤芍、牡丹皮；滋阴降火加童便（冲入）。

用法：每日1剂，水煎，分2次冲服羚羊角粉。

主治：肝火冲肺鼻衄。

引自：《吴少怀医案》。

黑白煎

组成：墨旱莲50g，鲜接续草50g，白茅根120g，猪瘦肉200g。

加减：此专病专方，药性冲和，一般不需加减。唯本方剂量适用于8—15岁儿童服用。临床应视患者年龄大小，增减其量。

用法：同置锅内文火炖50～60分钟，吃肉喝汤，每日1剂，连服5～7剂。禁忌辛辣饮食物。

主治：非占位性、外感性之鼻衄，反复发作，病程较长者。鼻衄有虚实两证。实证多因外感而急发速止，虚证多因气阴两虚而反复发作。阴虚多责之肝肾，气虚多责之脾肺。气虚则不能摄血，阴虚则虚火上炎，二者皆能致衄，络伤故也。《灵枢·百病始生》谓"阳络伤则血外溢，血外溢则衄血"，即是此意。本方以墨旱莲滋阴，猪瘦肉养阴益气，问荆凉血止血，白茅根生津，导热下行。标本同治，屡用多验。

引自：《李孔定医学三书》。

凉血滋阴汤

组成：水牛角（单包）20g，生地黄、熟地黄各20g，党参50g，山萸萸20g，白茅根40g，牡丹皮15g，大蓟、小蓟各25g，茯苓25g，白术15g，泽泻15g，桑葚20g，山药20g，仙茅15g，甘草5g，白芍20g。

用法：水煎，早晚分 2 次服。

主治：凉血止血，滋阴固本。用于鼻衄。

引自:《傅魁选临证秘要》。

验方 1

组成：新鲜大蒜头 1 枚。

用法：捣烂如泥，捏成薄饼，敷贴两足底涌泉穴，用布包扎，觉痛即去之。

主治：鼻衄。治愈多例。

引自:《宝山县老中医经验选编》——李咫威。

验方 2

组成：车前草 30g，白茅根 15g，焦栀子 9g，防风 6g，金银花为引。

用法：水煎服。

主治：鼻出血不止。

引自:《中医交流验方汇编》——王道臣。

验方 3

组成：生小蓟苗。

用法：连根拔，土去净。用手扭出汁，小儿半碗，大人 1 碗，饮之。

主治：鼻出血。

引自:《中医交流验方汇编》——易准直。

鼻　干

是由于风燥异气内犯肺鼻，或胃腑湿热上蒸鼻窍所致的，以鼻腔干燥为主要表现的鼻部疾病。西医学的干燥性鼻炎可参考本方进行辨证施治。

清金散

组成：栀子炭 4g，黄芩 4g，枇杷叶 9g，生地黄 9g，天花粉 9g，连翘 9g，麦冬 9g，薄荷 4g，玄参 4g，生甘草 4g，桔梗 6g。

加减：若兼有咽干喉痛者，加山豆根、射干、金银花等以泻火解毒，清肺润喉；若兼肝胆郁热而口苦、目眩、胁痛者，可加川楝子、郁金、大青叶、炒龙胆以清肝胆之热；若兼有大便干燥，则加胖大海、番泻叶、大黄炭等。

主治：鼻干。人体内津液的盛衰与人的生命息息相关，正如朱丹溪所说"有津液则生，无津液则死"。对此当明辨之，以余之见，欲知津液盛衰，当先问其鼻干与否，何谓如此？肺开窍于鼻，肺朝百脉，输送精微，濡养全身脏腑、肌肉、四肢、五官、百骸。若肺热熏蒸，煎熬津液，则肺津亏耗，致鼻干而燥。继而五脏失养，随之出现眼干、口干等一系列症状。因而必须抓住鼻干之症，清肺热而养肺津，使肺朝百脉有权，输送精微的作用复常，则诸干自平。肺为华盖，其性娇嫩，喜清肃，易为热邪所伤，变生他症。无论患何疾病，尤当先治鼻干以复肺之宣发，余每用清金散以治。临证应用，每获鼻干除而肺津复布之效。

引自：《黄河医话》——韩天佑。

鼻　疔

鼻疔是指发生在鼻尖、鼻翼、鼻前庭部位的疔疮疖肿，即鼻疖肿。鼻部局限性红肿、疼痛，形小根深，坚硬如钉，顶有黄白色脓点。

治鼻疔秘方

组成：蒲公英 10g，玄参 10g，天花粉 10g，白菊花 20g，粉甘草 10g，赤芍 8g，金银花 10g，连翘 8g，赤茯苓 10g，金蝎尾 2 条，制乳香 5g，制没药 5g。

用法：上药水煎服，每日 1 剂；外用捶烂的鲜菊叶敷患处。连服 3

剂可愈。

主治：疔发鼻部，形如粟粒，上有白色脓头，形不在根深，肿硬剧痛。

引自：《六世中医实用秘方》。

验方

组成：独脚莲。

用法：将独脚莲捣极细末，香油调和敷患处。

主治：鼻头炎。

引自：《中医交流验方汇编》——孙林卿。

鼻息肉

鼻息肉，耳鼻喉科疾病，发生于鼻腔内的赘生物。中医称鼻痔。鼻息肉多因平素嗜食辛辣炙煿厚味，蕴生湿热；上蒸于肺，结滞鼻窍；或风热邪毒侵袭肺经，肺气不得宣畅，积聚鼻窍所引起。主要表现为鼻窍内有一个或多个赘生物，表面光滑，色淡白或淡红，触之柔软而不痛，伴有持续性鼻塞，嗅觉减退，鼻涕增多，头痛，头昏等。

治鼻痔秘方

组成：羚羊角丝 2g，射干 10g，川升麻 2g，荆芥穗 10g，玄参 10g，杭菊花 10g，夏枯草 10g，生甘草 15g，生藕节 15g，生栀子 15g。

用法：上药水煎服，每日 1 剂；渣再煎服 1 次。连服 3～5 剂，鼻塞可通。

主治：用于鼻腔内生赘肉，又称鼻息肉。轻者鼻塞气堵，重者鼻大畸形，乃由肺经风湿热诸邪郁滞而成。

引自：《六世中医实用秘方》。

验方 1

组成：杏仁 7 粒，甘遂 3g，轻粉 6g，枯矾、草乌各 4.5g。

用法：将上药研在细末，用浸透甘油、直径 1cm 大小的棉花蘸药后敷于息肉，约 1 小时后去掉，每日 1 次。

主治：用于鼻息肉。一般 20 天才可见效。

引自：《薛氏祖传秘方》。

验方 2

组成：辛夷 5g，白芷 5g，薄荷 5g，细辛 5g，皂荚 3g，冰片 3g，麝香 0.3g，枯矾 2g。

用法：上药各为细末，后 4 味分装瓶内，各取少许，用凡士林调和，再用纱布长涂上药膏塞入鼻孔 2 小时；每日换 3～4 次，一般 5 天息肉脱落。

主治：鼻息肉。

引自：《陇东中医医论案验方荟萃》——王昭文。

第三节　口腔咽喉疾病

口腔溃疡

口腔溃疡又称口疮。系指口腔黏膜上发生表浅如豆大的数个溃疡点，是临床常见多发病。一般分虚证和实证两类。

实证多因心脾积热，复感风火、燥邪，热郁化火、循经上行、攻于口腔所致；或因口腔不洁，或被损伤所致。虚证多因阴虚火旺、火炎口腔，或过食生冷、寒凉之品，寒湿郁滞口腔所致。或因急性失治转化而成。

症见唇、颊、齿龈、舌面等处有小黄豆大或豌豆大小，呈圆形或椭圆形的黄白色溃疡点。实证多伴有发热、口渴口臭；虚证则伴渴不欲饮、反复发作、延绵不愈。

家传治口疮秘方

组成：绿豆7粒，白矾3g，硼砂2g，青黛、冰片各0.5g。

用法：先将绿豆、白矾、硼砂装入一个蚕茧内，用镊子夹住，置香油灯上燃烧，以蚕茧焦黑、白矾开花为度，然后再掺入少量之青黛、冰片，共研极细末，贮瓶内备用。用时吹撒患处，每日3～4次。大多数患者在用本药1～2天后，即见减轻或痊愈。

主治：口疮。口疮一症多见于患者的唇、舌、颊、上腭等处，发病时黏膜溃烂红肿疼痛，直接影响饮食，使患者十分痛苦。经用上方施治，疗效较快，并且价廉易得，简便易行。

曾治唐某，女，35岁。自诉每年秋季必发口疮一次，并且遍用诸法不效，只有待20～30天后，才自行消失愈合。1980年10月5日来诊，但见口角、颊腭及舌面呈多处溃烂状，患者饮食困难，非常痛苦，曾用中药清凉泻火之剂及西药土霉素、核黄素之类，病反加甚。后改用上药吹撒，两天后溃疡面即明显缩小，继用两天痊愈。随访至今，每年入秋之季已不再复发。

引自：《张鹳一医案医话集》。

口疮散

组成：生石膏4.5g，元丹6g，煅人中白7.5g，青黛4.2g，朱砂6g，甘草1.5g，梅片0.3g。

用法：元丹即灯芯草炭。取青竹一节，一端先用潮湿草纸卷成纸塞塞紧，用竹筷敲实，隔以竹片，将灯芯草浸潮塞入竹筒内，用竹筷边塞边敲结实，再隔以竹片，外用潮湿草纸塞紧（隔竹片的目的是不使草纸炭与灯芯草炭混合），埋于热炭灰中3～4小时，此时竹节已成红色炭，取出，用湿草纸包裹半小时，待炭火熄，轻轻去竹炭分离草纸炭及竹片炭即得。其他原药研细过筛。各药研细，混匀，用时敷患处。

主治：清火解毒止烂。用于口舌龈糜烂及齿龈出血、口糜等，每日吹局部，2～4小时1次。

引自：《潘春林医案》。

绿豆鸡蛋汤

组成：绿豆50～100g，鸡蛋1枚。

用法：把鸡蛋打入碗内拌成糊状，将绿豆放入烧罐内冷水浸泡15分钟，再放入火上煮沸1～5分钟，取绿豆水冲鸡蛋花饮用，每日早晚各1次。

主治：清胃泻热。用于顽固性口疮。

引自：《胡国栋临床经验集》。

四三饮

组成：栀子12g，连翘30g，桑白皮30g，神曲30g，山楂30g，麦芽50g，枳壳15g，苍术15g，草豆蔻12g，淡豆豉30g，锦鸡儿30g，甘草10g。

加减：如证见气虚者，加党参、黄芪；证见阳虚者，减三寒之量，加肉桂、菟丝子；证见阴虚者，减或去三燥加知母、生地黄；证见瘀血者，加丹参、鸡血藤。

用法：水煎服。忌食辛燥食物及鸡、羊、狗、鲤等热性食物（发物）。

主治：复发性口疮。本病临床所见，多为湿热之证，本方即据此而立。故制方以栀翘桑白皮清热，枳术草豆蔻燥湿。湿易伤脾胃，故以三仙助消化；病久而虚，故以豉草锦鸡补之。药分四组，组皆三味，合为三清、三燥、三消、三补，故名四三饮。此外，口疮局部可用蜂蜜搽护，每日3～5次。口疮反复发作，经年不愈者，可用核桃内壳30～50g，女贞叶（鲜者）30～50g煎汤当茶饮，每日1剂，连续服1～2周，有奇效。

引自：《李孔定医学三书》。

难病奇治

小儿口腔溃疡散

组成：青黛 6g，五倍子 6g，冰片 2g，柿霜面 6g。

用法：上药共研极细末，装瓶备用。每次用时以棉棒蘸香油（芝麻油）少许，再蘸药面涂口腔患部，每日涂 2～3 次，重者 1 周即愈。

主治：用于各种小儿口腔溃疡（如鹅口疮、口糜、口疮等）。本药为经验方，药性平和，无不良反应，气味清甜，易初小儿接受。

引自：《儿科名医刘韻远临证荟萃》。

卢黛散

组成：芦荟 3g，青黛 1.5g。

用法：共研细末，净瓶盛贮（防潮），用消毒棉签蘸涂患处，每日3～5次。

主治：用于口疮。芦荟味苦，性寒，外用治癣疮、痔疮、鼻炎、瘰疬。青黛味咸，性寒，有清热解毒、凉血之功，外用治疮癣、耳疳、鼻衄等症。《本经逢原》认为本品"吹口疳最效"。二药均属寒性，功在泻火解毒，凉血消疮，口疮因于火热者，用之即效。

引自：《医学存心录》。

齿　衄

齿衄，以牙龈齿缝出血为主证的病证。又称牙宣。多由胃火上炎、灼伤血络或肾阴亏虚，虚火内动，迫血妄行所致。

齿衄验方

组成：防风 3g，川芎 3g，生地黄 6g，连翘 6g，白芷 6g，栀子 6g，薄荷 5g，荆芥 5g，赤芍 10g，丹参 10g，滑石 8g，甘草 3g。

用法：每日 1 剂，水煎，分 2 次服。

主治：疏风清热，凉血止血。用于牙龈出血。

引自：《湖北名老中医经验选》——吴端三。

治齿衄方

组成：天冬、麦冬、生地黄、黄芩、鲜石斛、茵陈、枇杷叶、天花粉、炒地榆、墨旱莲、海螵蛸、仙鹤草（原书无用量）。

用法：水煎服。

主治：清热养阴，凉血止血。用于牙齿出血症。

引自：《湖北名老中医经验选》——艾家才。

止血散

组成：当归6g，枣树根皮10g，冰片2g。

用法：上药共为细末，每日3次，每服5g，淡盐水冲服。

主治：止血止疼。用于牙痛出血。

引自：《赵怀德中医世家经验辑要》。

黑灵丹

组成：蒜瓣（烧灰），冰片（少许）。

用法：研细装瓶备用。

主治：止血止痛。用于牙痛、齿衄。

引自：《赵怀德中医世家经验辑要》。

牙周炎

牙周炎是发生在牙齿周围支持组织的炎症性疾病，与龋齿一样是破坏咀嚼器官的主要疾病之一。

自拟验方

组成：墨旱莲15g，侧柏叶15g，细辛6g，海桐皮30g。

用法：每日1剂，水煎，分2次服。

主治：滋阴降炎，消肿止痛。用于牙龈肿痛、牙痛、牙周炎。

引自：《邓铁涛医学文集》。

牙痛方 1

组成：黄柏 9g，升麻 9g，青盐 1g。

用法：水煎服。

主治：滋肾水，降风火。用于肾火上炎之牙痛。老年患者，牙床肿痛，牵引头痛者疗效显著。

引自：《湖北名老中医经验选》——董玉衍。

牙痛方 2

组成：大蜂房 1 个，明矾少许，猪瘦肉 250g（1 剂量）。

用法：将蜂房洗净用布包与猪肉、明矾同煮，待肉煮烂熟后，吃肉喝汤，每日 1 剂。

主治：清热解毒，疏风止痛。用于牙周炎等牙龈肿痛。

引自：《湖北名老中医经验选》——李秀娟。

走马牙疳

牙疳指牙龈红肿，溃烂疼痛，流腐臭脓血等症。《儒门事亲》卷五："牙疳者，龋也。龋者，牙齗腐烂也。"据病因及其特点：风热牙疳、青腿牙疳、走马牙疳三种。其中走马牙疳多发生在小儿。因发病急骤，故名走马，是较危重的急性口腔病，多因病后余毒未清而发。

中白散

组成：人中白（煅）60g，儿茶 30g，黄柏 9g，薄荷叶 6g，青黛 9g，冰片 1.5g。

用法：研细末，瓷瓶贮，不令泄气。用时掺患处。

主治：用于小儿口疳，走马牙疳，牙龈黑臭。

引自：《外科名家顾筱岩学术经验集》。

金枣丹

组成：大枣 1 枚。

用法：大枣去核，纳红信如黄豆大1粒，煅存性，研细末，加冰片少许搽之。

主治：走马牙疳，穿腮落齿，臭秽不堪。

引自：《外科名家顾筱岩学术经验集》。

验方

组成：黑豆（炒黄）7粒，麝香0.03g。

用法：先研黑豆为细末，再入麝香合研。用竹筒吹患处。2次即愈。

主治：走马牙疳。

引自：《中医交流验方汇编》——杨敬轩。

牙 痛

牙痛是临床常见多发病。无论是牙龈、牙周和牙质的疾病都可引起牙痛，是牙病的一个共同症状。多因风火、胃火、肝火、虚火、虫蛀或过敏等因导致牙痛发生。

症见牙痛。痛甚而伴牙龈红肿，多属实火；微痛微肿，多属虚火；有龋齿的，多属虫牙；因遇冷、热、酸、甜等物而牙痛，多属过敏性牙痛。

牙痛外用方

组成：细辛4g，樟脑6g。

用法：先将细辛切碎，均匀铺于小盘内，再将樟脑匀撒在细辛上，以小碗盖盘底，最后将盘移到明火上加热约1小时即成。待冷却后把碗揭开，取出里面的黄霜装入瓶内密封备用。使用时用小棉球蘸药霜纳入原洞内。

主治：杀虫止痛。用于龋齿（虫牙、风火牙痛）。此方广泛应用于民间，效果良好。

引自：《湖北名老中医经验选》 丰明德。

治牙痛方

组成：当归、白芍、生地黄、连翘、牡丹皮、青皮、荆芥、防风（原书无用量）。

加减：痛在左侧属肝胆，左上尽末牙痛加羌活、龙胆散泻并用，以清肝胆；左下尽末牙痛加栀子、柴胡升降并用，以清肝胆；痛在右侧属脾胃，右上尽末牙痛加枳实、大黄或生石膏、白芷通腑泻热，以清阳明；右下尽末牙痛加白术、竹叶或桔梗、黄芩升阳益脾，以清太阴；痛在上门牙属心，加麦冬、黄连养阴滋液，以清心火；痛在下门牙属肾，加知母、黄柏清泄肾热，以壮肾水；龋齿痛加申姜、槟榔补骨益肾。

用法：每日1剂，水煎，分2次服。

主治：用于风火、湿热、龋齿等牙痛及牙龈脓肿。

引自：《吴少怀医案》。

固齿防痛方

组成：青盐15g，生石膏15g，制补骨脂12g，花椒（去目）5g，白芷5g，防风8g，薄荷叶8g，墨旱莲8g，细辛5g。

用法：上药生晒，研为细末。每天清晨用牙刷蘸药末轻轻刷遍全牙，并稍含片刻（3～5分钟），再用清水漱口。本药无不良反应，可长期使用。

主治：全方疏风散表，清热止痛，补精髓、益肾阴。用于牙齿保健、牙痛。本方原见于《陈修园医书七十二种》："若三四十岁之人，用之无间断，其牙可保，至老不脱，永记免牙患，有此神方，他方可废矣。"

引自：《餐菊轩医辑》。

验方1

组成：生地黄、玄参各30g，生石膏10g。

用法：水煎服。

主治：用于阴虚牙痛。

引自:《陇东中医医论案验方荟萃》——何兆文。

验方 2

组成:羌活 15g,生地黄 30g,生石膏 12g,甘草 6g。

用法:水煎服。

主治:用于风热牙痛。

引自:《陇东中医医论案验方荟萃》——何兆文。

声音嘶哑

声音嘶哑是临床常见多发病。亦可继发于其他疾病。多因外感六淫之邪、郁闭肺窍;或七情内伤、气机失畅;或五脏失调、饮食不节;或用声不当、耗气伤阴;或气火痰瘀,结聚不散所致。或由宿疾累及所致。病在声带,由肺所主。正如清叶天士所言:"金和则鸣,金实则无声,金破碎已无声。"

症见声音嘶哑,或完全性失音。

音哑方

组成:玄参 9g,麦冬 6g,连翘 6g,诃子肉 4.5g,菖蒲 6g,桔梗 9g,山豆根 3g,川贝母 6g,竹茹 4.5g,蝉蜕 4.5g,胖大海 4.5g,甘草 4.5g,藏青果 6g,六路通 6g。

用法:水煎服。

主治:养阴润燥,清热祛风,利咽开窍。对声带疲劳,阴伤嘶哑,或微受风寒音哑者皆有捷效。"音哑方"是著名晋剧老艺人（说书红）所遗之方,经验证疗效敏捷、可靠。本方药味虽多,但颇有章法。

曾遇一唱戏艺人,次日登台演出,因声音嘶哑急来诊治,我以"音哑方"治之,果奏其效,圆满完成了演出任务。为巩固疗效,再以养阴清音之剂调治,很快痊愈。

引自:《张子琳医疗经验选辑》。

清肺开音汤

组成：射干 3g，马兜铃 6g，冬瓜仁 9g，蝉蜕 3g，生牛蒡子 9g，胖大海 9g，空沙参 9g，生甘草 3g，枇杷叶 9g，川贝母 3g。

用法：水煎服。

主治：外感风热，咳嗽，音哑，或小儿麻疹后肺气未清，音哑或有咽喉作痛，脉滑舌红。凡肺痨吐血音哑，需要滋阴清肺者，忌服此方。

引自：《中医实践经验录》。

丹青三甲散

组成：三棱 6g，莪术 6g，穿山甲 10g，䗪虫 10g，蝉蜕 3g，鳖甲 10g，昆布 10g，海藻 10g，桃仁 10g，红花 6g，落得打 10g。

加减：偏于气滞者，加九香虫、枳壳；偏于瘀者，加五灵脂、王不留行；偏于顽痰者，加白芥子、莱菔子、川贝母粉（吞服）；充血较甚者，加蒲公英、金银花、重楼。当然，以上诸药，并非者要加入，只需取其一二；且加味之后，原方也可根据病情减去几味。

用法：每日 1 剂，水煎，分 2 次服。

主治：破气消瘀，攻坚化痰。用于声门慢性病，其中以声带长期水肿，室带严重肿胀增生以致把声带全部或部分覆盖。破裂严重肿大如槌。发音长期嘶哑，各种治疗均告无效。并排除恶性肿瘤者。方中三棱、莪术重剂荡气破血，峻猛攻坚，否则好无法应付此类痼疾；䗪虫功亦破血积、攻坚结；鳖甲则散结破瘀；后两者与前两者，功效似乎相近，但虫类药毕竟比植物药更为猛峻而容易见效。再加以穿山甲的通经窜络，消散积滞而相得益彰。昆布、海藻消痰退肿软坚。桃仁、红花、落得打活血化瘀。再借助于蝉蜕的清虚之气，着意于扬声开音，而且十味重猛之药，调剂一味轻清之品，更显示出配伍的宽猛相济。本方曾在南京、安阳、湖州及石家庄四所中医院试用，合计治疗 150 例，有效率达 84%。因属难治之，如此疗效足够聊以自慰了。

引自：《干祖望医书三种》。

咽　炎

（一）急性咽炎

急性咽炎是咽黏膜，并波及黏膜下及淋巴组织的急性炎症，常继发于急性鼻炎或急性扁桃体之后或为上呼吸道感染之一部分。亦常为全身疾病的局部表现或为急性传染病之前驱症状。

金灯山根汤

组成：挂金灯 9g，山豆根 9g，白桔梗 4.5g，生甘草 8g，嫩射干 4.5g，牛蒡子 9g。

加减：凡见恶寒发热、脉浮教、表邪甚者，加荆芥、薄荷、蝉蜕等；但热不寒、舌淡或舌尖红、苔薄黄、脉数、里热甚者，加赤芍、牡丹皮、知母、金银花等；痰涎多、苔浊腻者、加僵蚕、瓜蒌皮、地枯萝等；头目晕眩、两目红丝、肝火较旺者，加桑叶、夏枯草、白芍等；大便干涩不爽者，加瓜蒌皮仁；大便闭结者，加玄明粉；体质阴虚火旺、舌红少津、口燥咽干者，加玄参、麦冬、生地黄等。

用法：上方用清水 600mL 煎至 300mL，每日 2 次。

主治：疏风化痰，清热解毒，消肿利咽。用于咽喉红肿、乳蛾、喉痛喉风、咽痛等病证。本方以清热利咽和清热解毒两部分药物组成。方中挂金灯、山豆根、射干、桔梗均为清热利咽要药，生甘草具有清热解毒甘缓和咽作用，牛蒡子配合射干对痰涎壅滞，咽头堵塞，有宣畅利咽之功。故临床应用对于热毒壅盛咽喉肿痛诸症，殊有卓效。

引自：《张赞臣临床经验选编》。

清咽解毒汤

组成：玄参 9g，牛蒡子 12g，僵蚕（姜炒）6g，桔梗 6g，黄芩 6g，栀子 6g，金银花 12g，连翘 9g，山豆根 6g，生甘草 3g。

用法：每日 1 剂，水煎，分 2 次服。

主治：清热解毒。用于急性咽炎。

引自:《三湘医粹——医论》——易玉泉。

冰麝散

组成：苦瓜霜15g，硼砂15g，朱砂（水飞）5g，冰片5g，人中黄5g，胆矾5g，僵蚕（姜炒）3g，雄精5g，麝香3g。（家传方）

用法：上药研极细末，瓷瓶贮藏备用。用时用喉枪或吹粉器吹布于患处。吹药时，着手要轻，动作要敏捷，药粉要撒布均匀，布及患处周围。并且要事先叮嘱患者，在吹药时不要吸气，以免引起呛咳和不适感觉；吹药后半小时内不要饮水进食，以免冲淡药性，降低疗效。每次吹药的多少，由病变部位的面积和深度而定；吹药的次数则可视病情的缓急而定，一般为每日2～3次，若病情急，可频频吹药，使药力相续，迅速取效。

主治：适用于实热证咽喉红肿疼痛的患者。

引自:《三湘医粹——医论》——易玉泉。

珠黄散

组成：苦瓜霜15g，硼砂15g，冰片3g，朱砂5g，人中黄5g，麝香3g，牛黄5g，珍珠5g，壁钱炭5g，人指甲（滑石烫）1g。（家传方）

用法：上药研极细末，瓷瓶贮藏备用。用时用喉枪或吹粉器吹布于患处。

主治：用于咽喉肿痛糜烂者。

引自:《三湘医粹——医论》——易玉泉。

（二）慢性咽炎

慢性咽炎属中医学"喉痹"范畴。多反复发作，经久不愈。在临床中较为常见。多由急性失治转化而成；或因肺（胃）肾阴虚、虚火上炎、灼伤津液、咽失濡养所致。

症见咽部憋胀、微痛、干燥灼热，或伴有异物梗阻感，时痛时止，吞咽不适。

清咽润喉汤

组成：菊花 10g，蝉蜕 6g，金银花 10g，玄参 12g，板蓝根 10g，生地黄 12g，麦冬 12g，青果 12g。

加减：咽痛甚者，加射干 10g；山豆根 6g；咳嗽者，加川贝母 3～10g。

用法：水煎服。

主治：清咽润喉，养阴清热。用于咽痛咽干，或声音嘶哑，口渴欲饮或微咳。本方适用于慢性咽喉炎而见上述症状者。方中菊花、蝉蜕、金银花、板蓝根、青果清热解毒、利咽止痛；生地黄、玄参、麦冬养阴润肺、清咽润喉。

引自：《杂病证治辑要》——王焕禄。

清咽活瘀汤

组成：全瓜蒌 24g，浮海石 12g，紫苏子、大黄、桃仁、桔梗各 10g，败酱草 30g，蝉蜕、甘草各 6g。

加减：咽干、口渴者，加沙参、麦冬、玄参、石斛；咽部疼痛红肿显著者，加金银花、连翘、牛蒡子、山豆根；异物感明显者，加旋覆花、赭石、紫苏叶、半夏、厚朴。

用法：每日 1 剂，水煎，分 2 次服。

主治：清热解毒，利咽止痛，理气，活血化瘀。用治慢性咽炎。本病多由七情、六淫等不良刺激致邪毒结聚、气滞血瘀、损伤脏腑所致。故在治疗时应清热解毒、活血化瘀、祛邪为主。本方用全瓜蒌清热化瘀、散结消肿以通利咽喉，浮海石软坚散结，紫苏子祛除痰涎，桔梗宣通肺气，理气开胸利咽喉，蝉蜕清热利咽宣肺，大黄清降实火热毒，破瘀消肿，败酱草清热解毒，桃仁活血化瘀，甘草清热利咽、调和诸药。全方具有清热解毒，利咽止痛，理气，活血化瘀的作用，使咽部毒清瘀散肿消，肺气通畅，此方可根据患者体质情况及兼证进行灵活加减。现代医学药理研究进一步证明本方中大部分药物有抗菌、抗病毒及消炎止痛的作用。所以治疗能取得明显的效果。

引自:《陕西省名老中医经验荟萃——第六辑》——甘聚珊。

清肺利咽丸

组成:麻黄36g,生石膏60g,青果90g,胖大海60g,麦冬60g,山药75g,桔梗36g,沙参48g,川贝母54g,甘草45g,陈皮45g,清半夏45g。

用法:共为细粉,炼蜜为丸,每丸重9g。每服1丸,每日3次,温开水送服。

主治:滋阴清热,润肺,利咽。用于咽喉干痛,声音嘶哑,干咳,少痰,感冒,气管炎等症。

引自:《刘惠民医案》。

咽喉噙化丹

组成:生地黄15g,熟地黄15g,薄荷6g,西瓜霜12g,天冬12g,麦冬12g,二梅片6g,姜法半夏12g,人参6g,黄柏9g,硼砂12g,乌梅肉12g,茯苓15g,知母9g,食盐6g,煨诃子肉9g。(家传方)

用法:将植物类药先研细末,后下西瓜霜、硼砂、食盐、二梅片再研,过细绢罗筛后,先喷食醋(约三成),再炼蜜(约七成)为丸发龙眼大。用时含入口中,慢慢噙化。

主治:滋阴润燥,降火利咽。用于慢性咽炎。

引自:《三湘医粹——医论》——易玉泉。

龙珠散

组成:煅龙骨10g,煅牡蛎10g,儿茶5g,冰片3g,壁钱炭3g,西瓜霜10g,麝香3g,牛黄2g,青黛(水飞)10g,珍珠5g,硼砂10g,人中白(煅)5g。(家传方)

用法:上药研极细末,瓷瓶贮藏备用。用时用喉枪或吹粉器吹布于患处。

主治：用于虚火上炎引起的咽喉疾病。

引自：《三湘医粹——医论》——易玉泉。

喉　炎

慢性喉炎，属中医学"喉痹"范畴。多由呼吸系统疾病累及所致；或由鼻病、扁桃体炎转化而成；或因过度饮酒、吸烟、用口呼吸及经常在烟熏或干热环境中工作而易致此病。

症见声音粗糙、嘶哑或失音，晨起尤甚。喉内有干燥或刺痒感，常引起咳嗽并吐黏痰。

玉钥匙

组成：玄明粉 15g，硼砂 15g，炙僵蚕 1.5g，朱砂 1.8g，冰片 1.5g，西瓜霜 2.5g。

用法：研极细末。吹入。

主治：治一切喉症肿痛白腐。

引自：《丁甘仁临证医集》。

冰雄散

组成：冰硼散（水飞）6 份，雄精 2 份，紫金粉 2 份。

用法：3 味和匀，用时吹喉。

主治：喉头焮红肿痛或乳蛾尚未化脓。

引自：《宝山县老中医经验选编》——陆砚生。

白吹喉散

组成：苦瓜霜、煅硼砂各 30g，梅片 0.9g。

用法：共研极细末，吹入喉内，每日数次。

主治：用于风火喉内红肿疼痛。取苦瓜霜方法：鲜苦瓜 6～7 条，将瓜蒂切开，去里面瓜瓤，把玄明粉细末 500g，分装入苦瓜内，灌满，盖好瓜蒂,插竹签固定,放在透风处悬挂,俟得霜后,取下待用。

引自:《单苍桂外科经验集》。

西瓜霜

组成:西瓜霜 600g,冰片 18g。

用法:用黄泥盆 1 个,将西瓜 1 个放入盆内,把瓜盖切下以芒硝装满,仍将瓜盖盖好,用竹签固定。用泥盆 1 个合盖之,外以纸条和泥将盆缝封固,放在阴暗处。经过数日,盆外即有白霜吐出,以鹅毛扫下,仍将盆放置阴暗处,再吐再扫。以盆外无霜为度,其所得白霜即西瓜霜,再合冰片备用。每服 0.3g,分 2 次吹入口内。

主治:消肿止痛。用于口舌生疮、咽喉肿痛。忌服鱼虾酒肉等饮食。

引自:《丁甘仁家传珍方选》。

吹喉散

组成:煨石膏 1.5g,硼砂 3g,煅硝石 1.5g,胆碎 1.5g,玄明粉 0.9g,冰片 18g,薄荷 3g,青黛 3g,儿茶 3g。

用法:共为细末,用竹管吹入喉内。

主治:喉痛,喉风,单双乳蛾,喉中破溃等症。

引自:《云南省老中医学术经验交流会资料选编》——张永坤。

喉头水肿

咽喉部突然肿痛、音哑、喉鸣、呼吸困难等疾病。多由肺胃积热,复感风邪,风热向搏所致。若兼见牙关紧闭、吞咽困难者,称“锁喉风”;咽喉部糜烂者,称“烂喉风”。治宜内服散风清热解毒、消肿止痛药为主,外用清热化腐生肌之药,并配合针刺疗法。

喉风急救方

组成:猪牙皂荚 10g。

用法:研细末用米醋调服探吐。

主治：急性喉头水肿（喉风）。急性喉头水肿临床时可见之，曾以此方治疗数例，均获良效。

引自：《宝山县老中医经验选编》——张炳辰。

验方1

组成：射干9g，山豆根9g，桔梗12g，半夏6g，硼砂6g，青盐4.5g，生姜为引。

用法：病急先针合谷三分、少商出血、曲池三分、肩井三分、天突二分、大椎三分。针后服药，效更好。

主治：锁喉。

引自：《中医交流验方汇编》——卓日枢。

验方2

组成：生半夏2.4g、生天南星1.5g，皂荚1.2g，北细辛1.2g，薄荷0.9g。

用法：研细，吹入口中即开。

主治：用于喉风口噤。

引自：《浙江中医秘方验方集——第一辑》——胡希有。

验方3

组成：巴豆7粒（3粒去壳生研，4粒去壳炒黑去油存性）雄黄1.5g，川郁金1个。

用法：共研细末，每服0.6g，茶清调开细呷；或用小竹管吹入喉内，须臾吐利即醒。

主治：用于缠喉风，前两日胸膈气紧，出后短促，忽然咽喉肿痛，手足厥冷，气闭不通，痰涎壅盛。

引自：《浙江中医秘方验方集——第一辑》——周岐隐。

白　喉

白喉是由白喉杆菌引起的急性呼吸道传染病，以咽、喉等处黏膜充血、肿胀并有灰白色伪膜形成为突出临床特征，严重者可引起心肌炎与末梢神经麻痹。白喉属中医学"温病"范畴，中医文献中的"喉痹""喉风""锁喉风""白蚁疮""白缠喉""白喉风"等包括本病。由于细菌产生的外毒素所致全身中毒症状，严重者可并发心肌炎和末梢神经麻痹。本病呈世界性分布，四季均可发病，以秋季冬季较多。我国广泛推行白喉类毒素接种，发病率、死亡率显著降低。现仅在未进行免疫接种或免疫不完全的人群中偶然散发。

神仙活命汤

组成：龙胆 6g，玄参 24g，马兜铃 9g，生石膏 30g，白芍 9g，黄柏 9g，生地黄 30g，瓜蒌仁 9g，生栀子 9g，甘草 3g。

用法：每日 1 剂，水煎，分 2 次服。

主治：用于咽痛、咳呛、声音嘶哑，口出臭气之患者。如病势转轻后停服，改用养阴清肺汤加减。

引自：《河南省卫生展览会资料汇辑——中医中药》——河南中医学院方。

白喉散

组成：珍珠、梅片、牛黄、琥珀、瑙砂各 22.5g，乳香、没药、儿茶、血竭、龙骨、象皮各 15g，五倍子 750g。

用法：共研细末。用时使患者张口用舌板前的 2/3 适当下压，使患处充分暴露，将白喉散用药鼓吹入患处，如病尚在初期，症状轻微，可单纯吹入该药（每日 3 次，每服 0.1～0.2g）。

主治：用于白喉。

引自：《河南省卫生展览会资料汇辑——中医中药》——河南中医学院方。

隆吉散

组成：硼砂 12g，麝香 3g，乳香 6g，雄黄 6g，熊胆 6g，血竭 6g，没药 6g，儿茶 6g，牛黄 10g，山豆根 10g，鸭嘴壳 10g，山慈菇 10g，冰片 15g，黄柏（猪胆汁炒）12g，花蜘蛛 10 只。

用法：将乳香、没药、儿茶去净油，黄柏、山慈菇去粗皮，鸭嘴壳、山豆根切片，皆用文火焙枯研末。用蜡线将花蜘蛛缠住，放铜瓢内，再以明矾 60g 研末，堆放蜘蛛上，用瓷碗盖住，置火上慢慢煅之，溶化成块稍枯，移至地上待冷取用。如无花蜘蛛，采用壁钱亦可，以上各药，分别精制细末，再则称准每味分量，重新混合，加工研匀过筛，装瓶收贮密闭。愈陈愈好，百年不多，吹于咽喉患处。配合口服方，疗效更佳。

主治：凉血解毒，消肿止痛，利咽喉。主治白喉，咽喉肿痛。

引自：《言庚孚家传秘方》。

吹喉药 1 号

组成：硼砂 31g，朱砂 6g，玄明粉 6g，梅片 3g（此主药味与冰硼散相同，但剂量不同。冰硼散另有一方只有 3 味药，与此差别更大）。

用法：共研极细末，装瓶密封。以药鼓或竹管将药少许吹入咽部，一日数次。

主治：轻型白喉。

引自：《何世英儿科医案》。

吹喉药 2 号

组成：煅龙骨 9g，硼砂 9g，珍珠 4.5g，冰片 3g，青黛 6g。

用法：共研极细末，装瓶密封。以药鼓或竹管将药少许吹入咽部，一日数次。

主治：重型白喉或皮肤白喉。

引自：《何世英儿科医案》。

吹喉药 3 号

组成：儿茶 3g，没药 3g，黄芩 3g，梅片 3g，硼砂 3g，五倍子 15g。

用法：共研极细末，装瓶密封。以药鼓或竹管将药少许吹入咽部，一日数次。

主治：极重型白喉或皮肤白喉。

引自：《何世英儿科医案》。

扁桃体炎

扁桃体炎，中医称为乳蛾、喉蛾。是临床常见多发病，无论男女均可发生。多因风热邪毒从口鼻而入，侵咽犯肺；或因过食肥甘、辛辣之物，热积肺胃、火热上蒸、搏结咽喉（喉核）、灼伤肌膜；或因津液不足，咽喉失养所致。慢性多由急性失治或治不得法转化而成。且多反复发作。

症见扁桃体（喉核）一侧或两侧红肿疼痛、咽喉梗阻、吞咽不适，甚至化脓（扁桃体周围脓肿）。急性多伴有发热、头痛、咳嗽。慢性多反复发作，缠绵不愈。

三根解毒汤

组成：葛根 9g，板蓝根 12g，山豆根 12g，马勃 9g，连翘 9g，金银花 15g，柴胡 9g，玄参 15g，石膏 30g。

用法：水煎服。

主治：清热解毒，利咽泻火。主治化脓性扁桃体炎。

引自：《古今中医儿科病辨治精要》——毕可恩。

黄连解毒汤配凉膈散加减

组成：黄连 6g，栀子 10g，黄芩 10g，金银花 15g，连翘 15g，薄荷 5g，马勃 5g，玄参 10 在，山豆根 10g，石膏 30g，甘草 5g，淡竹叶

10g，大黄（后下）10g。

用法：每日 1 剂，水煎，分 2 次服。先用酢浆草 60g、鲜遍地锦 60g，洗净，再用凉盐开水浸泡半小时捣汁，口含诱痰涎吐出（勿内咽）。

主治：清肺解毒，凉膈泻火。用于急性喉蛾。患者起病急，寒战高热，口干味秒，咽喉肿痛，张口吞咽困难，大便秘结，小便短赤。可见咽喉红肿，双侧扁桃体肿大，表面有脓点。

引自：《巫百康临床经验集》。

银翘利咽汤

组成：金银花 6g，连翘 3g，荆芥 6g，薄荷 2g，生甘草 2g，桔梗 2g，牛蒡子 4g，豆豉 6g，黄芩 6g，玄参 6g。

用法：水煎服。

主治：用于扁桃体炎。此方系银翘散去竹叶、芦根加黄芩、玄参，为余治疗风热乳蛾之经效方，屡用有效。邹某之孙，幼年乳蛾屡发，发则高热鸱张，咽喉痛剧肿甚。打针服药，总须六七日，甚至及旬方愈。1979 年 12 月 1 日晚高热又作，体温达 39℃。次日由余诊治，查见双侧扁桃体Ⅱ度肿胀，尚未化脓。触其肌肤，身躯热而无汗，扪及额头与四肢，均无明显热象。自觉恶寒较甚，咽中干痛，妨碍饮食。且往昔发作时，俱是下午热盛，半夜后热衰，上午热轻。脉浮数有力，舌淡红，苔薄黄。夫咽喉为肺胃之门户，风热之邪侵犯肺卫，稽留咽喉，以致乳蛾高突，寒热频作。法当清解肺卫之邪，泻火利咽。用上方。日间服完一剂，傍晚体温降至 37.4℃，夜间又进一服，次日清晨热即退清。再进一剂，以撤余邪。以后再发之时，均以此方服一二剂即解。复作二次后，病竟解除。今已二十余岁，乳蛾一症，自治愈后从未再作。

引自：《著名中医学家的学术经验》——黄汝绍。

急性扁桃仁验方 1

组成：荆芥 6g，防风 6g，薄荷 4.5g，僵蚕 6g，桔梗 4.5g，甘草

3g，连翘6g，金银花6g，板蓝根9g。

用法：每日1剂，水煎3次，分3次服。

主治：急性扁桃体炎属外感风邪，肺有痰热者。

引自：《云南省老中医学术经验交流会资料选编》——廖濬泉。

急性扁桃仁验方2

组成：粉葛根9g，金银花9g，薄荷6g，桑叶6g，象贝母6g，木通4.5g，竹叶6g，生地黄12g，甘草3g，枇杷叶2片。

用法：每日1剂，水煎3次，分3次服。

主治：急性扁桃体炎服上方发热未退，舌赤小便不利，脉数属肺燥痰热不尽，兼有心火者。

引自：《云南省老中医学术经验交流会资料选编》——廖濬泉。

第四节　耳部疾病

梅尼埃病

梅尼埃病又称耳源性眩晕，属中医学"眩晕"范畴。为内耳病变，是由于内耳迷路发生积液而引起的疾病。多因脾气虚弱，而致气血亏虚；或脾失健运、水湿分布失司、聚湿成痰成饮、痰浊上扰、蒙闭清窍；或久病及肾、肾阳不足、寒水上攻；或肾阴亏虚、肝阳上亢、化火生风、风火上扰；或肝风挟痰上扰或肾精亏虚所致。本病多本虚标实，尤以脾肾之虚、肝阳上亢所致者为多。

症见发作性眩晕（因体位变动而加重、持续性较短）、波动型听力减退（耳聋）或耳鸣。常伴有胸闷、纳呆、恶心呕吐、心悸、畏寒、肢冷、口苦、咽干、遗精滑泄或经闭不行等。

五味子合剂

组成：五味子10g，酸枣仁10g，山药10g，当归10g，桂圆肉（去核）7个。

加减：如头痛严重者，加石决明、钩藤；伴高血压者，加赭石、罗布麻；正气虚弱者，加黄芪；畏清畏声严重者，加朱茯苓；泛恶作呕者，加姜半夏、姜竹茹；便秘者，加决明子、火麻仁；痰浊严重者，加天竺黄、青礞石。

用法：每日1剂，水煎，分2次服。

主治：养血补心，镇静止晕。用于梅尼埃病。此方取五味子酸敛益肾以止晕，用酸枣仁养心宁神以镇静。此二药为君。当归养血，益心宁神以助君药。山药健脾，古云"无痰不作眩"，脾土一健，脾气旺而可以阻制痰之化源，共司臣使之职。桂圆益脾兼养心，是为使药。全方配合，颇具古风。本方有严重外感者不宜。

引自:《干祖望医书三种》。

定眩饮

组成：桂枝6g，茯苓30g，泽泻30g，白术15g，半夏20g，人参10g，天麻10g。

加减：舌苔白滑而外感症状较重者，桂枝用量加倍，人参用量减半；舌红苔黄，有热象者，去桂枝，加桔梗、薄荷、淡竹叶各10g；舌苔厚腻者，加苍术、紫苏梗、藿香各15g。舌红少苔，阴虚阳亢者禁用。

用法：每日1剂，水煎，分2次服。

主治：益气通阳，解表导浊。用于眩晕症。本症的辨证要点为舌胖苔滑、脉弦细或紧，治疗当以肺、脾、肾三脏为中心。宜开宣肺卫以畅通表里，表里通畅则清气敷布，浊阴自散；健运中土以复升降之机，升降复则清阳上聚，浊阴下趋；温通肾气以复其气化，气化流行则浊阴自泄。故方中人参补益肺、脾、肾三脏元气而振奋清阳；白术健脾除湿而布运水津；半夏化饮降逆而引流下趋；茯苓、泽泻利水渗湿而排泄浊阴；桂枝温经散寒，开宣表卫，上通肺窍，下暖命门，最能推动三焦气化流行，既助人参布张清阳，又助苓、泽化浊散阴；眩晕发作之际，神气虚怯，故佐天麻以益智安神。全方共奏补虚泄浊、宁神定眩之功。经长期临床验证，运用本方治疗梅尼埃病，无不效如响应。

引自：《临证解惑——陈朝祖教授学术经验研究》。

眩晕片

组成：天麻10g，钩藤30g，泽泻20g，生石决明30g，半夏10g，白术10g，茯苓15g，陈皮10g，甘草4g。

加减：偏热者，加黄芩10g；偏湿者加薏苡仁30g；偏风者加僵蚕10g。

用法：上药9味，用水3碗，先煎生石决明，俟煎至2碗时，再纳诸药（除钩藤外），煎至1碗时，再下钩藤，约1分钟后，取汁；渣再煎1次，混合，分2次服用。亦可用上药10倍或20倍剂量，先将泽泻研成细粉过筛，其余药煎汤浓缩，然后拌入泽泻粉压成片剂，糖衣包裹，每片含生药1.33g。每服6～8片，每日3次，开水送下。

主治：梅尼埃病所引起的眩晕。

引自：《蔡友敬临床经验集》。

解眩安初汤

组成：煅磁石50g，生酸枣仁21g，巴戟天18g，天竺黄18g，五味子15g，仙桃草50g。

用法：水煎服，每日3次。

主治：补肾、养心、镇静。用于梅尼埃病，兼有心慌、失眠、血压高的患者。

引自：《云南省老中医学术经验交流会资料选编》——袁怀珍。

耳鸣、耳聋

耳鸣、耳聋是听觉异常的两种症状。可单独出现，亦可并见，是临床常见病症。多因肝胆风火上逆，以致少阳经气闭阻；或因震伤；或因肾精亏虚、髓海不足；或继发其他疾病中等。

症见猝然耳鸣、耳聋。耳鸣如潮涌或如雷鸣，或如蝉鸣，夜间为甚。常伴有头晕、目眩，或伴失聪（耳聋）。证有虚实，治当详察。

耳鸣方

组成：生地黄30g，玄参30g，磁石30g，牡蛎30g。

用法：每日1剂，水煎，分2次服。

主治：滋阴潜阳。用于耳鸣及听觉不聪。症见耳鸣嗡嗡作响，或如蝉叫者。方中生地黄、玄参滋肝肾之阴，清热；磁石益肾重镇潜阳；牡蛎平肝潜阳。

引自：《临证医案医方》。

耳聋汤

组成：柴胡12g，制香附9g，川芎12g，石菖蒲12g，骨碎补9g，六味地黄丸（包煎）30g。

用法：上药水煎服，每日1剂。

加减：以本方为主，气血虚明显者，可酌加较少量之党参、当归、白芍。有肝气郁滞者，可加郁金、娑罗子等。胃纳不展者，配加陈皮、炒谷芽等。

主治：耳聋已久，肾虚耳聋。本方为自拟方。余治耳聋、重听患者，初常难得显效。乃忆及王清任《医林改错》有通气散之设，专治"耳聋不闻雷声"。方用"柴胡30g，香附30g，川芎15g为末，早晚开水冲服9g"。其意柴胡升阳达郁，川芎引气调血，香附开郁散滞，三药配伍，要以行气、活血、条达郁滞。颇合"疏其气血，令其条达，而致和平"之旨，因得启发。乃在该方基础上增加石菖蒲以开窍，骨碎补、六味地黄丸以益肾。用治耳聋，可使肾虚久病得补；气滞血凝散解，标本兼顾，故奏效较显。服药期间，尽可能做到心情舒畅，自我宽慰，不可动气恼怒。且要坚持服药，则效果较捷。

引自：《何任临床经验辑要》。

中耳炎

中耳炎是累及中耳全部或部分结构的炎性病变绝大多数为非特异性安排炎症，尤其好发于儿童。可分为非化脓性及化脓性两大类。非化脓性者包括分泌性中耳炎气压损伤性中耳炎；化脓性者有急性和慢性真是之分特异性炎症太少少见如结核性中耳炎等。常见有分泌性中耳炎、急性化脓性中耳炎及胆脂瘤型中耳炎和气压损伤性中耳炎。

珍珠冰片膏

组成：珍珠 1 颗，冰片 0.3g，核桃油适量。

用法：先将珍珠和冰片研成细面，用核桃油（将核桃烤黄，趁热用纱而裹之，挤压出油；如没核桃油可以用香油代替）调成膏滴入耳内，每日 2～3 次。

主治：用于中耳炎。

引自：《临证实践》。

耳痛方

组成：鱼脑石 12g，螺蛳 12g，龙骨 9g，柿蒂 9g，橄榄 6g，灯芯草灰 6g，冰片 0.6g，麝香 0.3g。

用法：共研细末，掺入患处，每日 2 次。

主治：本方用于湿热蕴结之耳痛（包括现代医学的中耳炎）。方中鱼脑石、螺蛳清热解毒为君；龙骨、柿蒂生肌降气为臣；橄榄、灯芯草灰生津降火为佐；冰片、麝香开窍散郁，活血辟秽为使。且螺蛳、灯芯草灰又具利湿通淋之功，可使耳窍之湿热有路可出。诸药相合，丝丝入扣，独具一格。

引自：《医林拔萃》——王聘贤。

升清流气饮

组成：升麻 3g，青皮 6g，黄芪 10g，木香 3g，紫苏叶 10g，大腹皮 10g，乌药 6g，柴胡 3g，川芎 3g，菖蒲 3g，蔓荆子 6g。

加减：虚弱及老人，倍加黄芪；血压升高者，慎用升麻、蔓荆子；重症，每日可进2剂。

用法：每日1剂，水煎，分2次服。

主治：调理气机，升清开窍。用于航空性中耳炎。本病是由于气压变化引起的中耳损伤。表现为耳痛、耳鸣、憋气和听力下降。方中升麻、柴胡升清降浊，但后者更有除头痛、治耳聋的作用，因为肝胆之络附于耳目。木香、乌药俱具清积滞、辟邪气、导滞气功能，而前者更能止痛去胀感。青皮、蔓荆子疏肝散结，破气化痰。大腹皮协调寒热失和，疏瘀滞，开郁结。川芎行气开郁，上行头目，破瘀血，生新血。用黄芪以益气，气盛则更能反映出诸药的作用。用菖蒲以开窍，航空性中耳炎正是窍闭的典型病症。全方十一味，不一定要全部用上，可根据病情，删去几味或加上几味。服药症状消失后，再进六君子丸或补中益气丸，维持1周。

引自：《干祖望医书三种》。

化脓性中耳炎

化脓性中耳炎，古称脓耳。临床以耳内反复流脓为特征。本病病程缠绵，且常反复发作，尤以儿童为多见。日久不愈，可延至数年至十数年。

多因泪水、奶水、呕吐物、洗澡水，或游泳使水殃及中耳，以及上呼吸道感染时酸性分泌物沿耳咽管进入中耳道等因素而引起耳鼓室发炎所致。

症见临床所见，有急性和慢性之分。急性则耳内呈搏动性跳痛，体温升高、听力减退，一旦鼓膜穿破，使脓液从外耳道流出，则疼痛减轻；慢性则多由急性失治、迁延而来，患耳时好时作，反复流脓，听力减退，每遇外感则耳痛加剧。急性或慢性急性发作，常伴有全身性症状。

螵蛸散

组成：海螵蛸 15g，朱砂 1.5g，梅片 0.9g。

用法：研末，吹入或香油调敷耳外。

主治：治湿热诸疮，耳内出脓，耳痒。

引自：《丁甘仁临证医集》。

金不换

组成：人中白 9g，川黄柏 6g，青黛 6g，硼砂 9g，方儿茶 9g，冰片少许。

用法：人中白和青黛必须水飞，余味干研，俟水冰二味晒干后，一并和匀再研，以无声为度，瓷瓶贮藏。用时加 1/10 黄升丹，将纸捻蘸湿，把药粉滚上，插入耳孔，每日换药 1 次。

主治：脓耳。流脂水者不能用。药线粗细，插入深浅，当因人制宜。

引自：《宝山县老中医经验选编》——陆砚生。

耳疳散

组成：五倍子、黄连、铅丹、枯矾、龙骨、海螵蛸各 6g，麝香、冰片各 0.6g。

用法：上 6 味分研细末，和匀，再入后 2 味共研极细末。临用时先以淡盐水将耳道内脓污洗净，用棉签卷干，再以棉条蘸药塞入耳内，每日 3～5 次。

主治：解毒敛疮。用于慢性耳脓。

引自：《外科名家顾筱岩学术经验集》。

白连滴剂

组成：白矾 5g，黄连 5g。

用法：将上 2 味药加水 100mL，用文火煎为 30mL，滤去药渣，装入瓶中备用。治疗时先用棉签拭干耳内脓液，再将药液滴入耳内，每日 2～3 次。

主治：清热解毒，收敛排脓。用于急、慢性化脓性中耳炎。

引自：《赵怀德中医世家经验辑要》。

耳　疖

耳疖是指发生于外耳道的疖肿，以耳痛、外耳道局限性红肿、突起如椒目为其特征。古代医籍中尚有"耳疔""黑疔"等别称，如《外科证治全书·卷二》中说："耳疔生耳窍暗藏之处，色黑形如椒目，疼如锥刺，引及腮脑，破流血水。"

验方 1

组成：牛蒡子、黄芩、甘草各 6g，连翘、桔梗、龙胆、栀子各 9g，薄荷 3g。

用法：水煎服。

主治：用于耳道疖肿。

引自：《陇东中医医论案验方荟萃》——郭维新。

验方 2

组成：人指甲少许，冰片少许。

用法：将指甲放瓦上焙干、研末，再加入冰片研极细末。用药末少许吹入患处，每日 3 次。

主治：耳疔。

引自：《薛氏祖传秘方》。

参考文献

[1] 中国中医研究院. 蒲辅周医疗经验 [M]. 北京：人民卫生出版社，2005.

[2] 黄文东. 著名中医学家的学术经验 [M]. 长沙：湖南科学技术出版社，1981.

[3] 王焕禄，边宝生. 杂病证治辑要 [M]. 北京：中国物资出版社，1995.

[4] 孙继芬. 黄河医话 [M]. 北京：北京科学技术出版社，1994.

[5] 陈树森. 陈树森医疗经验集粹 [M]. 北京：人民军医出版社，1989.

[6] 浙江省中医管理局. 浙江名中医临床经验选辑（第一辑）[M]. 杭州：浙江科学技术出版社，1990.

[7] 袁家玑. 医林拔萃——贵州名老中医学术思想及医疗经验选编 [M]. 贵阳：贵州人民出版社，1985.

[8] 臧堃堂. 臧堃堂治则精华 [M]. 北京：军事医学科学出版社，2000.

[9] 甘肃省庆阳地区行政公署卫生处. 陇东中医医论案验方荟萃 [M]. 兰州：甘肃科学技术出版社，1993.

[10] 李宝顺. 名医名方录 [M]. 北京：中医古籍出版社，1993.

[11] 宝山县卫生局. 宝山县老中医经验选编 [M]. 宝山：宝山县卫生局，1984.

[12] 孙一民. 临证医案医方（修订本）[M]. 郑州：河南科学技术出版社，1985.

[13] 魏长春. 中医实践经验录 [M]. 北京：人民卫生出版社，1986.

[14] 周继友. 陈伯咸临床经验荟萃 [M]. 济南：山东科学技术出版社，1995.

[15] 洪广祥，匡奕璜. 豫章医萃——名老中医临床经验精选 [M]. 上海：上海中医药大学出版社，1997.

[16] 李幼昌. 李幼昌临床经验选集 [M]. 昆明：云南科学技术出版社，1993.

[17] 杨进，吴成. 孟澍江中医学术集萃 [M]. 北京：北京科学技术出版社，2000.

[18] 云南省老中医学术经验交流会议秘书组. 云南省老中医学术经验交流会资料选编 [M]. 1973.

[19] 张东川. 揣摩有得集 [M]. 上海：上海中医书局，1955.

[20] 湖北省老中医咨询服务中心. 湖北名老中医经验选 [M]. 武汉：湖北名老中医咨询服务中心，1985.

[21] 陕西省卫生厅. 中医交流验方汇编（陕西省先进卫生工作者代表会议）[M]. 西安：陕西人民出版社，1957.

[22] 本湘云. 祛风药治顽症——李竣川临证经验举隅 [M]. 北京：中医古籍出版社，1994.

[23] 河南省卫生展览会. 河南省卫生展览会资料汇辑——中医中药 [M]. 郑州：河南人民出版社，1958.

[24] 米一鹗. 首批国家级名老中医效验秘方精选 [M]. 北京：今日中国出版社，1999.

[25] 蔡光斗. 蔡友敬临床经验集 [M]. 厦门：厦门大学出版社，1993.

[26] 张子琳. 张子琳医疗经验选辑 [M]. 山西：山西人民出版社，1978.

[27] 孙浩. 医学存心录 [M]. 北京：中医古籍出版社，2003.

[28] 来圣祥. 来春茂医镜 [M]. 昆明：云南科技出版社，1999.

[29] 赵晖. 赵敬华临床医案及学术研究 [M]. 北京：中医古籍出版社，2006.

[30] 朱卓夫. 临证心得 [M]. 长沙：湖南人民出版社，1964.

[31] 顾丕荣. 疑难病诊治探幽 [M]. 天津：天津科学技术出版社，1992.

[32] 胡国栋. 胡国栋临床经验集 [M]. 成都：四川科学技术出版社，1990.

[33] 张泽生，张红玉，整理. 张鹳一医案医话 [M] 集. 北京：学苑出版社，2005.

[34] 江西省中医药研究所. 名老中医经验汇编 [M]. 南昌：江西人民出版社，1959.

[35] 丁甘仁. 丁甘仁家传珍方选 [M]. 上海：上海中医药大学出版社，2003.

[36] 傅明波，潘学义，赵华，等. 傅魁选临证秘要 [M]. 上海：上海科学技术出版社，2002.

[37] 黄德. 黄德临证秘验良方选 [M]. 沈阳：白山出版社，1992.

[38] 艾儒棣. 文琢之中医外科经验论集 [M]. 重庆：科学技术文献出版社重庆分社，1982.

[39] 王季儒. 肘后积余集 [M]. 天津：天津科学技术出版社，1984.

[40] 崔东祥，多继成，整理. 崔文彬临证所得 [M]. 内蒙古：内蒙古人民出版社，1982.

[41] 徐宜厚，整理. 单苍桂外科经验集 [M]. 武汉：湖北科学技术出版社，1984.

[42] 济南市革命委员会卫生局. 吴少怀医案 [M]. 山东：山东人民出版社，1978.

[43] 山东省革委会卫生局. 刘惠民医案整理组整理. 刘惠民医案 [M]. 山东：山东人民出版社，1978.

[44] 李凤林. 临证实践 [M]. 呼和浩特：内蒙古人民出版社，1981.

[45] 荣文舟，杨志生，温小一，等. 王嘉麟医案医话 [M]. 北京：西苑出版社，2003.

[46] 甘肃新医药学研究所. 柯与参医疗经验荟萃 [M]. 兰州：甘肃人民出版社，1984.

[47] 南贞淑. 中医临证薪传录 [M]. 北京：北京科学技术出版社，1991.

[48] 邓铁涛. 邓铁涛医学文集 [M]. 北京：人民卫生出版社，2001.

[49] 刘韻远. 儿科名医刘韻远临证荟萃 [M]. 北京：中医古籍出版社，1994.

[50] 顾乃强，潘群，杨军. 外科名家顾筱岩学术经验集 [M]. 上海：上海中医药大学出版社，1987.

[51] 中国中医研究院西苑医院儿科，整理. 赵心波儿科临床经验选编 [M]. 北京：人民卫生出版社，2005.

[52] 湖南省中医药研究所. 三湘医粹——医 [M] 论. 长沙：内部出版物，1983.

[53] 陕西省中医药学会. 陕西省名老中医经验荟萃——第六辑 [M]. 西安：陕西科学技术出版社，1995.

[54] 宋祖敬. 当代名医中医临证荟萃——第一册 [M]. 石家庄：河北科学技术出版社，1990.

[55] 吴小玲，戴舜珍. 巫百康临床经验集 [M]. 厦门：厦门大学出版社，1997.

[56] 仝示雨. 悬壶集 [M]. 郑州：河南科学技术出版社，1982.

[57] 沈春晖. 沈仲理临证医集 [M]. 上海：上海中医药大学出版社，2001.

[58] 薛维振，冬奕伦. 薛氏祖传秘方 [M]. 北京：北京科技出版社，1993.

[59] 吕树云，吕树进，整理. 吕学泰医论精粹 [M]. 济南：山东科学技术出版社，1999.

[60] 吕奎杰. 诊余随笔 [M]. 天津：天津科学技术出版社，1992.

[61] 周升平，姜松鹤，郑连城，等. 当代名医周鸣岐疑难病临证精华 [M]. 辽宁：大连出版社，1994.

[62] 吴柱中. 古今中医儿科病辨治精要 [M]. 北京：人民军医出版社，2007.

[63] 徐振纲. 何世英儿科医案 [M]. 银川：宁夏人民出版社，1979.

[64] 赵凤林. 赵怀德中医世家经验辑要 [M]. 西安：陕西科学技术出版社，2004.

[65] 班秀文. 班秀文临床经验辑要 [M]. 北京：中国医药科技出版社，2000.

[66] 浙江省卫生厅. 浙江中医秘方验方集——第一辑 [M]. 上海：上海科学技术出版社，1959.

[67] 谢海洲. 谢海洲临床经验辑要 [M]. 北京：中国医药科技出版社，2001.

[68] 何任. 何任临床经验辑要 [M]. 北京：中国医药科技出版社，1998.

[69] 北京中医医院. 刘奉五妇科经验 [M]. 北京：人民卫生出版社，1977.

[70] 陈新民，杨幼怀，整理. 杨希贤疗伤手法 [M]. 福州：福建科学技术出版社，1989.

[71] 冉德洲. 郑怀贤医著集粹 [M]. 成都：四川大学出版社，1998.

[72] 马培之. 马培之医案 [M]. 北京：人民卫生出版社，2008.

[73] 王维英. 姚树锦中医世家经验辑要 [M]. 西安：陕西科学技术出版社，2002.

[74] 史道生. 史道生医集 [M]. 青岛：青岛出版社，1993.

[75] 程门雪. 程门雪医案 [M]. 上海：上海科学技术出版社，1982.

[76] 李开山. 六世中医实用秘方 [M]. 北京：北京科学技术出版社，1994.

[77] 陈可冀. 岳美中老中医治疗老年病的经验 [M]. 北京：科学技术文献出版社，1978.

[78] 干祖望. 干祖望医书三种 [M]. 济南：山东科学技术出版社，2002.

[79] 宋兴. 临证解惑——陈朝祖教授学术经验研究 [M]. 成都：四川科学技术出版社，1997.

[80] 沈仲理. 丁甘仁临证医集 [M]. 上海：上海中医药大学出版社，

2000.

[81] 上海中医学院. 中医外科学讲义 [M]. 上海：上海科学技术出版社，1964.

[82] 张佩青. 中国百年百名中医临床家丛书——张琪 [M]. 北京：中国中医药出版社，2003.

[83] 北京中医院. 赵炳南临床经验集 [M]. 北京：人民卫生出版社，1979.

[84] 朱仁康. 朱仁康临床经验集 [M]. 北京：人民卫生出版社，1979.

[85] 编写组. 东阳名老中医经验录 [M]. 浙江：东阳县卫生局，1985.

[86] 陈正方. 正一家传伤科秘方 [M]. 贵阳：贵州民族出版，2002.

[87] 欧阳恒. 白癜风的诊断与治疗 [M]. 北京：人民军医出版社，2007.

[88] 袁兆庄. 常见皮肤病中医证治 [M]. 北京：人民军医出版社，2004.

[89] 曹锡珍. 曹锡珍经穴按摩疗法 [M]. 北京：人民体育出版社，1995.

[90] 林如高. 林如高骨伤验方歌诀方解 [M]. 福州：福建科学技术出版社，1986.

[91] 龚桂烈. 龚氏三代骨科秘方 [M]. 北京：北京科学技术出版社，1994.

[92] 北京中医学院东直门医院. 刘寿山正骨经验 [M]. 北京：人民卫生出版社，1989.

[93] 张安桢，等. 林如高正骨经验 [M]. 福州：福建人民出版社，1977.

[94] 山西省中医学校暨附属门诊部. 中医妇科验案验方集 [M]. 太原：山西人民出版社，1959.

[95] 哈荔田. 哈荔田妇科医案医话选 [M]. 天津：天津科学技术出版社，1982.

[96] 蔡庄，等. 蔡氏妇科经验选集 [M]. 上海：上海中医药大学出版社，1997.

[97] 黄素英. 中国百年百名中医临床家丛书——蔡小荪 [M]. 北京：中

国中医药出版社，2002.

[98] 广州中医学院妇产科教研室. 罗元恺医著选 [M]. 广州：广东科技出版社，1980.

[99] 丁光迪. 中国百年百名中医临床家丛书——丁光迪 [M]. 北京：中国中医药出版社，2001.

[100] 周奉建，整理. 张皆春眼科证治 [M]. 济南：山东科学技术出版社，1980.

[101] 姚芳蔚. 眼科名家姚和清学术经验集 [M]. 上海：上海中医药大学出版社，1998.

[102] 姚和清. 眼科证治经验 [M]. 上海：上海科学技术出版社，1979.

[103] 中国中医研究院广安门医院. 韦文贵眼科临床经验选 [M]. 北京：人民卫生出版社，1980.

[104] 湖州中医院，整理. 潘春林医案 [M]. 杭州：浙江科学技术出版社，1979.

[105] 沈其霖. 李孔定医学三书 [M]. 成都：四川科技出版社，2006.

[106] 黄星楼. 餐菊轩医辑 [M]. 如皋：中华医学会如皋县分会，1981.

[107] 上海中医研究所. 张赞臣临床经验选编 [M]. 北京：人民卫生出版社，1981.